PARASITES ET MALADIES PARASITAIRES

DES

OISEAUX DOMESTIQUES

PARASITES

ET

MALADIES PARASITAIRES

DES

OISEAUX DOMESTIQUES

PAR

L.-G. NEUMANN

PROFESSEUR A L'ÉCOLE NATIONALE VÉTÉRINAIRE DE TOULOUSE

Avec 89 figures intercalées dans le texte

PARIS

ASSELIN ET HOUZEAU

Libraires de la Société Centrale de Médecine Vétérinaire

PLACE DE L'ÉCOLE-DE-MÉDECINE

1909

AVANT-PROPOS

L'élevage des volailles tend à prendre de jour en jour plus d'importance. Il faut donc que toutes les maladies qui peuvent le compromettre soient étudiées avec plus de soin, dans leurs causes, leurs symptômes, leur nature et leur traitement. En raison de la diversité si grande de leurs agents, les maladies parasitaires sont de celles qui méritent d'être connues en tous leurs détails essentiels, tant théoriques que pratiques. C'est pour répandre ces connaissances que ce petit livre a été écrit.

On y trouvera indiqués, avec des développements d'une étendue subordonnée au rôle pathogène de chacun d'eux, tous les parasites qui peuvent se rencontrer à la surface du corps ou dans l'intimité des organes des Gallinacés (Poule, Dindon, Pintade, Faisan, Paon), du Pigeon et des Palmipèdes domestiques (Canard, Oie, Cygne).

Ces parasites sont étudiés organe par organe, dans chacun de leurs hôtes, de sorte qu'il soit relativement aisé de les déterminer et, par conséquent, de préciser l'affection avec laquelle on est aux prises.

Je crois avoir résumé ici tout ce qui a été écrit sur ce sujet, tant en France qu'à l'étranger. Si on veut bien reconnaître quelque mérite à ce travail, il consistera surtout dans l'ordre adopté et dans le mode d'exposition. Ce livre pourra devenir plus utile s'il développe chez les éleveurs le goût de l'observation, de la précision dans le savoir et s'il provoque des communications susceptibles de faire progresser la parasitologie des Oiseaux domestiques.

L.-G. Neumann.

Toulouse, septembre 1908.

TABLE MÉTHODIQUE DES MATIÈRES

PARASITES ET MALADIES PARASITAIRES
DES OISEAUX DOMESTIQUES

INTRODUCTION

Parmi les maladies des Oiseaux de basse-cour, celles qui
sont dues à des parasites sont peut-être les plus nombreuses
et les plus importantes. Elles ne peuvent être efficacement
prévenues et combattues que grâce à la connaissance précise de la morphologie et de la biologie des êtres qui les
produisent.

Ces parasites appartiennent au règne végétal (*Phytoparasites*) ou au règne animal (*Zooparasites*).

Parasites végétaux. — Les Phytoparasites se répartissent en deux groupes : d'une part, des *Bactériacées* ou
Bactéries, qui sont rattachées à la classe des Algues ; d'autre
part, des *Champignons*, dont l'un (*Lophophyton*) est un
parasite de la peau ; un autre (*Endomyces albicans*) a été
trouvé dans la cavité buccale ; d'autres encore (*Aspergillus*)
sont des moisissures, qui peuvent se rencontrer dans l'appareil digestif et l'appareil respiratoire.

Les Bactéries sont les parasites les plus importants de
ce groupe. Formées d'une seule cellule, les Bactéries sont
le plus souvent tantôt allongées en bâtonnets, tantôt globuleuses ou ovoïdes ; leurs dimensions sont extrèmement
faibles et se mesurent par millièmes de millimètre (μ). Le
terme de *Microbes*, qui rappelle leur exiguïté, leur est par-

ticulièrement applicable ; mais il n'est pas synonyme de Bactéries, car il comprend aussi des animalcules de dimensions infimes, des Protozoaires pathogènes, dont plusieurs vivent dans l'organisme des Oiseaux.

Les maladies bactériennes sont sous la dépendance des principes toxiques (*toxines*) sécrétés par les Bactéries, répandus dans les liquides et les tissus de l'organisme envahi, et produisant un état que l'on nomme *infection*.

Les parasites dont il sera question dans ce livre sont la plupart de taille relativement gigantesque, si on les compare aux Bactéries. Ils agissent surtout en troublant mécaniquement le jeu normal des organes ou en altérant directement les cellules qu'ils ont envahies. Les principes toxiques qu'ils peuvent aussi sécréter sont loin d'avoir l'activité et l'importance pathogène de ceux des Bactéries, bien qu'ils entrent en ligne dans la pathogénie des affections parasitaires.

Ceci suffit pour montrer qu'il n'y a pas de limite précise entre les maladies microbiennes et les maladies parasitaires. Ces dernières seront seules exposées ici, avec les développements qu'elles comportent.

Parasites animaux. — Les Invertébrés qui vivent en parasites sur les Oiseaux appartiennent à trois embranchements du règne animal : *Protozoaires, Vers* et *Arthropodes*.

A. Les **Protozoaires** sont des êtres de petite taille, le plus souvent microscopiques, formés d'une seule cellule plus ou moins complexe, et ne présentant pas d'organes ni de tissus différenciés. Des quatre classes de cet embranchement, trois comprennent des parasites des Oiseaux : ce sont les *Rhizopodes*, les *Sporozoaires* et les *Flagellés*.

a. *Rhizopodes*. — Protozoaires caractérisés par la faculté d'émettre à leur surface des prolongements protoplasmiques appelés pseudopodes, les Rhizopodes ne figurent guère ici que pour une espèce, *Amœba meleagridis*, rencontrée dans l'intestin et le foie du Dindon. Il en sera question à propos des parasites de l'appareil digestif.

b. Sporozoaires. — Protozoaires endoparasites, nucléés, toujours enveloppés d'une couche protoplasmique différenciée (ectoplasme ou pellicule), ne possédant jamais à l'état adulte ni cils, ni flagelles, ayant une nutrition endosmotique, se reproduisant par division et par sporulation. On les a longtemps désignés sous le nom de *Psorospermies*. Parmi les ordres en lesquels on divise cette classe, trois ont des représentants chez les Oiseaux : 1° les *Coccidies*, principalement dans l'appareil digestif; 2° les *Hémosporidies*, dans le sang ; 3° les *Sarcosporidies*, dans les muscles et le tissu conjonctif intermusculaire.

c. Flagellés. — Protozoaires nucléés, ordinairement enveloppés d'une cuticule, les Flagellés sont caractérisés par leur organe locomoteur, qui consiste en un flagelle ou plusieurs flagelles peu nombreux, accompagnés parfois d'une membrane ondulante. Ils peuvent avoir des représentants dans l'appareil digestif et le sang des Oiseaux.

B. Les **Vers** sont des Invertébrés dont le corps, mou et contractile, a ses deux moitiés latérales symétriques, est généralement divisé en nombreux anneaux semblables et ne présente jamais de membres articulés.

Presque tous les Vers parasites sont groupés sous le nom d'*Helminthes*. Ils ont une organisation simplifiée, sont dépourvus d'organes des sens et d'appareil respiratoire. On les appelle souvent *Entozoaires* ou *Vers intestinaux*, bien qu'on puisse en rencontrer dans les organes les plus variés. Ils sont répartis en deux classes : les *Plathelminthes*, à corps généralement plat, et les *Némathelminthes*, qui sont à peu près cylindriques.

1° Dans les *Plathelminthes* ou *Platodes*, deux ordres (les *Cestodes* et les *Trématodes*) sont constitués par des formes parasites qui ont des représentants chez les Oiseaux domestiques ; elles sont presque toutes hermaphrodites.

a. Les Cestodes ou *Cestoïdes* sont des Plathelminthes de forme rubanée, presque toujours divisés en anneaux, et portant à une extrémité des organes de fixation, qui comprennent toujours deux ou quatre ventouses et souvent des crochets; ils n'ont pas d'appareil digestif. A l'état adulte, ils vivent dans l'intestin des animaux supérieurs. Auparavant, ils subissent des métamorphoses et des migrations qui s'effectuent dans les organes les plus variés d'hôtes différents.

b. Les Trématodes sont des Plathelminthes dont le corps, non segmenté, est généralement foliacé et pourvu d'une ou plusieurs ventouses; ils ont un tube digestif à un seul orifice, sans anus. Ceux qui nous intéressent vivent à l'intérieur du corps de leur hôte (endoparasites) et appartiennent tous au sous-ordre des *Distomiens*, caractérisés par la présence de deux ventouses au plus, dont une antérieure, orale.

2° Les *Némathelminthes* ou *Vers ronds* ont les sexes séparés et comprennent deux ordres parasites : *Nématodes* et *Acanthocéphales*.

a. Les *Nématodes* ou *Nématoïdes* ont un tube digestif complet, à deux orifices. On peut en trouver dans la plupart des organes.

b. Les *Acanthocéphales* sont dépourvus de tube digestif et munis d'une trompe protractile, armée de crochets. Ils comprennent les *Echinorynques*, parasites de l'intestin des Palmipèdes.

C. Les **Arthropodes** sont des Invertébrés dont le corps est limité par une enveloppe dure, a ses deux moitiés latérales symétriques, est formé d'anneaux dissemblables et toujours pourvu de membres articulés. Deux classes (*Arachnides* et *Insectes*) fournissent des parasites aux Oiseaux domestiques ; la plupart vivent à la surface de la peau ou dans ses couches superficielles.

a. Les *Arachnides* sont des Arthropodes à respiration aérienne (s'effectuant par des trachées, par des poumons ou par la surface cutanée), dont la tête est habituellement soudée au thorax (céphalothorax) ; qui ont deux paires d'appendices buccaux, quatre paires de pattes, jamais d'ailes ni d'antennes. L'ordre des *Acariens* fournit les seuls Arachnides parasites des Oiseaux.

b. Les *Insectes* sont des Arthropodes à respiration aérienne (s'effectuant par des trachées), dont le corps est divisé en trois parties distinctes (tête, thorax et abdomen), dont la tête porte deux antennes, le thorax trois paires de pattes et souvent une ou deux paires d'ailes. Les Insectes parasites des Oiseaux sont rattachés à deux ordres, les *Diptères* et les *Hémiptères*.

CHAPITRE I

PARASITES DE LA PEAU

Les maladies parasitaires de la peau sont dues presque toutes à des Arthropodes (Insectes et Acariens), que l'on qualifie, pour ce motif, d'*Épizoaires* ou d'*Ectozoaires*. Toutefois, ces deux noms sont presque exclusivement appliqués aux Insectes parasites et, en particulier, aux Poux ou Pédiculines. Une seule dermatose est causée par un Champignon, le *Lophophyton gallinæ* (Mégnin), qui détermine une *Teigne* spéciale.

Les Dermatoses parasitaires seront donc réparties en trois groupes, selon la place de leurs agents dans la classification : 1° *Entomiases*, dues à des Insectes ; 2° *Acariases*, dues à des Acariens ; 3° *Dermatomycose*, due à un Dermatophyte.

Art. I. — **Entomiases**.

Les Insectes parasites appartiennent à deux ordres : 1° Les *Diptères* ; 2° les *Hémiptères*.

A. Les **Diptères** sont des Insectes suceurs, pourvus de deux ailes seulement et subissant des métamorphoses complètes. Les deux ailes sont les ailes antérieures ; elles sont membraneuses et nues. L'appareil buccal est une trompe ou un suçoir propre à aspirer les liquides et souvent à piquer : à cet effet, la lèvre inférieure est transformée en un canal, qui loge des stylets sétiformes, au nombre maximum de six, représentant les autres pièces. A la bouche sont annexées des glandes salivaires, dont le produit est souvent venimeux et détermine une irritation locale consécutive à la piqûre.

On divise les Diptères en quatre sous-ordres : *Brachy-cères, Némocères, Pupipares* et *Aphaniptères*. Les deux derniers seuls fournissent des parasites aux Oiseaux domestiques (Poule et Pigeon).

Les **Pupipares** ont été nommés ainsi par Latreille, parce que les femelles pondraient non des œufs, mais des pupes ou nymphes ; en réalité, elles pondent des larves, qui ont effectué toute leur évolution dans l'utérus et se transforment en nymphes immédiatement après la ponte (Leuckart). La principale espèce, *Ornithomyia avicularia* (L.), a été trouvée sur le Pigeon domestique.

Les **Aphaniptères** ou *Puces* sont des Diptères sauteurs et parasites, dont les ailes font complètement défaut. Leur corps est aplati latéralement, et la tête est unie largement au thorax. Le rostre, apte à percer la peau et à en sucer le sang, comprend : 1° deux mandibules transformées en piquants sétiformes, dentés en scie ; 2° deux mâchoires triangulaires, portant chacune un palpe grêle à quatre articles ; 3° un stylet rigide (langue), denté à sa face supérieure et qui est le principal agent perforateur ; 4° une lèvre inférieure courte, formant une gaine pour la base des mandibules et du stylet et se terminant par deux palpes labiaux ; il

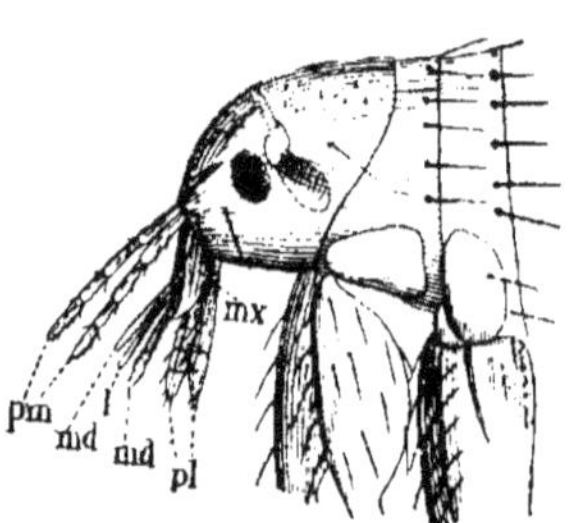

Fig. 1. — Tête de la Puce de l'Homme, grossie 30 fois. — *md*, mandibules ; *mx*, mâchoires ; *pm*, palpes maxillaires ; *l*, stylet impair ; *pl*, palpes labiaux (Railliet).

n'y a pas de lèvre supérieure. Les yeux, lorsqu'ils existent, sont simples (ocelles) ; derrière eux sont des antennes à trois articles, logées dans une fossette. Les trois anneaux du thorax sont distincts ; les deux derniers portent de chaque côté une grande écaille aliforme. L'abdomen comprend neuf segments, qui se chevauchent. Les pattes sont longues, propres au saut, principalement celles de la troisième paire, à cuisses et jambes volumineuses, à tarses de cinq articles, terminés par deux griffes. La teinte générale est brune et la longueur, plus grande chez la femelle que chez le mâle, varie de 1 à 4 millimètres.

Les femelles pondent des œufs qui, au bout de six à douze jours selon la température, donnent des larves blanches, vermiformes, apodes, formées de treize anneaux, munies de longs poils et dont la tête porte des pièces buccales propres à la mastication, deux antennes, mais pas d'yeux.

Après dix à quinze jours, la larve se file un petit cocon soyeux, s'y transforme en une nymphe, qui, du onzième au vingtième jour, devient un insecte parfait.

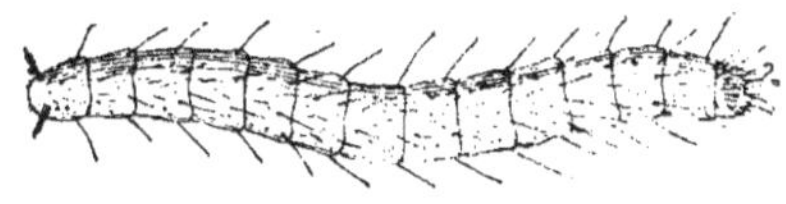

Fig. 2. — Larve de la Puce des Poules, grossie 20 fois (Railliet).

Deux genres (*Pulex* L. et *Sarcopsylla* Westw.) ont des espèces parasites de la Poule et du Pigeon.

B. Les **Hémiptères** sont des Insectes suceurs. Leur rostre comprend quatre stylets enfermés dans une trompe formée de trois ou quatre articles. Ils ont en général quatre ailes, et leurs métamorphoses sont incomplètes ou nulles : elles ne consistent guère que dans l'apparition des ailes chez l'Insecte parfait.

Les Hémiptères parasites des Oiseaux sont tous aptères. Ce sont des Punaises (*Cimex* L.) ou des Poux appartenant au sous-ordre des *Aptères* ou *Parasites* (section des *Mallophages*).

Les Mallophages n'ont été rattachés aux Hémiptères qu'en raison de la ressemblance que l'adaptation à la vie parasitique leur a donnée avec les Pédiculidés ou Poux proprement dits, qui appartiennent nettement aux Hémiptères. Les Mallophages, dont la bouche est conformée pour la mastication, se relient plutôt aux Orthoptères ou aux Pseudo-Névroptères.

Les Punaises ne tourmentent que les Poules et les Pigeons. Les Mallophages ont des représentants sur toutes les espèces d'Oiseaux.

Les **Mallophages** ont la tête déprimée, plus large que le pro-thorax, et dont la forme est déterminée par un système de *bandes* cornées, auxquelles on applique des noms particuliers. Les pièces buccales sont situées à la face inférieure et constituées principa-lement par des mandibules en forme de crochets courts et par

des mâchoires. Le thorax a généralement son premier segment
(prothorax) assez distinct : les deux autres sont d'ordinaire réunis
en un seul (métathorax). Des neuf segments de l'abdomen, les
sept premiers ont leurs bords renforcés par une *bande latérale* et
portent le plus souvent des taches transversales. Tous les Mallophages qui vivent sur les Oiseaux ont les tarses terminés par deux
griffes.

L'appareil masticateur des Mallophages leur permet de se
nourrir de produits épidermiques, de débris de plumes ou
de poils. Ils ne sucent pas le sang de leur hôte à la façon
des Pédiculidés. Toutefois on ne peut les considérer
comme des mutualistes, qui seraient avantageux à leur
hôte. Ils vivent réellement à ses dépens. Les débris épidermiques qu'ils enlèvent sont remplacés par leurs propres
déjections, leurs œufs (lentes), leurs dépouilles à la suite de
mues et leurs cadavres. De plus, leur contact, leurs mouvements rapides, leurs tiraillements sur les petites plumes
chatouillent désagréablement l'Oiseau, qui reçoit même de
petites morsures ; la peau en est irritée, ses productions épidermiques sont augmentées ; elle est plus sale, le repos est
troublé, la santé souvent très affectée.

Les Mallophages sont divisés en deux sous-familles : les
Philoptérinés et les *Liothéinés* (1).

a. **Philoptérinés.** — Caractérisés surtout par leurs antennes à
trois ou *cinq* articles, par *l'absence de palpes maxillaires* distincts,
les Philoptérinés ont la partie antérieure de la tête (*clypeus*) souvent très développée et quelquefois séparée nettement de la partie
postérieure par une suture. Vers le milieu de la longueur de la
tête et en avant de l'œil est le *sinus antennal*, échancrure latérale
plus ou moins prononcée, au fond de laquelle s'élève une protubérance qui porte l'antenne.

Des seize genres que cette sous-famille comprend,
cinq fournissent des espèces parasites des Oiseaux domes-

(1) G. Neumann, *Notes sur les Mallophages*. Bull. de la Société zoologique de France, XX, p. 54, 1906.

tiques. Ils ont tous des antennes à *cinq* articles. Leurs caractères différentiels sont exposés dans le tableau suivant :

Antennes différentes dans les deux sexes.
- Corps étroit.
  - Antennes du mâle à troisième article appendiculé........ *Lipeurus* Nitzsch.
  - Antennes du mâle à troisième article sans appendice..... *Ornithonomus* Neum. (1).
- Corps large. Antennes du mâle à troisième article appendiculé...... *Goniodes* Nitzsch.

Antennes semblables dans les deux sexes. Corps large.
- Pas de trabécules........... *Goniocotes* Burm.
- De fortes trabécules mobiles à l'angle antérieur du sinus antennal .... *Philopterus* Nitzs.

Des Lipeures vivent sur les Gallinacés, les Pigeons et les Palmipèdes. — Les Ornithonomes ne se rencontrent que chez les Cygnes. — Les Goniodes et les Goniocotes ont des représentants chez les Gallinacés et les Pigeons. — Les Philoptères infestent les Palmipèdes.

b. **Liothéinés.** — Caractérisés surtout par leurs antennes à *quatre* articles et par la *présence de palpes maxillaires* quadri-articulés qui dépassent le bord antérieur de la tête, les Liothéinés ont celle-ci très élargie aux tempes, comme triangulaire ou trilobée. En avant de la tempe, il y a, chez plusieurs genres, une échancrure (*sinus orbital*), dans laquelle se trouve l'œil, ordinairement peu distinct.

Des onze genres que cette sous-famille comprend, trois fournissent des espèces parasites des Oiseaux domestiques. Leurs caractères différentiels sont exposés dans le tableau suivant :

Thorax à deux segments.
- Sinus orbital faible ou nul.... *Menopum* Nitzsch.
- — profond......... *Liotheum* Nitzsch.

Thorax à trois segments.................... *Trinotum* Nitzsch.

Des Ménopons vivent sur les Gallinacés, le Pigeon, le Canard. — Un Liothé se trouve sur le Pigeon. — Les Trinotons infestent les Palmipèdes.

(1) *Ornithonomus* remplace *Ornithobius* Denny (1842), nom préoccupé par *Ornithobia* Meigen (1830) appliqué à des Diptères.

Les espèces de Mallophages ne sont pas strictement localisées chacune sur un hôte déterminé ; beaucoup sont communes à plusieurs espèces d'Oiseaux. De plus, la promiscuité des basses-cours et surtout des marchés peut faire passer sur un Oiseau des parasites égarés, provenant d'un hôte spécifiquement différent.

§ 1. — Entomiases des Gallinacés.

Les Insectes qui vivent en parasites sur les Gallinacés domestiques sont représentés principalement par des Mallophages (Voir p. 7). Il faut y joindre seulement, pour la Poule, les Punaises et les Puces (1).

A. Punaises. — Les Punaises (*Cimex* L.) sont des Hémiptères dont le corps est plat, ovale et aptère, les ailes antérieures étant

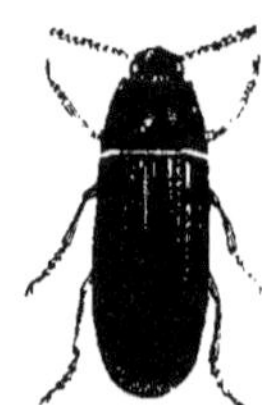

Fig. 3. — *Tenebrio molitor.*

seules représentées par deux écailles ovalaires, portées par le mésothorax et s'étendant sur le premier segment abdominal. La tête, peu rétrécie en arrière, porte des antennes assez longues, de quatre articles, dont le premier est court et noduleux, les autres filiformes et velus. Le rostre, pourvu d'une gaine triarticulée, est appliqué au repos dans un léger sillon sous-thoracique et ne dépasse pas en arrière l'insertion des pattes antérieures. Celles-ci se terminent par des tarses à deux articles, dont le second est muni de deux griffes, sans pelote intermédiaire.

La **Punaise des lits** (*Cimex lectularius* L.) est un insecte de 4 à 5 millimètres de long sur 3 de large, d'un rouge brun clair, pubescent, finement ponctué. Le prothorax est profondément échancré en avant et dilaté en ailerons sur les côtés.

(1) Dans certaines régions du Sud des États-Unis, on a plusieurs fois signalé les sévices d'une Simulie (*Simulium meridionale* Riley), espèce de petit Moustique, voisin des Cousins, qui tourmente les Dindons et les Poules.

Le **Ténébrion de la farine** (*Tenebrio molitor* L.) est un Coléoptère noirâtre, qui vit, à l'état adulte et à l'état larvaire, dans la farine et dans le son (fig. 3). Mégnin a signalé un cas où des Ténébrions adultes attaquaient les Poules couveuses, particulièrement aux pattes; on trouvait parfois des Poules exsangues et mortes (*Soc. de biologie*, 1901).

Cette Punaise est bien connue, comme parasite nocturne des habitations humaines. Lucet et Railliet l'ont trouvée en très grande abondance dans la maison d'un fermier du Loiret et dans un poulailler contigu à cette habitation. Puton l'a aussi rencontrée dans un poulailler des environs de Marseille. Elle doit s'y comporter de la même façon que l'espèce suivante.

La **Punaise des colombiers** (*Cimex columbarius* Jenyns), un peu plus petite que celle des lits (4mm,7 au plus), est plus orbiculaire. Ses antennes sont plus courtes; le thorax est moins échancré en avant et moins prolongé sur les côtés.

Cette espèce a été d'abord rencontrée dans les pigeonniers, où elle est parfois abondante. Railliet l'a aussi trouvée dans les poulaillers et souvent en quantité extraordinaire, bien qu'il n'y eût aucune communication avec les Pigeonniers. « Ces Punaises se tiennent dans les interstices des cloisons, derrière les amas de guano et même au milieu de la paille des niches, d'où elles se jettent sur les Poules, qu'elles tourmentent souvent au point d'arrêter leur développement. Les Poules couveuses, en raison de leur état d'immobilité, sont particulièrement exposées aux attaques de ces Insectes : elles se montrent alors agitées, quittent à chaque instant leur nid, où elles ne rentrent qu'avec hésitation et souvent finissent par abandonner leurs œufs d'une façon com-

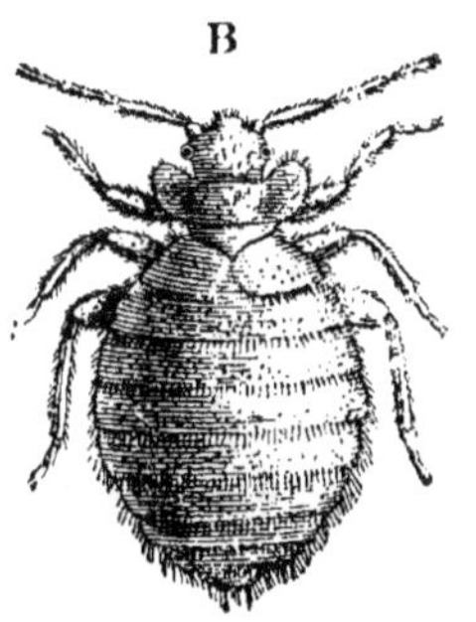

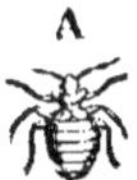

Fig. 4. — Punaise des poulaillers. — A, grandeur naturelle ; B, grossie (Railliet).

plète, « elles se dédisent », suivant l'expression des éleveurs. En général, on peut reconnaître à première vue que cet abandon résulte des attaques des Punaises, en constatant à la surface des œufs de petites taches noirâtres, formées par les excréments de ces Insectes. » La Punaise

des colombiers peut exceptionnellement attaquer l'Homme,
comme la Punaise des lits (Lucet).

Alfred Dugès a décrit une nouvelle espèce (*Cimex inodorus*)
qui infeste les poulaillers du Mexique. Elle a été retrouvée par Townsend au Nouveau-Mexique et dans l'ouest du
Texas.

Toutes les Punaises sont douées d'une grande résistance
vitale ; elles peuvent rester bien des mois sans prendre de
nourriture.

On débarrasse les poulaillers de ces hôtes incommodes par
des insufflations de poudre de pyrèthre, des pulvérisations
de pétrole ou de sublimé au millième. On peut aussi brûler
du soufre (30 grammes par mètre cube) dans le local évacué,
dont toutes les issues ont été bouchées hermétiquement.
On laisse le gaz agir pendant vingt-quatre heures, puis on
blanchit à la chaux. On répète l'opération deux semaines
après, si cela paraît nécessaire (1).

B. Puces. — Les Poules sont attaquées par deux espèces
de Puces : l'une européenne (Puce des Oiseaux), l'autre
exotique (Chique des Poules) (2).

Puce des Oiseaux (*Pulex rufus* Grav., *P. avium* O. Taschb.). —
Un peu plus petite que la Puce de
l'Homme, elle se reconnaît à sa
tête arrondie et pourvue d'une petite épine frontale, ainsi qu'aux
épines noirâtres, qui, au nombre de
douze ou treize de chaque côté,
garnissent le bord postérieur du
premier anneau thoracique.

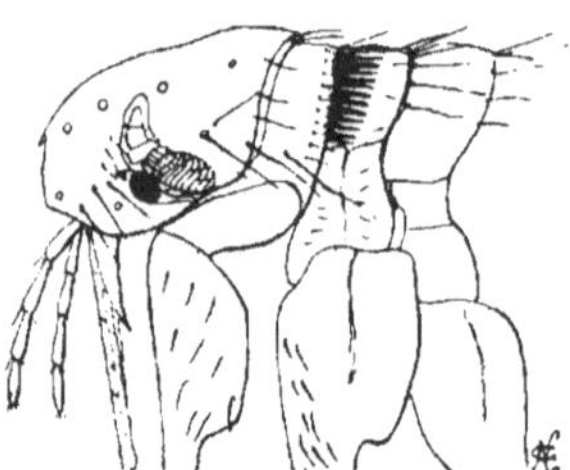

Fig. 5. — Tête de la Puce des
Poules, grossie 30 fois (Orig.).

Cette Puce attaque un grand

(1) En Californie et dans le sud-ouest
des États-Unis, un Hémiptère du
groupe des *Réduves*, voisin des Punaises, le *Conorhinus sanguisugus*
Lecomte, qui pique l'Homme pendant la nuit, se rencontre aussi dans
les basses-cours et dans les écuries ; il attaque la volaille et les Chevaux et probablement aussi d'autres animaux.

(2) Hilger, à Bade, a trouvé sur de jeunes Poulets la Puce de l'Homme
(*Pulex irritans* L.).

nombre d'espèces d'Oiseaux. Elle est un peu moins commune dans les poulaillers que dans les colombiers.

Les Puces causent aux Poules un tourment semblable à celui que l'Homme éprouve de la part de la Puce irritante (*Pulex irritans* L.), qui lui est propre. Les Poulets, agités par le prurit, se développent mal ; les Poules couveuses sont

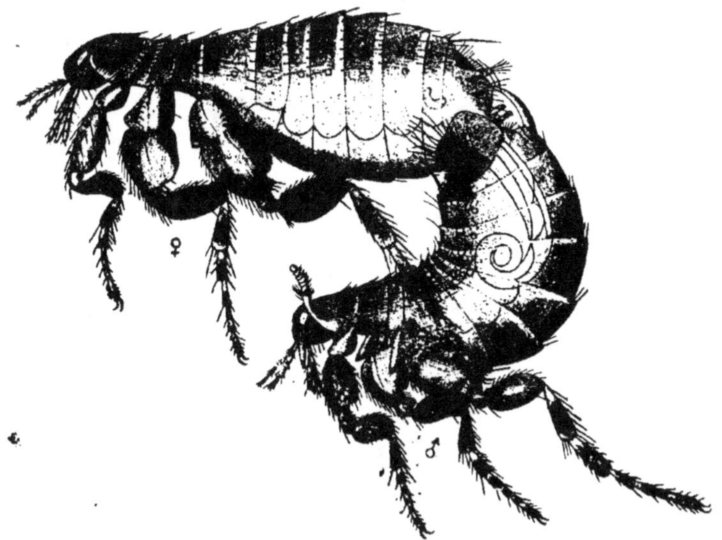

Fig. 6. — Puces de la Poule : mâle et femelle accouplés, un peu séparés par la compression de la préparation (Railliet).

troublées dans leur rôle. Comme les Puces se tiennent surtout dans les nids et que les volailles vaguent pendant le jour, ces Oiseaux ne jouissent pas d'un bon repos nocturne. Les Puces sont plus abondantes en été qu'en hiver.

On peut les combattre par les mêmes procédés que les Punaises. On recommande, surtout pour détruire les larves (fig. 2), le blanchiment fréquent à la chaux, l'épandage de chaux en poudre sur le sol, les niches, les pondoirs, et la substitution de la laine de bois ou des copeaux à la paille de litière ; l'odeur du bois éloigne les Puces et ne se transmet pas aux œufs des Poules. On peut mettre aussi dans les nids un peu de sciure légèrement additionnée de naphtaline. Éloire conseille de faire prendre aux Poules un bain sulfureux (20 grammes de sulfure de potassium par litre d'eau chaude), comme pour détruire les Poux.

Chique des Poules (*Sarcopsylla gallinacea* Westw.). — Cette espèce est voisine de la Chique proprement dite ou Puce pénétrante (*Sarcopsylla penetrans* L.), si commune dans les régions chaudes de l'Amérique du Sud et de l'Afrique, où elle est un fléau pour l'Homme et les animaux domestiques.

Les Sarcopsylles sont de petites Puces à tête assez grosse, anguleuse, suivie d'un thorax à segments très courts : le troisième article des antennes n'est pas annelé. La lèvre inférieure porte deux palpes, qui ne sont pas distinctement articulés.

Sarcopsylla gallinacea a le corps court, trapu, presque aussi large que long (1mm,5) : la tête forme à son bord antérieur deux angles obtus.

Cette espèce a été recueillie à Ceylan, d'abord par Moseley lors de l'expédition du *Challenger*, puis par Green (1875).

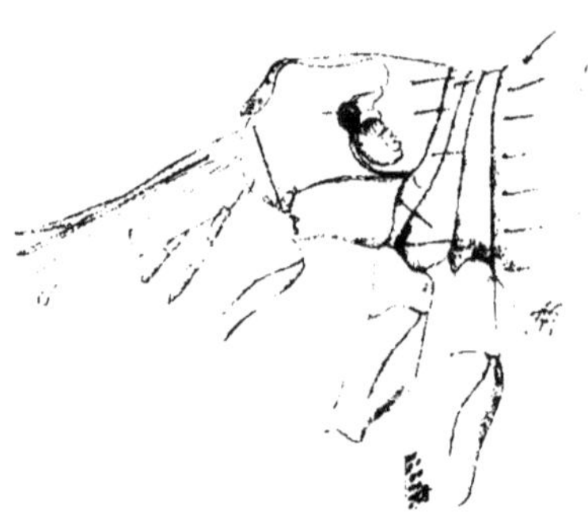

Fig. 7. — Tête de la Chique des Poules, grossie 30 fois (Orig.).

Elle a été retrouvée en Floride par L.-C. Johnson (1886); dans la Caroline du Sud par J.-C. Hartzell (1894); dans le Turkestan par J. Wagner (1893); dans l'Afrique orientale allemande par Fülleborn 1901); dans la colonie du Cap par Lounsbury (1904). J'en ai reçu de nombreux exemplaires recueillis à Madagascar par Grandidier et au Cameroun par Ziemann. Enfin, la même espèce a été capturée sur le Rat à ventre blanc dans diverses localités de l'Italie, par Tiraboschi (1903) (1).

La Chique des Poules est donc une espèce très cosmopolite, et les observations de Tiraboschi montrent qu'il faudra compter avec elle en Europe. Elle ne s'attaque pas seulement aux Poules; on l'a trouvée sur des Canards domestiques (Afrique orientale), sur un Hibou (Turkestan), sur des Mammifères (Chats, Chiens, Chevaux, Veaux) et même sur des enfants. Elle recherche particulièrement les animaux jeunes.

Les mâles et les femelles sont également parasites. Contrairement à la Chique pénétrante, la femelle ne s'enfonce pas sous la peau, et son abdomen ne prend pas un développement excessif. Mais la Chique des Poules se fixe par son rostre et est incapable de se détacher instantanément, ce qui permet de la distinguer aisément des autres Puces.

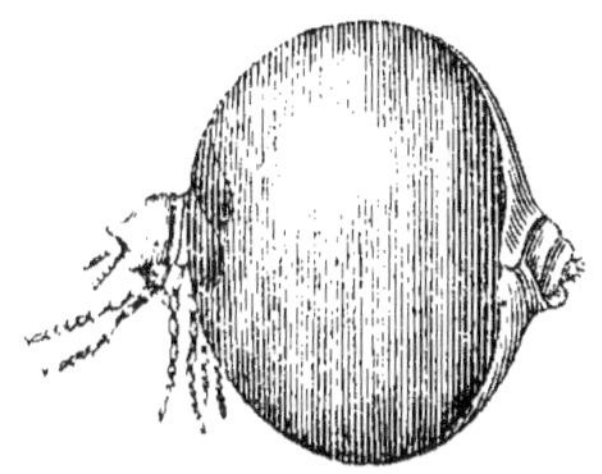

Fig. 8. — Chique pénétrante gorgée, grossie (Karsten).

En ce qui concerne les Poules, on l'y a trouvée en grand nombre fixée autour des yeux et du cou, à Ceylan et au Cap. En Floride, les Poussins étaient seuls atteints; les Chiques étaient attachées autour de leur tête. L'Oiseau ainsi attaqué perd la voix, puis son duvet tombe, des boutons et des ulcères se forment, la mort ne tarde pas à survenir, et de grands élevages peuvent être ainsi détruits assez rapidement. C'est un fléau pour le Cap et Madagascar, pendant la saison sèche.

La Chique des Poules est rare dans les poulaillers qui ne sont pas à l'ombre ou qui peuvent être arrosés; elle n'attaque pas les animaux qui, en été, fréquentent les endroits humides. On la combat par des moyens semblables

(1) Pour la bibliographie, voir : R. BLANCHARD. *La Chique des Oiseaux.* (Sarcopsylla gallinacea *Westwood*). Bull. de la Soc. nat. d'acclimatation, mai 1897. — C. TIRABOSCHI, *La Chique des Oiseaux* (Sarcopsylla gallinacea *Westwood*) *observée en Europe*. Archives de parasitologie, VII, p. 124, 1903.

à ceux qui conviennent pour la Puce des Oiseaux. Au Cap, on en détruit un grand nombre par l'emploi d'un papier englué pour Mouches ou d'un morceau de viande crue offert en appât.

C. Mallophages. — Les Mallophages ou Poux des Gallinacés sont compris dans quatre genres; trois de ceux-ci (*Lipeurus, Goniodes* et *Goniocotes*) sont des Philoptérinés; le quatrième (*Menopum*) appartient aux Liothéinés. On distinguera ces genres par les caractères donnés plus haut (p. 9).

Poule. — Sept espèces de Poux, réparties dans les quatre genres précédents, se rencontrent chez la Poule avec une fréquence variée (1).

1° **Lipeure du Chapon** ou **L. variable** (*Lipeurus caponis* [L.], *L. variabilis* Nitzsch). — Tête arrondie en avant, plus large dans sa partie antérieure chez le mâle, et au niveau des tempes chez la femelle; bordée en avant par la bande antennale ininterrompue. Le premier article de l'antenne du mâle, plus long que les quatre autres ensemble, porte une forte excroissance obtuse. Une tache médiane sous le thorax. La femelle a une tache génitale en forme de fer de lance, et le dernier anneau de l'abdomen bilobé. Couleur générale blanc jaunâtre, taches fauve foncé, bandes noirâtres. Longueur : $2^{mm},2$ (femelle) et $1^{mm},9$ (mâle).

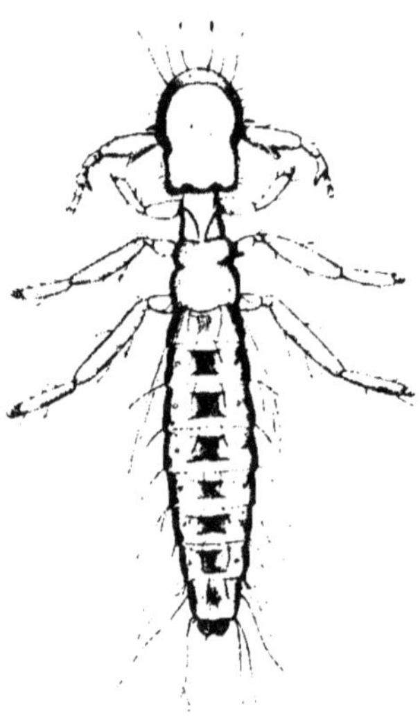

Fig. 9. — *Lipeurus caponis*, mâle grossi 25 fois (Orig.).

(1) Il faut y joindre *Goniodes Eynsfordi* Theobald , d'Angleterre. *Goniocotes Barnetti* Packard, des États-Unis, n'est très probablement autre que *Lipeurus heterographus*.

2° **Lipeure hétérographe** (*L. heterographus* Nitzsch). — Tête parabolique en avant, très élargie en arrière de l'œil, limitée en avant par la bande antennale ininterrompue. Métathorax aussi long que le prothorax. Abdomen ovale allongé, un peu plus large chez la femelle, avec six courtes soies implantées dans des tubercules sur chaque segment (mâle), des taches médianes sur chaque anneau et des soies sur leur bord. Teinte générale jaune pâle, taches fauves, bandes noirâtres. Longueur : 2 millimètres (femelle) et 1^{mm},8 (mâle).

Ces deux espèces sont faciles à distinguer, surtout par la forme de l'avant-tête en demi-cercle chez *L. caponis*, en ogive chez *L. heterographus*. Cette dernière espèce paraît fréquente sur les Poussins.

3° **Goniode dissemblable** (*Goniodes dissimilis* Nitzsch). — Tête plus large que longue, arrondie en avant, plus petite chez le mâle.

Antenne du mâle, double de celle de la femelle, à premier article plus développé et portant un long poil au côté interne. Angles temporaux saillants, mais ne formant pas de cornes. Bande antennale très forte, chez le mâle surtout, très élargie en avant. Cinq soies au bord postérieur du métathorax. Deux soies médianes, et trois ou quatre aux angles de chaque segment de l'abdomen, avec une tache marginale arquée; à la face ventrale de l'abdomen de la femelle, deux petites bandes en forme de T couché. Couleur générale blanc sale, taches plus foncées, bandes fauves. Longueur : 2^{mm},5

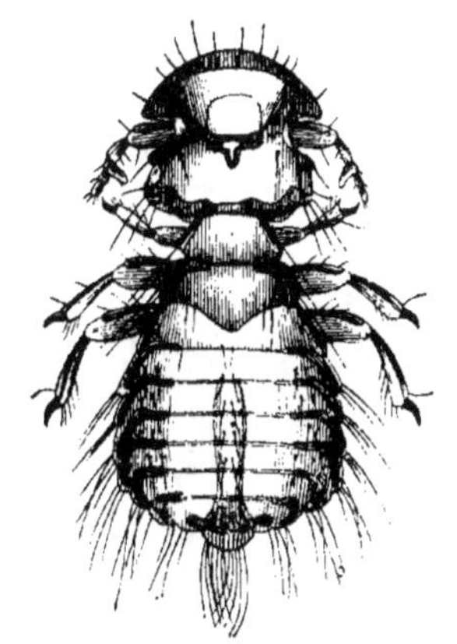

Fig. 10. — *Goniodes dissimilis*, mâle, grossi 20 fois (Piaget).

(femelle) et 2 millimètres (mâle). Ce parasite est un des plus fréquents.

4° **Goniocote hologastre** (*Goniocotes hologaster* Nitzsch). — Tête aussi large que longue, à bord antérieur arrondi, peu convexe, la bande antennale élargie en avant. Abdomen à bandes latérales quadrangulaires, unicolores, recourbées et élargies vers la suture, des taches transversales faibles, mais distinctes; les sutures visibles seulement entre les trois premiers segments. Teinte générale jaune sale, plus foncée au thorax; bandes brunâtres. Longueur :

1^{mm},3 (femelle) et 0^{mm},8 (mâle). — Taschenberg en signale une
variété (*maculata*).

5° **Goniocote géant** (*Goniocotes gigas* Tsch.). — Reconnaissable

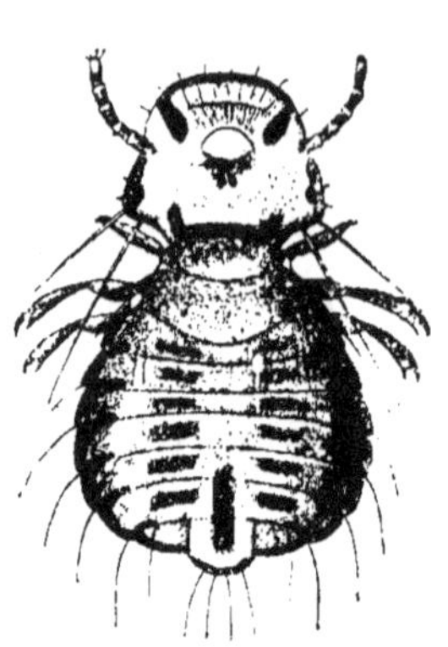

Fig. 11. — *Goniocotes hologaster*, mâle, grossi 40
fois (Orig.).

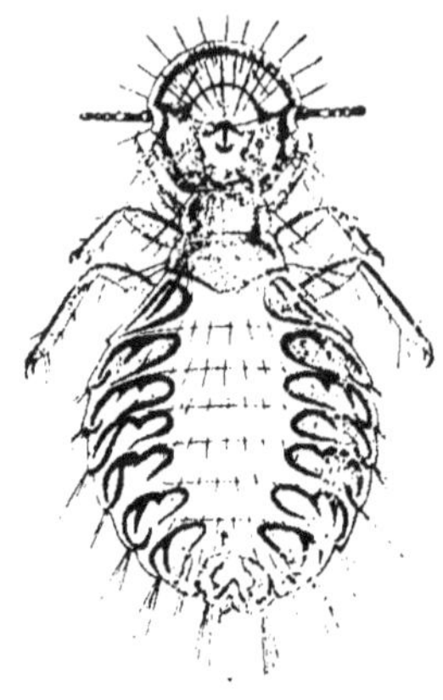

Fig. 12. — *Goniocotes gigas*,
femelle, grossie 10 fois
(Orig.).

à son abdomen ovale, arrondi, très large, marqué sur chaque
segment de longues taches transversales, en forme de langue,
colorées seulement à leur pourtour. Il
a, en outre, des proportions exception-
nelles dans ce genre. Couleur générale
jaunâtre ; abdomen et métathorax plus
clairs ; bandes et bords des taches noirâtres. Longueur : 4 millimètres femelle et 3 millimètres (mâle).

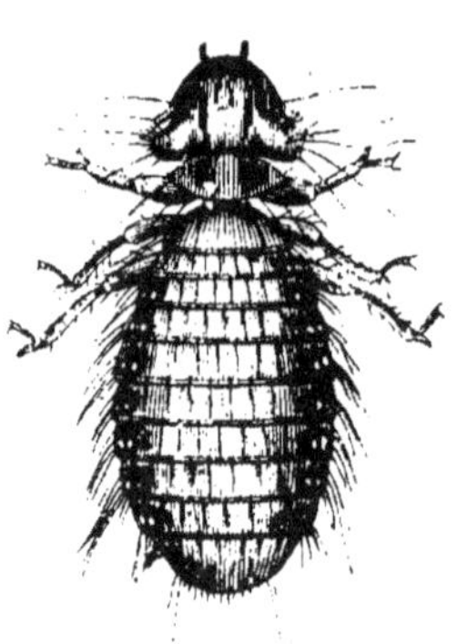

Fig. 13. — *Menopum trigonocephalum*, femelle,
grossie 20 fois (Railliet).

6° **Ménopon trigonocéphale** *Menopum
trigonocephalum* Olfers , *M. pallidum*
Nitzsch). — Tête légèrement angulaire
en avant et un peu en croissant, les
tempes étant déjetées ; celles-ci courtes
et arrondies, avec quatre soies et
quelques poils ; pas d'appendice au
deuxième article de l'antenne. Thorax
plus long que la tête (femelle) ou égal
(mâle). Pattes robustes et poilues. Abdomen ovale allongé chez la
femelle, plus étroit et plus long chez le mâle, avec une seule série

de soies sur chaque segment. Teinte générale jaune sale, taches
de l'abdomen fauve clair. Longueur : 1^{mm},7 (femelle) et 1^{mm},8
(mâle).

7° **Ménopon bisérié** (*M. biseriatum* Piaget). — Distinct du précédent par ses dimensions, par sa tête nettement parabolique en
avant, par l'existence de deux séries de soies sur chaque anneau
de l'abdomen et par le huitième segment, qui est, chez le mâle,
allongé et étroit. Mêmes teintes. Longueur : 2^{mm},7 à 3^{mm},2 (femelle
et 3 millimètres (mâle). — Vit aussi sur le Dindon, le Faisan, le
Pigeon.

Dindon. — Un Lipeure, un Goniode et un Ménopon.

1° **Lipeure du Dindon** (*Lipeurus meleagridis* [L.], *L. polytrapezius*
Nitzsch). — Tête relativement courte, plus forte chez la femelle,
à peine plus large à la tempe,
très arrondie en avant, où
elle est bordée par la bande
antennale ininterrompue.
Premier article de l'antenne
du mâle, gros, fusiforme, un
peu moins long que les quatre autres ensemble, pourvu
d'une forte excroissance à sa
base. Sous le thorax, deux
taches médianes, dont la
seconde s'étend un peu sur
l'abdomen. La femelle a une
tache génitale acuminée postérieurement et le dernier
anneau de l'abdomen pro-
fondément échancré. Cou-
leur générale jaunâtre, taches fauves, bandes noirâtres.
Longueur : 3 millimètres à
3^{mm},7 (femelle) et 2^{mm},8 à
3^{mm},7 (mâle).

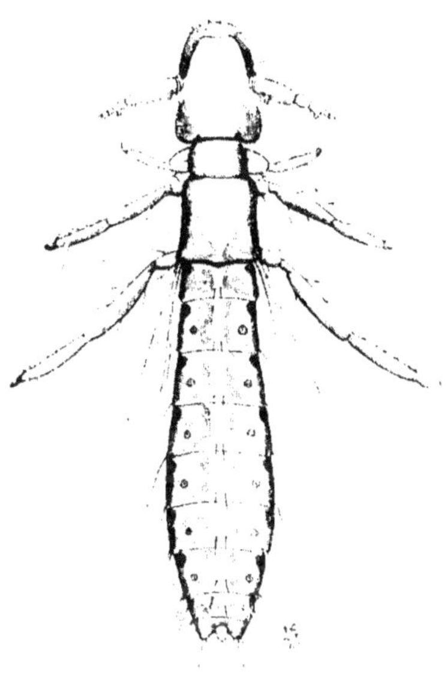

Fig. 14. — *Lipeurus meleagridis.*
mâle, grossi 20 fois (Orig.).

2° **Goniode stylifère** (*Go-
niodes stylifer* Nitzsch). — Tête plus large que longue et quadrangulaire, surtout chez le mâle ; angle temporal formant une
longue corne, acuminée en arrière et terminée par une soie.

Métathorax à côtés divergents, acuminé sur l'abdomen, avec cinq soies au bord postérieur. Les sept premiers segments de l'abdomen portent de chaque côté des taches linguiformes, qui couvrent le tiers transversal du segment ; au milieu de chacune, une tache claire occupée par le stigmate ; de nombreux poils sur les deux faces. Couleur générale blanc sale, taches fauves, bandes brunes ou noirâtres. Longueur : 3 millimètres (femelle) et 3ᵐᵐ,2 (mâle).

3º **Ménopon bisérié**. — Déjà indiqué comme parasite de la Poule. C'est probablement le même que *M. stramineum* Nitzsch et que *Pediculus meleagridis* Panzer.

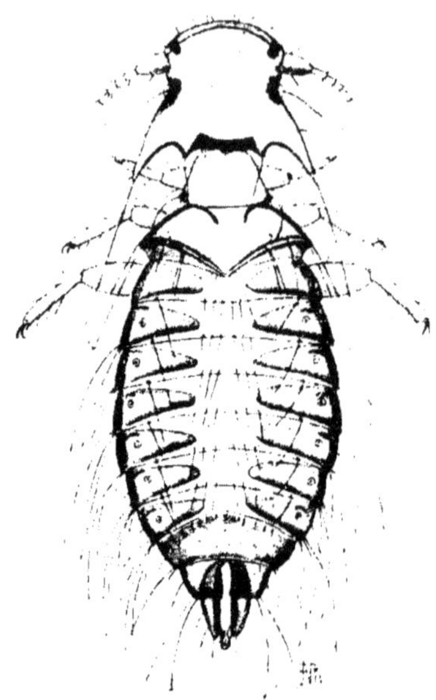

Fig. 15. — *Goniodes stylifer*, mâle, grossi 20 fois (Orig.).

Pintade. — Deux Lipeures, un Goniode, un Goniocote et un Ménopon. — J'ai trouvé aussi sur la Pintade le **Goniode stylifère** du Dindon et le **Goniocote hologastre** de la Poule.

1º **Lipeure du Chapon**. — Parasite commun de la Poule, se trouve souvent aussi sur la Pintade.

2º **Lipeure de la Pintade** (*Lipeurus numidæ* Denny). — Tête grande, un peu rétrécie en avant, où elle est bordée par la bande antennale, et élargie en arrière de l'œil ; antenne de la femelle à second article très long, celle du mâle à premier article très gros. Métathorax plus large que le prothorax. Abdomen ovale, les sept premiers segments chez la femelle offrant une double série de taches qui forment deux bandes dorsales interrompues ; ces taches réunies chez le mâle et ne formant qu'une bande médiane. Longueur : 2ᵐᵐ,1.

3° **Goniode de la Pintade** (*Goniodes numidianus* Denny). — Tête plus longue que large; antennes du mâle assez longues, le premier article gros et ovale, le deuxième moins long, le troisième recourbé, aigu et portant les deux suivants hors de l'axe; œil saillant; occiput un peu rentrant. Métathorax plus large que la tête, acuminé sur l'abdomen, avec une bande marginale noirâtre au bord postérieur; pattes robustes. Abdomen ovale, avec des taches interrompues deux fois. Longueur : 1^{mm},7. — Vu seulement par Denny.

4° **Goniocote rectangulé** (*Goniocotes rectangulatus* Nitzsch). — Diffère du *Goniocotes hologaster* de la Poule, principalement en ce que les bandes latérales de l'abdomen sont élargies à la face ventrale, ce qui n'a pas lieu chez le *G. hologaster*. Les sutures des segments ne sont distinctes qu'entre les trois premiers. Longueur : 1 millimètre (femelle) et 0^{mm},8 (mâle). — Trouvé sur la Pintade par Taschenberg et par Railliet. Il est plutôt parasite du Paon.

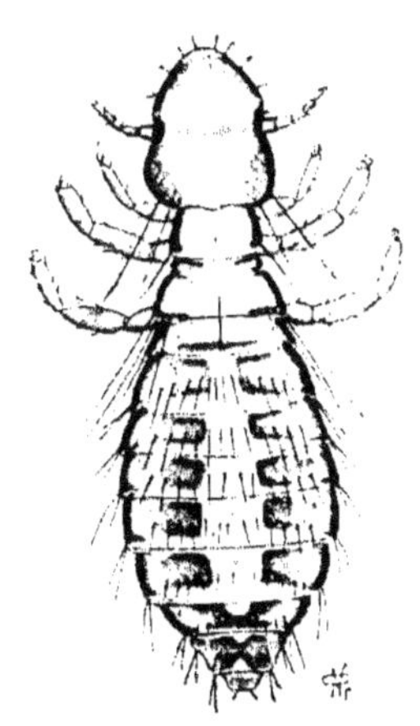

Fig. 16. — *Lipeurus numidæ*, femelle, grossie 25 fois (Orig.).

5° **Ménopon de la Pintade** (*Menopum numidæ* Gieb.). — Tête semi-lunaire, à sinus antennaux distincts. Prothorax avec trois piquants à chaque angle; métathorax large, trapéziforme. Abdomen large, avec des taches latérales. Couleur générale rougeâtre. Longueur : 1^{mm},1.

Faisan. — Un Lipeure, deux Goniodes, un Goniocote et trois Ménopons.

1° **Lipeure du Chapon** (fig. 9). — Parasite de la Poule; trouvé aussi sur le Faisan commun par Taschenberg et par Railliet.

2° **Goniode du Faisan** (*Goniodes colchicus* Denny). — Diffère du Goniode dissemblable (de la Poule) principalement par l'existence d'une petite dent au côté interne de l'antenne du mâle, de deux soies seulement au bord postérieur du métathorax, par de nombreuses soies médianes sur chaque segment. Les dimensions sont sensiblement les mêmes.

3° **Goniode tronqué** (*Goniodes truncatus* Giebel). — Tête large, paraboliquement arrondie en avant ; tempes non excavées ni prolongées en corne en arrière ; occiput convexe ; angles occipitaux aigus ; antennes du mâle sans appendice au premier article. Abdomen ovale allongé, celui du mâle tronqué en arrière. Blanchâtre, avec bandes foncées. Longueur : 3 millimètres (femelle) et $2^{mm},4$ (mâle).

4° **Goniocote chrysocéphale** (*Goniocotes chrysocephalus* Giebel).

Diffère du *Goniocotes rectangulatus* (de la Pintade et du Paon) principalement en ce que les sutures sont visibles entre les huit premiers segments de l'abdomen. Couleur jaunâtre, surtout à la tête et au thorax. Longueur : $1^{mm},2$ (femelle) et $0^{mm},8$ (mâle).

5° **Ménopon allongé** (*Menopum productum* Piaget). — Diffère du *Menopum trigonocephalum* (de la Poule) principalement par ses tempes moins excavées et par son abdomen elliptique et rétréci au sixième anneau chez la femelle, presque aussi court que large chez le mâle, avec le neuvième anneau court, en ogive renversée. Teinte générale jaune d'ocre, fauve sur les côtés de l'abdomen. Longueur : $1^{mm},8$ (femelle) et $1^{mm},5$ (mâle). — C'est peut-être la même espèce que *Menopum fulcomaculatum* Denny.

6° **Ménopon bisérié.** — C'est celui que l'on trouve aussi sur la Poule.

Parmi les parasites du Faisan argenté, se placent le *Goniocote chrysocéphale* (du Faisan commun) et une variété du *Ménopon phéostome*, dont le type vit sur le Paon.

Le Faisan doré offre, entre autres, le *Lipeure hétérographe* (de la Poule) et le *Ménopon allongé* (du Faisan commun).

Paon. — Deux Goniodes, un Goniocote et un Ménopon.

1° **Goniode falcicorne** (*Goniodes falcicornis* Nitzsch). — Tête presque carrée, à courbe surbaissée en avant, surtout chez le mâle ; bande antennale étroite en avant, à bords parallèles ; tempes angulaires, ne formant pas une corne en arrière ; premier article de l'antenne du mâle presque aussi long que les quatre autres, très gros, avec un fort appendice au côté interne, le troisième avec un long appendice recourbé, les deux autres grêles et reposant sur une protubérance du troisième. Métathorax moins large (femelle) que la tête, aussi large (mâle), ou bien plus large que le prothorax. Abdomen très large, offrant sur les côtés des taches linguiformes très foncées; appareil génital du mâle très large et remontant jusqu'au deuxième anneau. Couleur générale blanc jaunâtre, taches fauve foncé. Longueur : 3^{mm},3 (femelle) et 3 millimètres (mâle). — Commun.

2° **Goniode à petite tête** (*Goniodes parviceps* Piaget). — Diffère du précédent surtout par sa tête, plus régulièrement quadrangulaire ; par son métathorax beaucoup plus large que la tête ; par son abdomen, à peine plus large que le métathorax ; par ses dimensions : 2 millimètres (femelle et mâle).

3° **Goniocote rectangulé**. — C'est celui qui a été trouvé aussi sur la Pintade.

4° **Ménopon à bouche noirâtre** (*Menopum phæostomum* Nitzsch). — Tête allongée, rétrécie et arrondie en avant, très large à son bord postérieur, les tempes étant étroites et déjetées. Pas d'appendice au deuxième article des antennes. Thorax plus long que la tête ; métathorax un peu arrondi sur l'abdomen. Abdomen ovale allongé chez la femelle et plus grand que chez le mâle, avec une seule série de soies sur chaque anneau. Teinte générale jaunâtre, plus claire chez le mâle ; taches fauves. Longueur : 1^{mm},6 (femelle) et 1^{mm},5 (mâle).

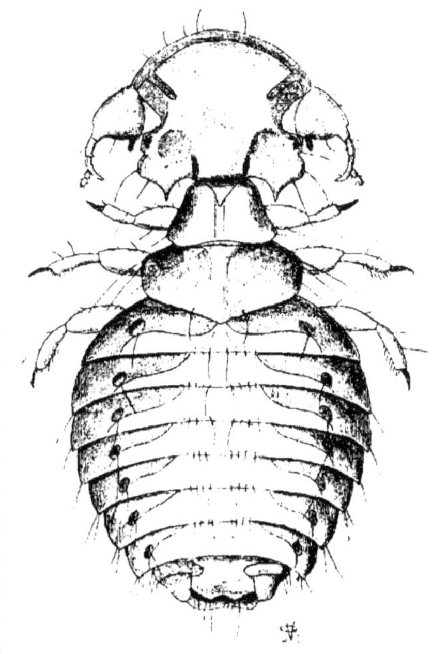

Fig. 17. — *Goniodes falcicornis*, mâle, grossi 25 fois (Orig.).

Les Oiseaux de basse-cour sont presque toujours atteints de phtiriase à un degré variable, et la pullulation de leurs parasites devient souvent pour eux une incommodité réelle, qui trouble leur repos, les fait maigrir et compromet parfois avec ténacité l'élevage des jeunes. On les trouve en toutes

les parties du corps, mais moins aux cuisses, au cou et à
la tête qu'au tronc et surtout sous les ailes. C'est quelquefois
l'inverse : la tête et surtout le cou, qui sont à l'abri des
atteintes du bec, sont alors particulièrement recherchés
par les Poux. Comme chaque espèce de volaille est l'hôte
de plusieurs espèces de parasites, celles-ci peuvent se
trouver réunies sur le même individu. On a vu aussi que
plusieurs Mallophages attaquent des espèces fort différentes.
Il faut encore remarquer que, par le fait de la cohabitation
des Poules, Dindons, Pintades, etc., une espèce parasite
peut accidentellement se rencontrer sur un hôte illégitime.
On reconnaît qu'il s'agit de Parasites égarés à ce qu'ils ne
se sont pas multipliés et ne sont pas accompagnés de
leurs lentes.

On a rattaché la phtiriase des Oiseaux de basse-cour à
une nutrition languissante par le fait d'une alimentation
avariée ou trop uniforme, par le séjour dans des locaux
humides, sales, étroits, obscurs, mal aérés. Il est des années
favorables à cette maladie, et les saisons paraissent avoir
de l'influence sur sa marche. Le tempérament et la race ne
sont pas non plus indifférents : Bechstein (cité par Rivolta
et Delprato) rapporte que, de deux Capucins vivant dans
les mêmes conditions, l'un était envahi par les Poux, tandis
qu'ils étaient rares sur l'autre. J'ai vu de même une Poule
Bantam véritablement phtiriasique, tandis que deux Poules
gasconnes qui vivaient avec elle étaient presque indemnes.

Les moyens de détruire la vermine des basses-cours sont
nombreux ; mais leur abondance même semble indiquer que
la plupart ne sont pas suffisamment efficaces. Il est cependant
probable que beaucoup d'échecs tiennent à un emploi
défectueux et à un défaut de persévérance.

On peut se servir de la fleur de soufre ou des poudres
insecticides : celles de fleurs de pyrèthre, de graines de
staphisaigre, de graines de cévadille sont les plus employées.
On les insuffle sous les plumes avec un instrument *ad hoc*.
Comme les volailles en se secouant font aisément tomber
toute la poudre qu'on leur a insufflée, on se trouvera bien

de lubrifier au préalable le fond de leur plumage avec de l'eau savonneuse.

Éloire recommande le bain sulfureux complet (20 grammes de sulfure de potasse par litre d'eau chaude) dans un vase en bois. L'Oiseau étant fixé par les pattes et les ailes, tandis qu'un aide tient la tête et empêche le liquide de mouiller les yeux, on fait l'immersion verticalement des pattes vers la tête, à rebrousse-plumes. On exprime ensuite l'excès de liquide, et on abandonne la Poule, l'été à l'ombre, l'hiver dans une chambre chaude, jusqu'à séchage complet.

Chobaut fait brûler du tabac dans un local étroit et bien clos ; il y introduit les Poulets phtiriasiques et ne les y laisse qu'une demi-minute à une minute. Il renouvelle l'opération le lendemain, puis huit à dix jours après. Tous les parasites sont tués, et la guérison est complète, à condition que le poulailler soit bien désinfecté.

L' « exterminateur Lagrange » sert aussi à tuer les parasites sur l'Oiseau. C'est un coffre de bois dans lequel on l'introduit après lui avoir lié les pattes ; la tête est maintenue dehors par une ouverture spéciale. On brûle dans la boîte une mèche soufrée, et cinq à sept minutes de ce bain de vapeur suffisent pour tuer tous les parasites.

Pour chasser les Insectes des nids des Poules, Harry Hawk recommande l'essence d'eucalyptus, employée de la manière suivante : on vide un œuf en trouant les deux pôles, et on y introduit une petite éponge bien sèche, sur laquelle on verse l'essence, de manière à l'imbiber complètement. On ferme à la cire les deux ouvertures. On place l'œuf ainsi préparé parmi les autres de la couvée, et on l'y laisse pendant toute la durée de l'incubation. Les vapeurs d'essence traversent les pores de la coquille et suffisent pour chasser en quelques heures toute la vermine qui infeste le nid. La Poule ni les Poussins ne sont incommodés par ces émanations. Il est vrai que les Parasites ne sont qu'éloignés et restent en réserve pour attaquer d'autres Oiseaux de la même basse-cour.

Le traitement individuel ne suffit pas. Les planchers, plafonds, murs, perchoirs, nids sont des foyers de parasites qui ne tardent pas à prendre la place de ceux que l'on a détruits. On éprouve parfois de grandes difficultés à s'en débarrasser définitivement. Schneider (1878) a préconisé les fumigations de sulfure de carbone. On place de petites fioles remplies de ce liquide et ouvertes dans le poulailler, en des points où elles ne risquent pas d'être renversées, et toute la vermine est détruite ou chassée très rapidement. Mais ce procédé est dangereux, car le sulfure de carbone forme avec l'air un mélange détonant; de plus, il paraît diminuer la fécondité des Poules.

La poussière de chaux, prise au four à chaux, est indiquée comme un moyen aussi simple qu'infaillible. En l'absence des Oiseaux, on projette contre le plafond et les murs une quantité de cette poussière suffisante pour produire un nuage épais. Une partie tombe dans les nids et les diverses anfractuosités; le reste, sur le sol. La vermine est tuée. Au bout de deux minutes, on balaye avec soin, et l'on porte la poussière au fumier, qui s'en trouve d'ailleurs amélioré.

Le procédé le plus recommandé et le plus employé est le suivant. On blanchit à la chaux, au moins deux fois par an, toutes les parties en maçonnerie. En outre, on retire de la basse-cour tout ce qui se trouve dans le poulailler: perchoirs, pondoirs, etc. On laisse tremper ces objets dans de l'eau contenant 5 grammes d'acide phénique par litre. Puis, avec une pompe à main ou un pulvérisateur, on projette fortement l'eau sur les cloisons, surtout dans les fentes, dans les angles, sur les supports des perchoirs, sur l'emplacement des pondoirs. Ce lavage tue et entraîne les parasites. On peut aussi, après avoir vidé le poulailler et fermé toutes les issues, y déposer un vase de terre rempli d'environ 1000 grammes de fleur de soufre que l'on y brûle. On laisse le local fermé pendant trois jours, puis on l'aère largement pendant vingt-quatre heures avant d'y remettre les volailles.

Il est bon de flamber les perchoirs tous les soirs avec des torches de papier, particulièrement aux points d'attache.

Un excellent procédé de prophylaxie et de traitement est fourni par les bains de cendres insecticides. On creuse dans la basse-cour, sous un abri quelconque, un petit bassin circulaire de 0ᵐ,10 de profondeur et de 0ᵐ,50 de diamètre. On le remplit avec un mélange homogène de cendres bien tamisées (12 litres ou un seau), de chaux fusée à l'air (un demi-litre) et de fleur de soufre (50 à 100 grammes ou une poignée). Les Poules viennent avec satisfaction se poudrer dans le bassin et sont assez rapidement débarrassées de tous leurs parasites.

On conseille encore de remplacer la paille de litière par de la laine de bois, employée pour les emballages. Une couche de 7 à 8 centimètres tient plus chaud que de la paille, chasse la vermine par son odeur, se corrompt plus lentement et fournit un fumier presque inodore, qui convient aux sols argileux et compacts.

Mentionnons enfin un moyen bien insuffisant, mais très employé, qui consiste à mettre une branche d'aulne dans les poulaillers. Les Poux sont attirés par l'odeur de l'arbre et s'y rassemblent. Le lendemain matin, on enlève la branche avec précaution, et on la brûle hors de la basse-cour. On recommence jusqu'à ce qu'il n'y ait plus de parasites sur la nouvelle branche.

§ 2. — **Entomiases du Pigeon.**

Dans les pigeonniers malpropres, on voit parfois en grand nombre la **Punaise des colombiers** (*Cimex columbarius*) (Voir p. 11, fig. 4). Elle y produit les mêmes dégâts que dans les poulaillers et doit être combattue de la même manière.

La **Puce des Oiseaux** (*Pulex rufus*) (Voir p. 12) est plus commune dans les colombiers que dans les poulaillers. D'après Ercolani, on voit parfois les Pigeons dépérir et mourir de consomption sous ses piqûres. On en purifie les colombiers par les procédés indiqués (1).

(1) Wolffhügel a trouvé à Buenos-Ayres, sur la tête d'un Pigeon domestique, de nombreux exemplaires d'une espèce de Puce (*Hectopsylla psittaci* (Frfld.), qui a été découverte en 1860 par von Frauenfeld sur la tête d'un Perroquet du Brésil.

Les Pigeons peuvent aussi avoir à souffrir des attaques des larves du **Dermeste du lard** (*Dermestes lardarius* L.), du **Ténébrion de la farine** (*Tenebrio molitor* L.) (Voir p. 10, fig. 3), de divers **Nécrophores** (*Necrophorus* Fabr.) et de **Silphes** (*Silpha* Fabr.). Ces larves de Coléoptères, qui se sont d'abord développées dans le fumier, trop longtemps respecté, du colombier, finissent par s'attaquer aux Pigeonneaux, rongent la peau du cou et du ventre, même les muscles superficiels, et produisent des plaies souvent mortelles, dans lesquelles on voit grouiller aussi des larves de Mouches. Ce mal est étroitement lié à la saleté du local, et il est facile de s'en affranchir. Cette sorte de vermine disparaîtra d'ailleurs par les moyens de nettoyage indiqués pour les poulaillers. On recommande encore, dans ce cas particulier, de garnir le sol du colombier avec de la sciure de sapin mélangée de sable, que l'on met aussi dans les nids.

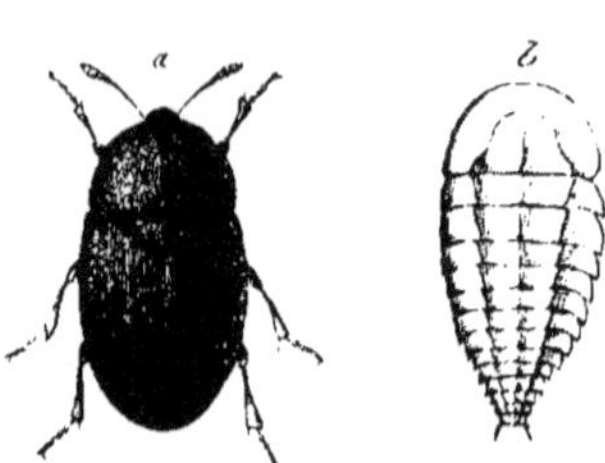

Fig. 18. — *Silpha opaca.* — *a*, l'insecte parfait; *b*, la larve.

Les soins individuels consisteront dans l'enlèvement des larves de la surface des plaies et dans le pansement de celles-ci avec de l'eau phéniquée ou lysolée au dixième.

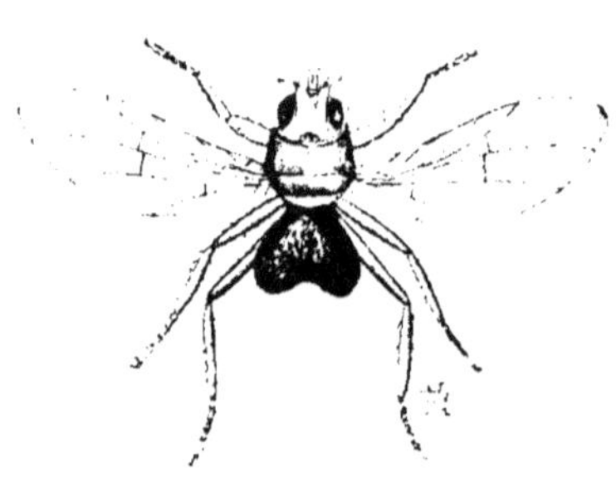

Fig. 19. — *Ornithomyia avicularia*, grossi 3 fois (Orig.).

L'**Ornithomyie des Oiseaux** (*Ornithomyia avicularia* L.) est un Diptère pupipare, long de 4mm,5 à 5mm,5, d'un jaune verdâtre, à thorax noirâtre en dessus avec une ligne dorsale jaunâtre; la tête, insérée dans une échancrure du thorax, porte deux gros yeux noirâtres et des ocelles; les antennes sont en forme de valves élargies, saillantes et bordées de longues soies; les deux ongles des pattes sont armés de trois crochets superposés; les deux ailes sont larges, obtuses, enfumées.

Cet Insecte est parasite de divers Oiseaux vivant en

liberté, tels que Perdrix, Merles, Alouettes, Hirondelles, etc. ;
il se meut avec rapidité entre les plumes et se nourrit de
sang. Railliet en a reçu plusieurs exemplaires recueillis en
France sur le Pigeon domestique. Il s'attaque quelquefois
à l'homme et produit des piqûres douloureuses (Galli-
Valerio).

De Stefani Perez a signalé, comme nuisible aux pigeonniers de Sicile, une espèce qui appartient à un genre voisin

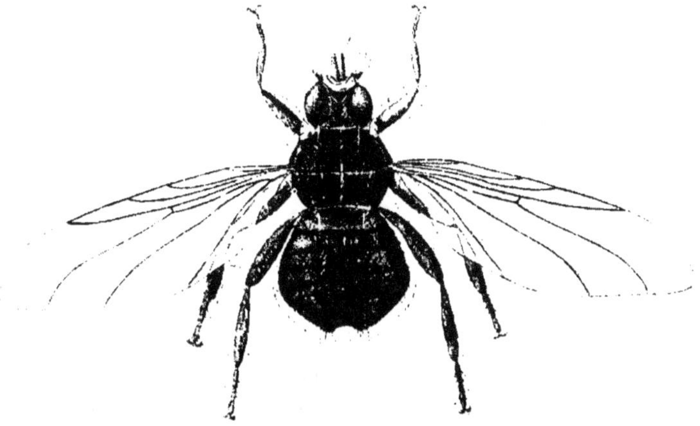

Fig. 20. — *Lynchia maura*, très grossi (Orig.).

des Ornithomyies et que R. Speiser a déterminée comme
étant le *Lynchia maura* (Big.).

Cette espèce est commune aussi en Algérie, où elle parasite surtout les jeunes Pigeons de quinze à vingt jours, dont
les plumes commencent à pousser. On trouve souvent
cinquante à soixante Lynchies sur un Pigeonneau ; ils sont
bien plus rares sur les Pigeons adultes. Leur grand nombre
rend malades les Pigeons, les fait maigrir et détermine
même parfois une anémie mortelle ; les couveuses, agacées
par leur présence, font de brusques mouvements, qui
cassent leurs œufs. Souvent les Pigeons, trop tourmentés,
finissent par abandonner leur colombier. Certains éleveurs
croient, au contraire, que les Lynchies sont utiles en détrui-
sant les autres parasites du Pigeon. Ces Insectes pondent

leurs pupes dans la poussière sèche des pigeonniers, jamais dans la colombine humide.

Les expériences de Éd. et Ét. Sergent ont démontré que *Lynchia maura* est le second hôte d'un Protozoaire, l'*Hæmoproteus Danilewskyi* Kruse, qui vit dans le sang du Pigeon. Les piqûres du *Lynchia* inoculent à l'Oiseau le parasite microscopique (Voir *Parasites de l'appareil circulatoire*).

Sur les Pigeons domestiques de Ténériffe, les Lynchies sont représentées par le *Lynchia capensis* (Big.).

Mallophages. — Les Poux trouvés sur le Pigeon domestique appartiennent à huit espèces distinctes, de fréquence inégale. Ce sont : un Lipeure, deux Goniodes, un Goniocote, trois Ménopons et un Liothé.

1º **Lipeure du Pigeon** (*Lipeurus columbæ* L., *L. baculus* Nitzsch). — Tête allongée et très étroite, dont la partie antérieure (clypéus) est arrondie, séparée du reste par un étranglement, non bordée en avant par la bande antennale ; l'avant-tête est dépassé par deux appendices claviformes, insérés à sa face dorsale et accompagnés à leur base de deux autres divergents. Métathorax deux fois au moins aussi long que le prothorax. Abdomen étroit et allongé, avec taches latérales jaune clair et des bandes brunes. Longueur : 1mm,7 à 2mm,4 (mâle), et 2mm,1 à 2mm,7 (femelle). — Espèce commune.

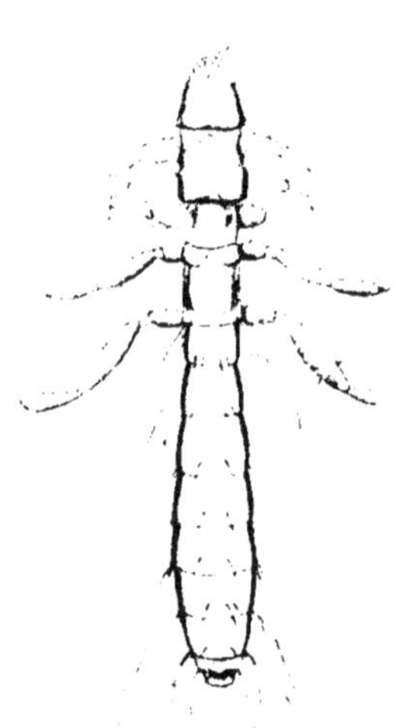

Fig. 21. — *Lipeurus columbæ* mâle, grossi 25 fois (Orig.).

2º **Goniode nain** (*Goniodes minor* Piaget). — Petite espèce, à abdomen ovale, élargi ; métathorax arrondi sur l'abdomen ; les deux derniers articles des antennes du mâle sont très réduits et difficilement visibles. Blanc jaunâtre. Longueur : 1mm,4 (mâle) et 1mm,7 (femelle).

3° **Goniode damicorne** (*Goniodes damicornis* Nitzsch). — Diffère du précédent par sa taille plus grande et par le bord postérieur du métathorax, qui forme un angle en son milieu. Longueur : 2^{mm},1 (mâle) et 2^{mm},3 femelle). — Trouvé une fois sur le Pigeon domestique par Taschenberg.

4° **Goniocote compagnon** (*Goniocotes compar* Nitzsch). — Tête relativement longue, arrondie en avant, un peu élargie en arrière, abdomen ovale arrondi chez la femelle, obové et tronqué en arrière chez le mâle, chaque anneau portant des taches transversales et latérales qui ne sont colorées qu'au pourtour, et deux bandes latérales, recourbées. Jaunâtre. Longueur : 1 millimètre (mâle) et 1^{mm},4 (femelle). — Espèce commune.

5° **Ménopon géant** (*Menopum giganteum* Denny, *M. latum* Piaget). — Tête subtriangulaire, un peu arrondie en avant ; un appendice au deuxième article des antennes dans les deux sexes. Thorax plus long que la tête chez

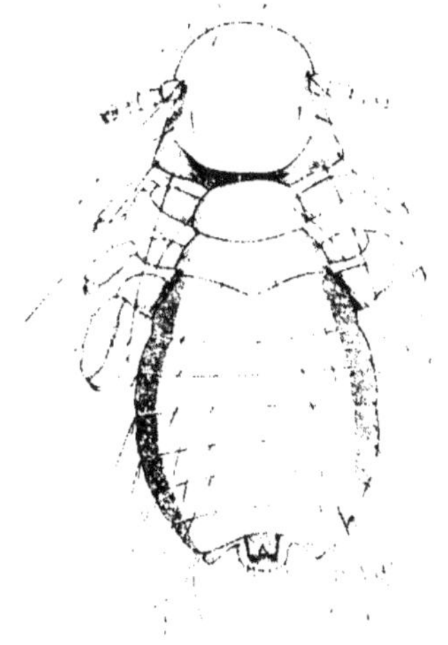

Fig. 22. — *Goniocotes compar*, mâle, grossi 50 fois (Orig.).

la femelle ; métathorax arrondi sur l'abdomen. Celui-ci, large et arrondi (femelle) ou ovale et allongé (mâle), à angles saillants, avec des taches transversales fauve clair. Longueur : 1^{mm},5 (mâle) et 2^{mm},2 (femelle). — Assez commun.

6° **Ménopon à tête longue** (*Menopum longicephalum* Kellogg). — Espèce voisine de la précédente, trouvée sur un Pigeon domestique au Kansas (États-Unis).

7° **Ménopon bisérié.** — J'ai trouvé sur un Pigeon le *Menopum biseriatum*, parasite de la Poule, du Dindon et du Faisan.

8° **Liothé à longue queue** (*Liotheum longicaudum* Nitzsch). — Tête plus large que longue, arrondie en avant, à bandes occipitales peu distinctes. Abdomen de la femelle conique, plus large en avant ; celui du mâle allongé ; des bandes transversales fauves sur toute la largeur des anneaux, sauf sur les quatre derniers chez la femelle, où elles sont presque effacées dans la partie médiane. Longueur : 1mm,3 (mâle) et 1mm,6 (femelle). — Assez commun.

La phtiriase des Pigeons a la même importance que celle des Poules, nuit à l'élevage et doit être combattue par les mêmes procédés. Toutefois il n'y a pas lieu de pratiquer le traitement individuel.

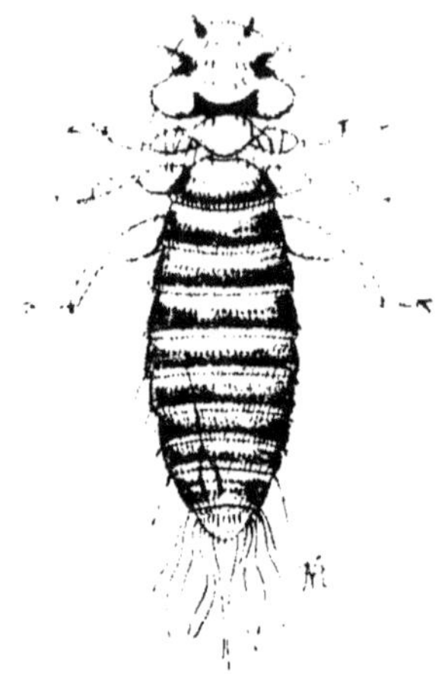

Fig. 23. — *Liotheum longicaudum*, mâle, grossi 30 fois (Orig.).

Aux moyens indiqués (p. 26), on peut ajouter le suivant, rapporté par *le Poussin* (1884). Un paysan prit des gravats de plâtre provenant de démolitions et les mit sur la route pour les faire pulvériser par les roues des voitures. Il jeta ensuite cette poudre dans son pigeonnier, où elle forma sur le sol une couche de 1 centimètre environ d'épaisseur. Les Pigeons se mirent à gratter, à picorer cette poussière, s'en poudrèrent et la dispersèrent en volant dans toutes les parties du colombier. Il ne resta bientôt plus un seul insecte dans le pigeonnier ni sur les Oiseaux. De plus, la coquille des œufs avait acquis un peu plus de dureté.

§ 3. — **Entomiases des Palmipèdes**.

Les seuls Insectes parasites des Palmipèdes domestiques sont des Mallophages. Toutefois Portshinsky dit que les larves d'une Mouche (*Sarcophaga magnifica* Schiner), déposées par la femelle dans les plaies des animaux domestiques et de l'Homme, peuvent se rencontrer aussi dans celles des Oiseaux domestiques, principalement des Oies. Cette observation a été faite dans le gouvernement de Mohilew (Russie). Comme la Sarcophage magnifique est répandue dans toute l'Europe, le même fait pourra se rencontrer ailleurs qu'en Russie.

Les Mallophages des Palmipèdes domestiques sont répartis en cinq genres, dont trois (*Ornithonomus*, *Lipeurus* et *Philopterus*) sont des Philoptérinés, et deux (*Menopum* et *Trinotum*) des Liothéinés. Les caractères différentiels de ces genres ont été donnés plus haut (p. 9).

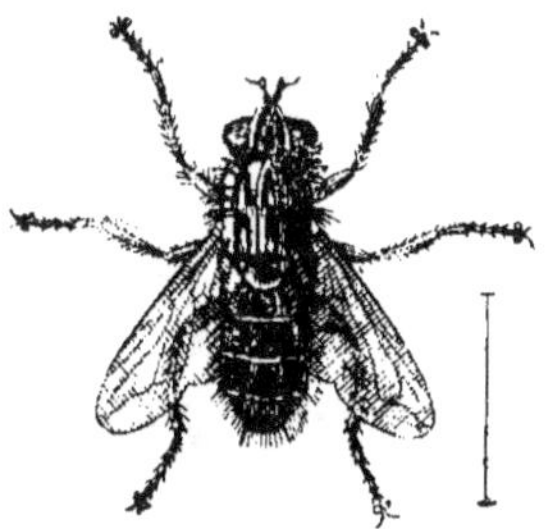

Fig. 24. — *Sarcophaga magnifica*, mâle (Laboulbène).

Oie. — Les parasites de l'Oie comprennent : deux Lipeures, un Philoptère et deux Trinotons.

1° **Lipeure crassicorne** (*Lipeurus crassicornis* Olfers, *L. jejunus* Nitzsch). — Tête allongée ; clypéus incolore, arrondi, non bordé en avant par la bande antennale. Métathorax double du prothorax, étranglé sur les côtés. Abdomen avec des taches latérales fauve foncé, échancrées à leur bord antérieur, et des bandes marginales noirâtres. Longueur : $2^{mm},5$ à 3 millimètres (mâle) et 3 millimètres à $3^{mm},6$ (femelle).

2° **Lipeure de l'Oie** (*Lipeurus anseris* Gurlt). — Cette espèce est probablement identique à la précédente, dont elle me paraît être la forme jeune, encore peu colorée ; le seul caractère net par lequel elle s'en distinguerait est donné par les taches de l'abdomen, qui sont moins étendues et forment un crochet en avant.

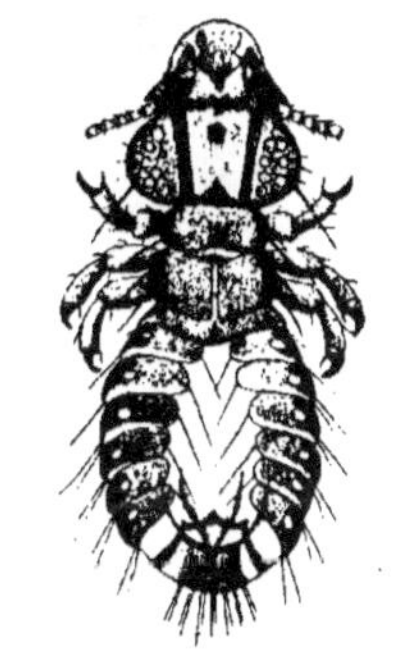

Fig. 25. — *Philopterus icterodes*, mâle, grossi 25 fois (Orig.).

3° **Philoptère bilieux** (*Philopterus icterodes* Nitzsch). — Tête plus longue que large ; clypéus semi-circulaire, avec un triangle de chaque côté et, à la face inférieure, une tache étranglée et allongée. Prothorax moins large que le métathorax. Abdomen bordé de chaque côté par une bande de largeur uniforme ; le premier anneau porte une bande transversale interrompue sur la ligne médiane ; les autres ont une bande latérale large, laissant libre le tiers médian : le dernier est simplement échancré chez la femelle. Rouge brunâtre. Longueur : 1mm,8 (femelle) et 1mm,3 (mâle). — Fréquent sur les Canards, il est relativement rare sur les Oies, où il constitue, selon Piaget, une simple variété, que Nitzsch a appelée *Philopterus adustus*.

4° **Trinoton de l'Oie** (*Trinotum anseris* Sulzer), *T. conspurcatum* Nitzsch). — Très grande espèce. Tête aussi longue que large, dépassée en avant par les deux derniers articles des palpes et offrant sur chaque côté deux renflements, dont le postérieur (tempe) porte cinq soies. Thorax plus long que la tête, arrondi sur l'abdomen. Pattes longues, garnies de poils et de soies. Abdomen ovale, moins large à la base que le métathorax, à angles saillants ; les huit premiers segments avec une série de soies. Fond blanchâtre, taches brun marron, bandes noirâtres, thorax foncé, tête fauve clair. Longueur : 5mm,8 (mâle) et 6mm,3 (femelle).

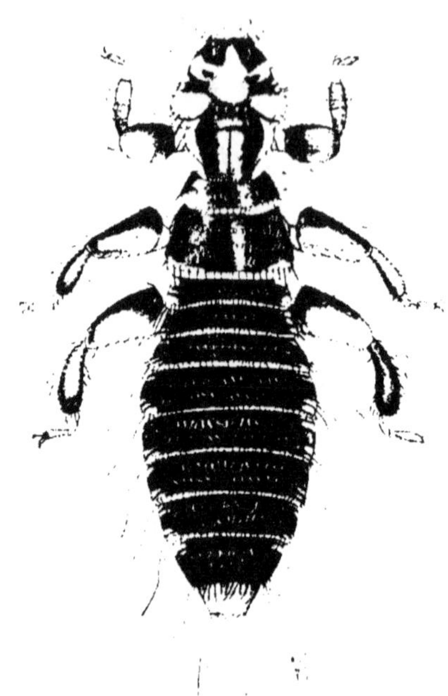

Fig. 26. — *Trinotum anseris*, mâle, grossi 12 fois (Orig.).

Espèce très véloce ; commune sur l'Oie et sur le Cygne.

Piaget a appelé *Trinotum continuum* la forme qui vit sur l'Oie. Il ne m'a pas paru qu'elle diffère nettement du type de *T. anseris*.

5° **Trinoton effacé** (*T. lituratum* Nitzsch). — Petite espèce, caractérisée surtout par la brièveté de l'abdomen, qui est plus court que le thorax. La femelle, seule connue, mesure 2mm,1 de longueur. Elle a été trouvée une fois par Denny sur l'Oie domestique.

Canard. — Un Lipeure, un Philoptère, un Trinoton et un Ménopon.

1° **Lipeure du Canard** (*Lipeurus anatis* [Fabr.], *L. squalidus* Nitzsch). — Tête étroite, allongée en avant des antennes, non bordée par les bandes antennales. Métathorax plus long que large, un peu concave sur l'abdomen. Celui-ci étroit et allongé, à bandes latérales étroites, noirâtres ; des taches transversales fauves. Teinte générale jaune fauve. Longueur : 2mm,5 (mâle) et 2mm,8 (femelle). — Très commun. Taschenberg l'a trouvé aussi sur le Canard de Barbarie.

2° **Philoptère bilieux.** — Décrit à propos de l'Oie, est surtout répandu sur les Canards.

3° **Trinoton livide** (*Trinotum luridum* Nitzsch). — Voisin du Trinoton de l'Oie, en diffère par sa taille plus faible, sa couleur plus pâle ; quatre soies aux tempes. Métathorax concave sur l'abdomen. Celui-ci à segments arrondis sur les côtés ; taches transversales étroites, interrompues au milieu sur les deux premiers segments, entourant un cercle incolore sur le côté. Blanc, avec taches marron et bandes noires. Longueur : 4mm,7 (mâle) et 5mm,4 (femelle).

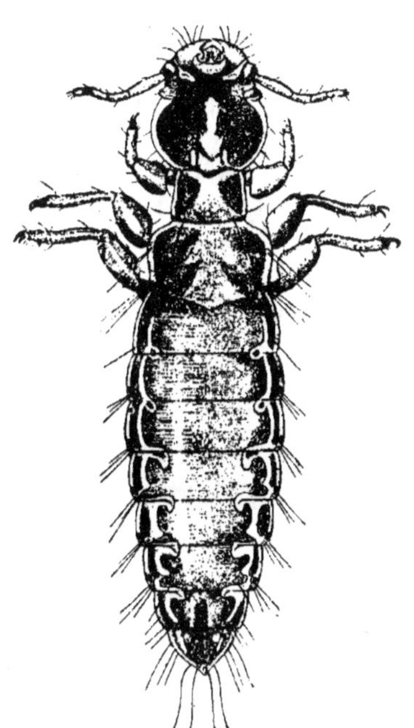

Fig. 27. — *Ornithonomus cygni*, mâle, grossi 15 fois (Orig.).

4° **Ménopon obscur** (*Menopum obscurum* Piaget). — Tête en croissant, forte, à tempes larges et déjetées, à bords latéraux entiers, presque aussi longue que le thorax chez le mâle. Abdomen à bandes latérales foncées, étroites, sans appendice. Fauve foncé. Longueur : 1mm,4 à 1mm,5. — Piaget n'indique pour hôte de cette espèce que *Anas radjah* ; je l'ai trouvé en abondance sur un Canard domestique.

Cygne. — Un Ornithonome, un Philoptère et un Trinoton.

1° **Ornithonome du Cygne** (*Ornithonomus cygni* [L.]). — Tête massive, presque aussi large que longue, irrégulièrement quadrangulaire, formant à son bord antérieur une pince presque fermée ; antennes reportées en avant, robustes ; sinus antennal à peine indiqué. Métathorax convexe en arrière, avec une pointe médiane obtuse. Abdomen ovale, nu, sauf aux angles ; bandes latérales étroites. Blanc avec bandes nacrées et transparentes. Longueur : 3^{mm},5 à 4^{mm},5 (mâle et femelle). — Commun (fig. 27).

2° **Philoptère du Cygne** (*Philopterus cygni* Denny). — Très voisin du Philoptère bilieux de l'Oie, en diffère surtout par la tête, qui est plus large que longue, et par les taches de l'abdomen, qui sont plus étroites. Longueur : 1^{mm},1 à 1^{mm},2 (mâle) et 1^{mm},4 (femelle). — Commun sur les Cygnes domestiques et sauvages (Osborn).

3° **Trinoton de l'Oie**. — Est aussi commun sur le Cygne que sur l'Oie.

La phtiriase des Palmipèdes nécessite très rarement une intervention. Lorsque celle-ci sera indiquée, on s'inspirera des procédés recommandés pour les Gallinacés (p. 24).

Art. II. — **Acariases**.

Le terme *acariase* indique toute maladie déterminée par des ACARIENS. Ceux-ci forment dans les Arachnides un ordre à part.

Souvent désignés sous le nom d'*Acarides*, autrefois sous ceux d'*Acares*, de *Mites*, etc., les *Acariens* sont, en général, des animaux de petites dimensions, à corps ramassé, inarticulé, où la tête, le thorax et l'abdomen sont confondus en une masse commune. Parfois cependant la tête et le thorax sont séparés par un sillon ; il peut en être ainsi de l'abdomen par rapport au thorax.

Le tégument offre, d'ordinaire, des plis très fins, ondulés et parallèles, et, par places, des épaississements variés, des soies, des poils, des piquants, etc.

La partie antérieure du céphalothorax est creusée d'un enfoucement (*camérostome*), qui reçoit les pièces buccales (*rostre*). Le rostre est, en général, formé de parties distinctes, disposées pour mordre ou pour sucer et comprenant de dessus en dessous : une paire de *mandibules* ou *chélicères*, une paire de *mâchoires* ou *maxilles* (portant chacune sur le côté un *palpe maxillaire*), une lèvre inférieure. Ce rostre fait saillie en avant du camérostome ou reste caché sous sa paroi supérieure (*épistome*).

Les huit pattes, composées de six ou de cinq articles, ont leur base insérée soit directement sur le tégument, soit sur des épaississements squelettiques de celui-ci (*épimères*). Leur dernier article ou *tarse* se termine par des poils, des soies ou des ongles et présente souvent, en outre, une sorte de lobe vésiculaire ou de caroncule membraneuse, pédiculée chez les espèces parasites (*ambulacre à ventouse*), qui est adhésive et facilite la marche.

Un grand nombre d'Acariens portent une ou deux paires de *stigmates*, orifices extérieurs de l'appareil respiratoire (trachées), qui sont percés dans des épaississements tégumentaires appelés péritrèmes. Les stigmates manquent chez la plupart des petites formes parasites, où la respiration est cutanée.

Les sexes sont toujours séparés. Les mâles, petits et moins nombreux que les femelles, s'en distinguent, en outre, par des détails de conformation, la présence d'organes copulateurs, etc. Ils ont souvent aussi un mode de vie et même un régime différents.

Parmi les mâles et les femelles, on trouve en plus ou moins grand nombre, dans les colonies d'Acariens, des individus qui ne présentent les caractères sexuels ni des uns ni des autres : ce sont des larves ou des nymphes. Les larves n'ont d'ordinaire que trois paires de pattes (*larves hexapodes*). Une métamorphose leur donne la quatrième paire de pattes et les fait passer à l'état de *nymphes*. Une nouvelle métamorphose achève le développement.

L'ordre des Acariens, renfermant un nombre très considérable de formes, a été divisé en familles, dont la répartition varie selon les auteurs. Cinq de ces familles ont des représentants sur les Oiseaux domestiques. Ce sont :

1° **Sarcoptidés.** — Les plus petits des Acariens, de taille comprise entre $0^{mm},1$ et 1 millimètre, à corps mou, blanchâtre ou roussâtre, dont le tégument est soutenu par des épimères. — Rostre composé de deux mandibules courtes, didactyles, glissant sur une pièce médiane, creusée en cuiller et formée par la soudure des deux mâchoires avec la lèvre inférieure ; palpes maxillaires à trois articles. — Pattes à cinq articles, disposées en deux groupes de deux paires chacun, l'un près du rostre, l'autre près de l'abdomen. Tarses terminés par un ou plusieurs crochets, souvent accompagnés d'une ventouse campanulée ou d'une caroncule vésiculeuse. — Pas de trachées (respiration cutanée). — Pas d'yeux — Ovipares ou vivipares.

2° **Bdellidés.** — Acariens presque tous terrestres, à téguments mous, velus. Rostre bien distinct ; palpes grêles, tactiles, libres, inermes ; mandibules en pinces. Trachées s'ouvrant par deux stigmates à la base du rostre.

3° **Trombidiidés.** — Acariens terrestres, presque toujours mous, plus ou moins velus, généralement colorés de teintes vives. Rostre en sucoir conique, formé d'une paire de mandibules styliformes ou en griffes, rarement en pinces didactyles, renfermées dans le tube constitué par les maxilles soudées entre elles et avec la lèvre inférieure; palpes libres, volumineux, dont l'avant-dernier article est souvent terminé en crochet, le dernier étant fixé soit à sa base, soit, plus rarement, à sa partie moyenne ou à son sommet. Pattes à cinq ou six articles, terminées ordinairement par deux crochets, souvent accompagnés d'un cirre ou d'une petite caroncule. Trachées s'ouvrant par deux stigmates à la base du rostre ou sur les côtés du céphalothorax.

4° **Ixodidés.** — Acariens relativement volumineux, plus ou moins aplatis à jeun et bombés quand ils sont repus. — Rostre composé de : 1° deux mandibules allongées, terminées par un double harpon de trois à cinq dents ; 2° d'un hypostome en forme de dard, muni à sa face inférieure de plusieurs rangées longitudinales de dents à pointe rétrograde; il porte latéralement les deux palpes quadriarticulés. — Pattes à six articles, terminées le plus souvent par un ambulacre formé d'une caroncule plissée en éventail et d'une paire de crochets — Trachées s'ouvrant dans deux stigmates à péritrème, situés immédiatement en arrière ou en avant de la base des pattes de la quatrième paire. — Ovipares.

5° **Gamasidés.** — Téguments plus ou moins coriaces, renforcés par des plaques chitineuses sur la face ventrale et souvent sur la face dorsale. Rostre disposé pour piquer ou pour sucer. Mandibules presque toujours en pinces; palpes libres, simples, en forme d'antennes à cinq articles. — Pattes à six articles, terminées par deux crochets et une caroncule membraneuse. — Trachées aboutissant à deux stigmates latéraux, situés entre les pattes de la deuxième et de la quatrième paire et ordinairement protégés par un péritrème tubulaire dirigé en avant.

Des Acariens qui vivent sur les Oiseaux, il en est qui ne sont guère que des commensaux, se nourrissant de pellicules épidermiques et de débris de plumes. D'autres piquent la peau pour en sucer le sang, mais leur action ne dépasse pas les points qu'ils ont attaqués. Un certain nombre enfin, par leur pullulation, par la multiplicité de leurs piqûres, par le venin qu'ils y versent, par les galeries qu'ils creusent ou par le siège profond qu'ils occupent, déterminent des maladies souvent graves, les *psores* ou *gales*.

Il y a donc lieu de distinguer, dans les acariases cutanées ou *dermacariases*, des *dermacariases non psoriques* et des *dermacariases psoriques*. Celles-ci sont produites par des Acariens appartenant à une tribu spéciale des Sarcoptidés : les *Sarcoptidés psoriques* ou *Sarcoptinés*. Les autres dermacariases sont dues à des Sarcoptidés non psoriques, des Bdellidés, des Trombidiidés, des Ixodidés et des Gamasidés.

§ 1. — **Dermacariases non psoriques**.

Ces Dermacariases sont indiquées ici dans l'ordre des familles d'Acariens qui les produisent.

1° *Sarcoptidés*.

La famille des Sarcoptidés est divisée en six sous-familles, dont trois ont des représentants sur les Oiseaux. Ce sont les *Cytoditinés*, les *Sarcoptinés* et les *Analginés*.

Les Cytoditinés sont des parasites internes, que l'on rencontre seulement dans le tissu conjonctif ou dans les voies aériennes des Oiseaux. Les Sarcoptinés déterminent des dermacariases psoriques. Il ne sera donc question ici que des *Analginés* ou *Sarcoptidés plumicoles*.

La séparation entre les Sarcoptinés et les Analginés n'est d'ailleurs pas absolue. Sur le Moineau, la Bécassine d'Europe, la Bécassine du Cap de Bonne-Espérance, le Colibri grenat des Antilles, Trouessart a trouvé un Sarcoptidé parasite, localisé toujours au poignet de l'aile, plus ou moins enfoncé dans les cellules épidermiques ou dans le bulbe des plumes, et paraissant déterminer des démangeaisons assez vives. Il l'a rapporté au genre *Choriopts*, sous le nom de *C. avus* (Choriopte ancêtre). Cette espèce forme ainsi le passage des Analginés aux Sarcoptinés.

D'autre part, les Épidermoptés peuvent, au moins dans quelques cas, provoquer des troubles cutanés qui rappellent les affections psoriques.

Les Analginés se rencontrent à peu près chez toutes les espèces d'Oiseaux, chacune en hébergeant une ou plusieurs formes qui lui sont propres ou qui peuvent se trouver aussi chez d'autres. On rencontre souvent la même espèce sur tous les Oiseaux de la même famille ; en revanche, telle espèce d'Oiseau peut en porter jusqu'à six espèces distinctes et appartenant à des genres différents. Ces Acariens vivent entre les barbules des plumes, principalement sur les ailes, où, pendant la vie, on les trouve sur les rémiges, quelquefois sur les tectrices ou couvertures. Ils sont absoment inoffensifs, sauf de rares exceptions.

D'après Trouessart, dont les travaux ont bien éclairé ce sujet, le dessèchement de la plume, en arrêtant l'afflux des liquides gras dont ces Acariens se nourrissent, fait émigrer ceux-ci vers la racine. Ce dessèchement peut être produit par la mort de l'Oiseau, par la mue ou par le froid. Ainsi, en hiver, comme l'avait noté Ch. Robin, on trouve très peu d'Acariens entre les barbules des plumes de l'aile ; mais on rencontre de nombreuses nymphes et même des adultes agglomérés au niveau de l'ombilic supérieur. Parfois même, au moment de la mue, ils cherchent à gagner le tissu conjonctif sous-cutané en pénétrant dans le tuyau par l'ombilic supérieur et en sortant par l'orifice ou ombilic inférieur. Certaines espèces semblent pouvoir hiverner dans le tuyau même. Au moment de la mort, ils quittent souvent les plumes pour gagner la surface de la peau ou se répandre en des stations différentes de celles qu'ils occupaient pendant la vie de leur hôte.

Les Analginés ont les téguments toujours striés symétriquement, en général durcis partiellement par des plastrons visibles surtout à la face dorsale. Les pattes sont rarement toutes semblables, surtout chez les mâles, dont la troisième paire est souvent très grosse. L'extrémité postérieure, au lieu d'être arrondie, est d'ordinaire lobée plus ou moins profondément, surtout chez les mâles, quelquefois chez les femelles, et ornée de divers appendices ; les ventouses copulatrices sont presque constantes chez les mâles.

Les Analginés se divisent en cinq sections, indiquées dans le tableau suivant :

Téguments et épimères colorés. Acariens vivant dans les grandes plumes.

- Femelles adultes à abdomen entier ou à peine bilobé, prolongé par des poils.
  - Mâles peu différents des femelles par le développement des pattes postérieures.
    - Mâles à ventouses copulatrices bien développées ..... *Ptérolichés.*
    - Mâles à ventouses copulatrices nulles ou rudimentaires. *Dermoglyphés.*
  - Mâles ayant les pattes postérieures bien plus développées que les femelles .... *Analgés.*
- Femelles adultes à abdomen bilobé, chaque lobe terminé par un appendice gladiforme ou sétiforme .... *Proctophyllo-dés.*

Téguments et épimères incolores ou peu colorés. Acariens vivant à la surface de la peau .... *Épidermoptés.*

Les Analginés des Oiseaux domestiques appartiennent à neuf genres, ainsi répartis :

1º Ptérolichés : *Freyana* Haller, *Pterolichus* Robin, *Falculifer* Railliet ;

2º Dermoglyphés : *Dermoglyphus* Mégnin ;

3° Analgés : *Analges* Nitzsch, *Megninia* Berlese ;
4° Proctophyllodés : *Pterophagus* Mégnin ;
5° Épidermoptés : *Epidermoptes* Rivolta, *Rivoltasia* Canestrini.

Poule. — On trouve chez la Poule le *Pterolichus obtusus* Robin ; le *Dermoglyphus minor* Nörner, rencontré par Nörner dans le tuyau des plumes ; le *Dermoglyphus elongatus* Mégn., que j'ai vu en abondance dans le tuyau des rémiges ; le *Megninia cubitalis* Mégn. et le *Megninia columbæ* Buchholz. Ces deux dernières espèces se distinguent principalement en ce que la première, un peu plus longue (femelle, 0^{mm},40 ; mâle, 0^{mm},45) a les lobes abdominaux du mâle articulés, munis de deux soies inégales et de trois poils, tandis que, dans le *Megninia columbæ*, les deux soies sont égales et très longues, et les lobes abdominaux, non articulés, sont bordés intérieurement d'une membrane échancrée.

Rivolta, Caparini, Friedberger, Railliet et Lucet ont observé chez les Poules une dermacariase qu'ils ont considérée comme de nature psorique. Elle serait due à deux espèces d'Épidermoptés, appartenant à deux genres voisins, distincts surtout par la présence d'ongles aux tarses de toutes les pattes chez *Epidermoptes* et l'absence d'ongles à tous les tarses chez *Rivoltasia*. Chacun de ces genres est représenté chez la Poule par une espèce : *E. bilobatus* Riv. et *R. bifurcata* Can. (1).

Ces Épidermoptés sont de très petite taille et rappellent

(1) Rivolta. Giorn. di anat. e fisiol., 1876, p. 247 : et l'*Ornitojatria*, par Rivolta et Delprato, 1880, p. 301. — C. Caparini. *Di una nuova forma di rogna nei polli*. Bull. véter., 1880, p. 65 ; et *Nouvelles observations pour servir à l'histoire de quelques parasites*, Rev. vétér., 1887, p. 74. — Friedberger, *Einige Bemerk. zur Räude der Hühner*. Deutsche Zeitsch. f. Thiermed. u. vergl. Pathologie, 1881, p. 281. — G. Neumann, *Sur une acariase des Poules*. Revue vétér., 1887, p. 121. — Trouessart et G. Neumann, *Types nouveaux de Sarcoptides épidermicoles et psoriques*. Bull. de la Soc. d'études scient. d'Angers, 1887, p. 129 et 141. — Railliet et Lucet, *Acariases multiples sur des Poules ; lésions psoriques attribuables à l'Épidermoptes bilobatus Riv*. Bull. de la Soc. centr. de méd. vétér., 1891, p. 133. — Reum, Bericht ü. d. Veterinärw. im k. Sachsen f. 1900, p. 264.

le facies de plusieurs Ptérolichés et Analgés. Mais leurs
téguments et leurs épimères sont toujours incolores ou très
peu colorés.

Ces Acariens vivent ordinairement à la surface de la peau,
au fond du plumage et au milieu du duvet. Dans certaines
circonstances, ils se multiplient à l'excès, et leur présence

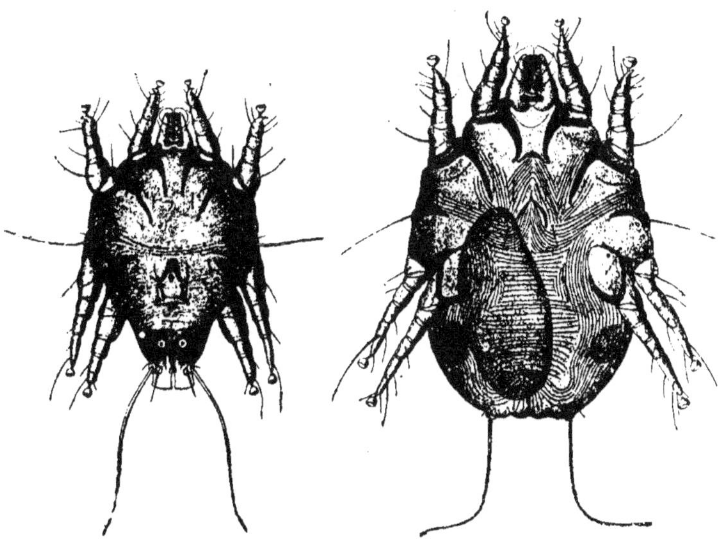

Fig. 28. — *Epidermoptes bilobatus*, mâle, vu par la face ventrale, grossi 150 fois (Orig.).

Fig. 29. — *Epidermoptes bilobatus*,
femelle, vue par la face ventrale,
grossie 150 fois (Orig.).

coïncide avec un pityriasis intense, dont ils sont peut-être
la cause.

Dans les observations publiées, les Épidermoptés se trouvaient en quantité considérable sur les Poules malades.
Dans les parties atteintes, la peau était recouverte de
squames larges, minces, jaune pâle, stratifiées, formant,
aux points d'implantation des plumes, des cornets emboîtés,
qui se retrouvaient à l'intérieur du tube de la plume (Caparini). — La peau était couverte de croûtes d'un gris jaunâtre, sales, sèches, épaisses de 1 millimètre à 1^{mm},5, semblables à de la pâte de pain ; elles se trouvaient sur les

parties nues et surtout sur les parties emplumées, à la base des plumes hérissées (Friedberger). — Les Épidermoptés déterminent une « gale furfuracée », caractérisée par la production de squames jaune sale, accumulées surtout à la base des plumes (Rivolta). — Sur toute la surface du corps, à l'exception de la tête, il y a des plaques croûteuses qui peuvent atteindre la dimension d'une pièce de cinq francs et 5 à 6 millimètres d'épaisseur, et qui renferment des *Epidermoptes bilobatus* associés à des *Sarcoptes lævis gallinæ* (Railliet et Lucet). — La maladie peut occuper les divers points de la surface de la peau, et exceptionnellement la tête (Caparini); la tête et le cou (Friedberger); la tête, le cou, la région du jabot, du dos, des aisselles, des ailes, de la poitrine (Rivolta). — On peut constater, outre le prurit, des symptômes cérébraux consistant dans des tournoiements, de la tendance à reculer, la tête retournée en arrière, etc. (Rehm).

Dans plusieurs cas au moins, les Épidermoptés sont inoffensifs et étrangers aux lésions qu'on peut trouver. C'est ainsi que, sur des pièces conservées dans l'alcool et provenant d'une Poule qu'il avait observée, Caparini a constaté (*in litt.*) la présence du *Lophophyton gallinæ*, Champignon de la teigne de la Poule ; cette teigne était évidemment la seule dermatose dont l'Oiseau fût atteint. Trouessart a trouvé le *Rivoltasia bifurcata* sur un Poulet dont la peau était saine. Mais j'ai rencontré l'*Epidermoptes bilobatus* en quantité considérable sur une Poule cachectique, dont le tronc était recouvert d'une couche squameuse blanchâtre, rappelant la mie de pain sèche.

Dans les cas où l'on croirait avoir affaire à une dermatose causée par des Épidermoptés, il sera toujours bon de s'assurer s'il ne faut pas la rattacher plutôt à la teigne.

Des frictions avec un mélange à parties égales de baume du Pérou et d'alcool guérissent cette acariase.

Dindon. — Les Analginés du Dindon sont : *Freyana Chanayi* Trt., *Dermoglyphus minor* (Nörner) et *Megninia cubitalis* (Mégn.).

Pintade. — Les Analginés de la Pintade sont deux

Dermoglyphus : *D. minor* (Nörner) et *D. varians* Trt., distincts par la présence de chaque côté, au bord postérieur de l'abdomen de la femelle, d'une longue soie chez *D. minor* et de trois longues soies chez *D. varians*. Ils ont été trouvés par Trouessart dans le tuyau des pennes et des grandes couvertures de l'aile avec des Syringophiles (Voir p. 51).

Faisan. — Les Analginés du Faisan commun sont : *Pterolichus obtusus* Robin (qui vit aussi sur la Poule), *Pt. uncinatus* Mégn. et *Megninia cubitalis ginglymura* (Mégn.). Les deux *Pterolichus* se distinguent surtout par l'extrémité de l'abdomen du mâle, qui est entière et porte quatre soies chez *Pt. obtusus*; tandis que, chez *Pt. uncinatus*, elle est profondément échancrée en deux lobes prismatiques triangulaires , qui portent chacun deux soies inégales.

Paon. — *Megninia cubitalis ginglymura* (Mégnin).

Pigeon. — Les Analginés du Pigeon sont :

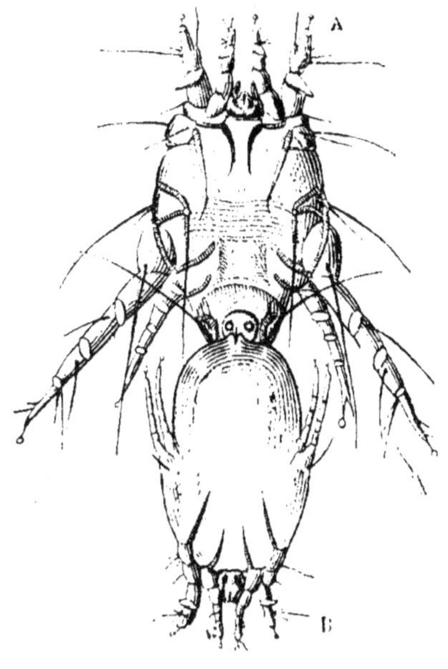

Fig. 30. — *Megninia columbæ* du Pigeon. — Mâle (A) et femelle pubère (B) accouplés, vus par la face ventrale, grossis 100 fois (Orig.).

Falculifer rostratus (Buchholz), *Falculifer cornutus* (Trt.) (en Amérique), *Megninia columbæ* (Buchh.) (qui vit aussi sur la Poule), *Analges bifidus* (Nitzsch) et *Pterophagus strictus* Mégn. — Sous le nom de « Federmilbe der Tauben », Zürn a décrit un Acarien qui ne me paraît autre que le *Megninia columbæ*. Les Pigeons qui le lui ont fourni en portaient des quantités incroyables et avaient succombé au profond état de maigreur dans lequel ils étaient tombés.

Zürn est porté à rattacher ce marasme à cette acariase.

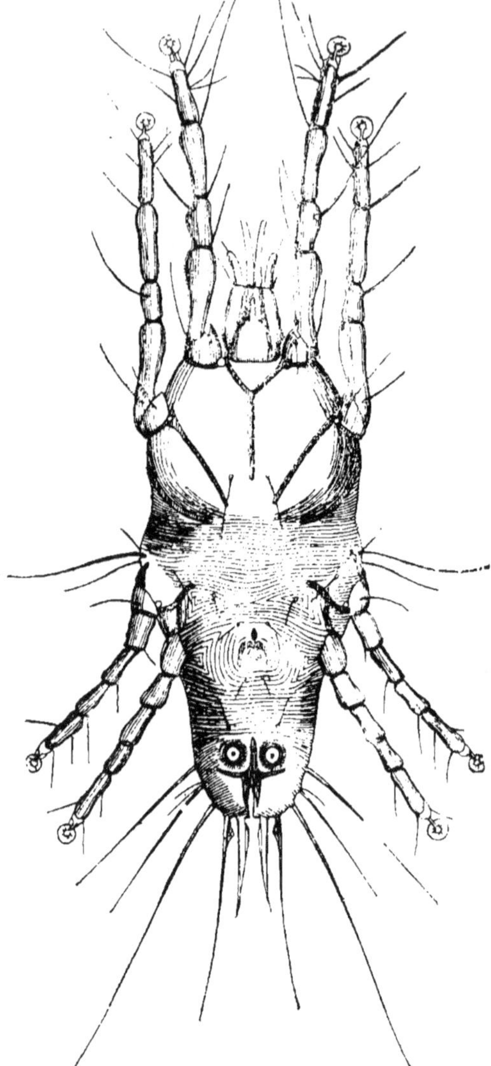

Fig. 31. — *Falculifer rostratus*, mâle, vu par la
face ventrale, grossi 100 fois (Railliet).

Le *Falculifer rostratus* présente une particularité spéciale. Selon Mégnin, il peut subir des déviations dans ses métamorphoses lorsque des changements surviennent dans les conditions normales de son existence. Si, par exemple, la mue de l'Oiseau et la sécheresse de la peau qui en est la conséquence viennent à priver l'Acarien des aliments ou de la chaleur qui lui sont nécessaires, la colonie périrait sans l'intervention de l'intéressant phénomène signalé par Mégnin. La nymphe normale, au lieu de se transformer en un mâle ou une jeune femelle pubère, deviendrait une nymphe à *hypope*, c'est-à-dire qu'elle se dilate et laisse sortir de ses enveloppes une forme acarienne tout à fait différente de la forme normale et dont la conformation est appropriée à un nouveau genre de vie. Cette forme acarienne est allongée, vermiculaire, dépourvue de rostre et d'organes internes. Elle mesure $0^{mm},8$ à $1^{mm},3$ de longueur sur $0^{mm},4$ de largeur. Elle s'introduirait par les follicules plumeux dans le tissu conjonctif sous-dermique et y vivrait pendant un certain temps, par absorption cutanée. Puis, lorsque les conditions normales d'existence sont rétablies, elle reviendrait à l'extérieur par les mêmes voies et reprendrait sa forme première, pour suivre ensuite son évolution régulière. Ces vues, en partie théoriques, ne sont pas encore appuyées sur l'observation.

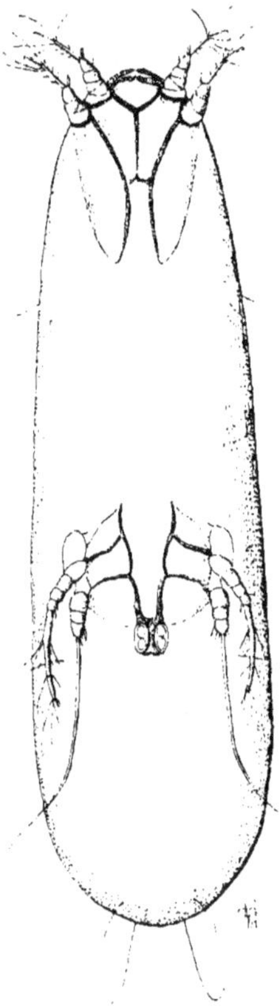

Cette forme transitoire et accidentelle a été appelée *nymphe adventice* ou *hypopiale* par Mégnin. On la rapportait avant lui à un genre particulier, *Hypodectes* de Filippi ou *Hypoderas* von Frauenfeld, et l'on y distinguait plusieurs espèces, trouvées sur des Oiseaux différents, formes hypopiales de Sarcoptidés plumicoles probablement différents aussi.

On peut voir, d'ailleurs, dans le tissu conjonctif du Pigeon, une forme hypopiale plus petite (*Hypodectes minor*), que Mégnin rapporte aussi au *Falculifer rostratus* et qu'il suppose

Fig. 32. — *Hypodectes columbæ*, vu par la face ventrale, grossi 65 fois (Orig.).

représenter la nymphe mâle, tandis que la grande forme serait une nymphe femelle.

Ces Hypodectes avaient déjà été trouvés chez plusieurs Oiseaux lorsqu'ils furent rencontrés pour la première fois sur le Pigeon par Ch. Robertson en 1866. Ils se trouvaient principalement dans le tissu conjonctif sous-cutané, dans celui qui entoure les larges veines du cou et à la surface du péricarde. Quand ils étaient peu nombreux, c'est dans ces deux dernières régions qu'on les rencontrait. Robertson dit avoir examiné un nombre considérable de Pigeons, soit sauvages, soit privés, et en avoir rarement trouvé d'indemnes de ces Acariens.

Slosarski les a étudiés en 1872 sous le nom d'*Hypodectes columbæ*. Murray les nomme *Hypoderas columbæ*. Kellicott les a rencontrés en grande quantité dans le thymus de plusieurs Pigeons de l'Ohio. L'organe avait une apparence granuleuse; les parasites y étaient disposés en séries parallèles comprenant des groupes de six au moins. Il y en avait aussi dans le tissu conjonctif lâche, dans les sacs aériens du thorax, autour de la veine cave antérieure et de ses branches d'origine. Je les ai également observés dans le thymus, sous le même aspect que Kellicott.

La forme hypopiale peut se rencontrer dans le tissu conjonctif sans que la forme parfaite existe sous les plumes ou à la surface de la peau. Rinter admet que l'hypope représente dans certains cas une phase hivernale de l'espèce, au moins dans les pays à climat froid, tels que la Finlande.

La présence de ces nymphes hypopiales dans le tissu conjonctif ne donne lieu à aucun trouble appréciable et paraît sans influence sur la santé.

Palmipèdes. — *Freyana anserina* Trt. et Mégn. se trouve sur l'Oie et le Cygne, *Freyana anatina* (C. L. Koch) et *Megninia velata* (Mégn.) sur le Canard.

2º *Bdellidés*.

Le **Tydée importun** (*Tydeus molestus* Moniez) est un Acarien aveugle, de teinte rose, dont le mâle est rare et dont la jeune femelle est longue de 0^{mm},25 ; elle porte sur le dos une série de huit à dix soies. Elle est ovovivipare, et son abdomen se remplit, en se déformant, de dix à quatorze embryons hexapodes. Dans cet état, elle atteint 0^{mm},36.

Moniez a trouvé (1889) cet Acarien en Belgique. Localisé dans les jardins d'une grande ferme isolée, il y est apparu vers 1864, à la suite d'une importation de guano du Pérou et, depuis cette époque, il s'est montré chaque année, de juillet jusqu'aux premiers froids. Il existe en quantité fabuleuse dans le gazon et sur tous les arbres et arbustes; car c'est un Acarien phytophage, comme ceux du groupe auquel il appartient. Mais il se fixe volontiers sur l'Homme et devient insupportable pendant la grande chaleur; il suffit de marcher sur l'herbe ou d'ébranler un peu les branches pour être attaqué.

Le Tydée se jette de même sur les animaux domestiques, Poules, Pintades, Canards, Chats et Chiens. Il peut se fixer sur tous les points de leur corps; mais on le voit surtout aux articulations, autour de l'œil, à l'anus, ou il détermine la formation d'une sorte de couronne de croûtes. Les jeunes Canards souffrent particulièrement des attaques de ces parasites et peuvent même en mourir, forcés qu'ils sont de tenir étendues leurs ailes et leurs pattes, par suite de l'agglomération des croûtes au pli des articulations.

3° *Trombidiidés*.

La famille des Trombidiidés (Voir p. 38) est divisée en de nombreuses sous-familles, dont deux seulement ont des représentants parasites sur les Oiseaux domestiques. Ce sont les *Cheylétinés* et les *Trombidiinés*.

Les **Cheylétinés** sont des Trombidiidés à téguments mous, à mandibules styliformes, à palpes composés de trois à cinq articles, dont l'avant-dernier (ou le dernier) est muni d'un à trois ongles plus ou moins robustes. Le pore génital du mâle est généralement dorsal. Presque jamais d'yeux. Stigmates ouverts à la base du rostre.

La **Cheylétielle hétéropalpe** (*Cheyletiella heteropalpa* Mégnin) vit à la base des plumes des Pigeons, d'autres Colombins et de petits Passereaux. Elle a le corps rhomboïdal, plus long que large; le rostre conique, étroit, saillant en avant, bordé

4

par les palpes, qui ne le dépassent pas chez la femelle, où le crochet du pénultième article est petit et très coudé, tandis que, chez le mâle, ils dépassent notablement le rostre et ont un crochet peu courbé. Les pattes antérieures et postérieures sont à peu près égales. Longueur : 0^{mm},35 dans les deux sexes ; largeur : 0^{mm},25 (femelle) et 0^{mm},16 (mâle). — D'après Pontaillié, cet Acarien tisse à la surface de la peau de petites toiles, qui forment des plaques blanchâtres et sont destinées à abriter la ponte.

Le **Sarcoptérin nidulant** (*Sarcopterinus nidulans* [Nitzsch]) a un rostre épais, formé principalement par des palpes puissants, à trois articles, dont le second dépasse le dernier et est armé de trois forts crochets recourbés en haut et en arrière. Les pattes des deux premières paires sont terminées par deux ongles et un cirre bifide ; celles des deux autres paires sont courtes, à trois articles et terminées chacune par quatre longues soies. Longueur : 0^{mm},4.

Ce Sarcoptérin vit en colonies nombreuses dans les follicules plumeux, qui se dilatent et forment des sortes de tumeurs cutanées, surtout chez les Passereaux. Mégnin dit avoir rencontré la nymphe pubère vagabonde dans les plumes de divers Oiseaux, entre autres de Pigeons. — Zürn, qui a trouvé des nodules à Sarcoptérins chez le Pigeon, dit que, si ces parasites sont en petit nombre dans les kystes, ils peuvent tout au plus troubler localement la formation des plumes ; mais, s'ils sont abondants, ils provoquent des troubles nutritifs, puis une consomption mortelle.

Klee a vu sur un Pigeon des kystes à Sarcoptérins qui avaient le volume d'un pois et même d'un haricot. Il conseille d'inciser ces kystes, d'en exprimer le contenu et de badigeonner l'intérieur avec un mélange de baume du Pérou et d'alcool.

Le **Syringophile bipectiné** (*Syringophilus bipectinatus* Heller) a le corps très allongé, presque vermiforme, les palpes courts, la lèvre unie à l'épistome de manière à former un tube. Les Syringophiles sont surtout caractérisés par la présence de deux organes chitineux, jaunes, en forme de peignes, situés à la base de deux crochets qui terminent le tarse de chaque patte. Le Syringophile bipectiné mesure 0^mm,7 (mâle) à 0^mm,9 (femelle) de longueur sur 0^mm,14 à 0^mm,15 de largeur.

Il vit sur les Poules, les Pintades, les Pigeons, ainsi que sur un grand nombre d'Oiseaux sauvages (Canards, Mouettes, Passereaux). Heller l'a trouvé sur 90 p. 100 des Poules qu'il a examinées à Kiel ; il est bien moins commun en France.

« On trouve les Syringophiles, dit Trouessart, dans le tuyau des plumes de l'aile et de la queue et souvent dans celui des tectrices alaires ; sur les plumes atteintes, ce tuyau a perdu sa transparence : au lieu des cônes réguliers formés par le retrait de la pulpe qu'on y voit à l'état normal, on n'y distingue plus qu'une matière opaque et pulvérulente. Si l'on fend la plume et qu'on examine cette matière au microscope, on voit qu'elle est formée de Syringophiles vivants, à tous les âges, entourés de leurs peaux de mues, de leurs fèces noirâtres et des débris des cônes qu'ils ont détruits pour se nourrir. Accidentellement, on rencontre

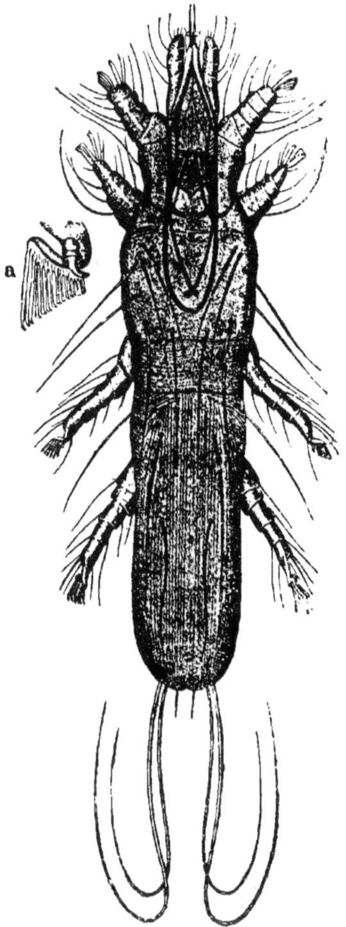

Fig. 33. — *Syringophilus bipectinatus*, femelle, vue par la face ventrale, grossie 100 fois. — *a*, tarse de la quatrième paire de pattes, vu de côté, grossi 375 fois (Orig.).

des individus isolés en dehors des plumes. Il est probable que tous en sortent à l'automne, quand les plumes desséchées sont près de tomber, et vont chercher un nouveau logement dans les plumes récemment poussées. » — J'ai cependant trouvé plusieurs fois des cadavres de Syringophiles dans des plumes arrachées en hiver.

Selon Trouessart, ils s'introduisent dans la plume par son ombilic supérieur, qui reste largement ouvert pendant toute la période du développement et ne s'obture qu'au moment où le tuyau se soude à la tige, qui en est sortie comme d'un fourreau. C'est par l'ombilic inférieur qu'ils doivent sortir, mais seulement après le dessèchement et la mort de la plume à la mue d'automne, époque où cet orifice devient libre. A l'appui de cette opinion, Trouessart cite ses observations de Sarcoptidés plumicoles, qui pénètrent aussi, plus ou moins accidentellement, dans le tuyau des plumes.

L'altération de l'âme de la plume n'a pas de retentissement sur la santé de l'Oiseau.

Le **Chélétoïde unciné** (*Cheletoides uncinatus* [Heller]), qui a été trouvé par Heller dans le tuyau des plumes d'un Paon, se distingue du Syringophile bipectiné par sa forme plus trapue, des peignes plus réduits et surtout par la présence de forts crochets aux palpes.

Les **Trombidiinés** sont des Trombidiidés à téguments mous, à mandibules terminées en griffe ; palpes composés de cinq articles, le cinquième en forme de massue et articulé à la base du quatrième, qui se prolonge en un crochet aigu dépassant le dernier article. Pattes à six articles, terminées par deux griffes accompagnées quelquefois d'un cirre. Deux yeux pédonculés ou sessiles. Stigmates à la base des mandibules ou des pattes de la première paire.

Sous la forme adulte, ces Acariens sont libres ; ils peuvent vivre en parasites à l'état de larves.

Le genre **Trombidion** (*Trombidium* Latr.) est représenté en France et dans la plupart des contrées de l'Europe par un assez grand nombre d'espèces, carnivores, de couleur rouge plus ou moins foncée, que l'on désigne sous le nom de *Mites rouges*. On les rencontre en abondance au printemps et au commencement de l'été, dans les gazons, les talus sablonneux, les bois, moins souvent dans les jardins.

Le **Trombidion soyeux** (*Tr. holosericeum* L.) est une des espèces les plus répandues. On lui a rapporté sans preuves suffisantes une larve de Trombidion, qui est connue depuis longtemps sous les noms de *Rouget, Acare des regains, Bête rouge, Bête d'août, Pique-août, Aoûtat, Aoûti, Vendangeur,* etc., et que les anciens naturalistes avaient décrite sous la dénomination de Lepte automnal (*Leptus autumnalis* [Shaw]). Il est plus probable que le Lepte automnal correspond à *Tr. gymnopterorum* (L.). D'ailleurs, comme Heim et Oudemans l'ont démontré, les Rougets ou Aoûtats peuvent être donnés par plusieurs espèces de Trombidions, dont les larves pratiquent le même mode de parasitisme.

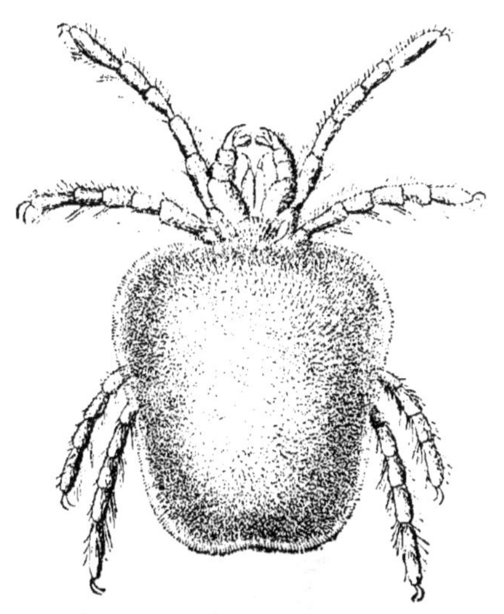

Fig. 34. — *Trombidium holosericeum,* femelle, vue par la face dorsale, grossie 20 fois (Railliet).

Le Lepte automnal est une larve hexapode, de forme orbiculaire d'abord, puis oblongue quand elle est repue. Elle est rouge orangé et a le corps parsemé de poils courts et écartés. Les deux stigmates sont placés à la base et en dehors des hanches de la première paire de pattes. Les deux yeux sont situés de chaque côté d'un écusson céphalo-thoracique. Les pattes sont à six articles et terminées par trois griffes. A l'état de réplétion, cette larve atteint 0^{mm},5 de longueur sur 0^{mm},35 de largeur.

Les larves de Trombidions pullulent à la fin de l'été et en automne dans les gazons et sur une foule de plantes basses et de petits arbustes. De là, elles passent sur les animaux à sang chaud, et en particulier sur les petits Mammifères, tels que les Taupes et les Lièvres. L'Homme, les Chiens de chasse, les Chats, les Bœufs, les Chevaux sont très exposés aussi à leurs attaques.

Les Poules et les Poussins sont sujets de même à la trombidiose, ainsi que cela résulte des observations de Csokor, d'E-loire, de Railliet et Lucet, de Heim et Oudemans (1).

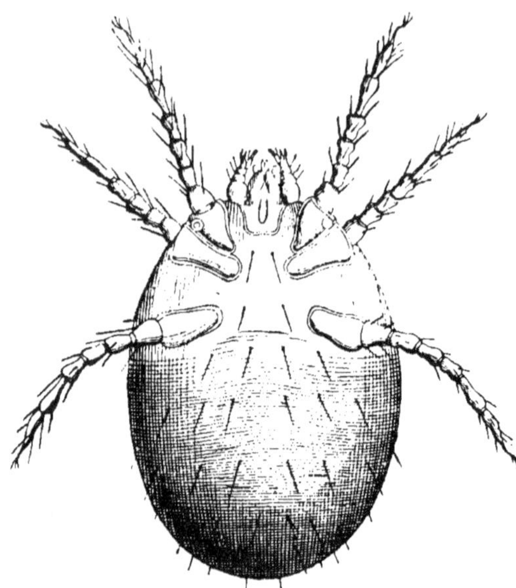

Fig. 35. — Rouget ou Lepte automnal, vu par la face ventrale, grossi 100 fois (Railliet).

D'après Railliet et Lucet, la présence des Rougets sur les Poussins éclos à la fin de l'été ou en automne est assez commune et provoque parfois une grande mortalité. Les parasites se fixent par leur rostre sur la peau, à la base des plumules et causent une irritation si vive qu'elle se traduit par une sorte d'affection épileptiforme, qui amène la mort en quelques jours.

Heim et Oudemans ont constaté, dans une même trombi-

<hr>

(1) J. Csokor, OEsterr. Vierteljahrsschr. f. Veterinärk., LVII, 1882, p. 87. — Éloire, *Le Poussin*, 1887, p. 5. — Railliet et Lucet, Bull. Soc. centr. de méd. vétér., 1891, p. 249. — Heim et Oudemans, Bull. Soc. entomol. de France, 1904, p. 91.

diose des Poules, la présence des larves de trois espèces de Trombidions (*Tr. gymnopterorum*, *Tr. striaticeps* et *Tr. poriceps*). Les Poussins portaient des plaques agminées d'Acariens (quelquefois plusieurs centaines) sur les rebords des ailes, à la carène, aux paupières, tandis que la Poule adulte n'en présentait pas trace. Le parasite s'implante toujours au pourtour des follicules plumeux.

Contre cette trombidiose, Railliet et Lucet ont obtenu d'assez bons résultats avec les insufflations de fleur de soufre dans le duvet. Lorsque les Acariens sont peu nombreux, il suffit de toucher les petits points rouges, sous l'aspect desquels ils se montrent, avec le doigt ou une plume mouillée de benzine, de pétrole, de vaseline, d'eau phéniquée.

4° *Ixodidés.*

La famille des Ixodidés (Voir p. 38) se divise en deux sous-familles, les *Ixodinés* et les *Argasinés*. Les Ixodinés n'ont pas de représentants sur les Oiseaux domestiques ; à peine y pourra-t-on trouver quelques formes nymphales erratiques. Il n'y a donc lieu de s'occuper ici que des Argasinés.

Les **Argasinés** sont caractérisés par leur rostre caché sous la face inférieure du céphalothorax (du moins chez les adultes), leurs palpes libres, cylindriques, à articles peu différents les uns des autres. Pattes terminées par deux ongles, sans caroncule (sauf chez certaines larves). Téguments coriaces, sans plaques dorsales ni ventrales. Stigmates entre les deux dernières paires de pattes, près des hanches de la troisième paire. Mâles distincts des femelles seulement par leur pore génital plus étroit.

Ces Acariens vivent cachés pendant le jour dans les pigeonniers, les poulaillers, les volières, dans les endroits fréquentés par les animaux auxquels ils s'attaquent et dont ils sucent le sang pendant la nuit. Ils se comportent à la manière des Punaises, dont ils ont la couleur rouge brun et dont le nom a été donné à plusieurs espèces.

On en distingue deux genres : *Argas* Latr. et *Ornitho-dorus* Koch.

Les **Argas** ont le corps ordinairement plat, à bords minces et représentant une suture limitée par deux marges (dorsale et ventrale) de plis fins ou de scutelles ; la face ventrale ne présente pas de sillons ventraux profonds. Pas d'yeux.

Les **Ornithodores** ont les bords du corps épais, sans suture ; des sillons ventraux prononcés (préanal, postanal, anal). Quelquefois des yeux.

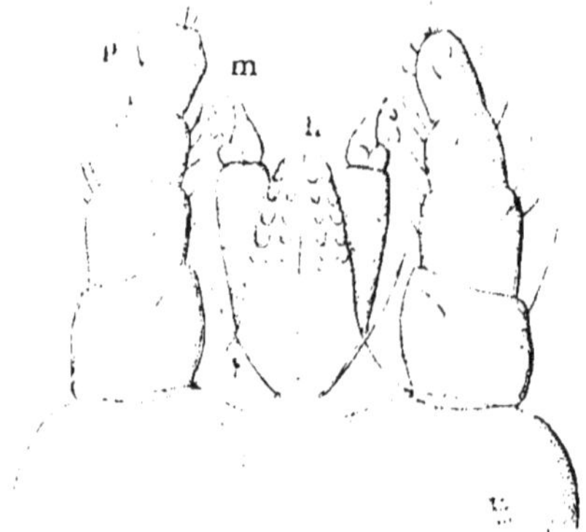

Fig. 56. — Rostre d'*Argas reflexus*, vu en dessous. — *h*, hypostome ; *m*, mandibule ; *p*, palpe (Orig.).

Les Argas sont représentés, en France et en Italie surtout, par une espèce qui y est assez commune, l'Argas réfléchi.

Argas réfléchi (*Argas reflexus* Fabr.). — Corps plat, ovale, plus large en arrière qu'en avant, long de 4 à 8 millimètres, large de 3 à 4 millimètres, brun marron. Tégument finement chagriné ; sur chaque face, une bordure de plis radiés, avec de nombreuses scutelles ou patelles disposées symétriquement, la plupart en séries linéaires. Rostre semblable dans les deux sexes, long de 1 millimètre environ ; hypostome arrondi à l'extrémité, portant quatre files principales de dents ; mandibules à doigt externe tridenté ; palpes un peu velus. *Femelle* repue, opaque et foncée, sauf à la périphérie, dont le bord se relève un peu ; vulve à la base du rostre, entre les deux premières pattes. *Mâle* un peu plus petit que la femelle à jeun ; pore génital au niveau de la troisième paire de pattes. *Nymphe* semblable au mâle, sans pore génital. *Larve* hexapode, presque orbiculaire, à rostre terminal ou subterminal, à quatre petites files de dents seulement sur l'hypostome ; ni trachées ni stigmates ; longueur, 2 millimètres au plus.

L'Argas réfléchi vit dans les colombiers et se répand en nombre quelquefois considérable sur les Pigeons. Il se trouve dans toute l'Europe, mais paraît rare en Angleterre, en Allemagne et dans les autres pays du Nord. Il existe en Colombie (R. Blanchard, *in litt.*).

Les Argas de tout âge et de tout sexe vivent de sang, mais les larves restent fixées plus longtemps que les adultes sur le corps des Pigeons; elles peuvent même y être sédentaires . Ils fuient la lumière et, pendant le jour, à la manière des Punaises des lits, restent cachés dans tous les interstices du local : fissures des planchers, fentes, crevasses des murs, sous les écailles du crépissage , etc. C'est la nuit qu'ils commettent leurs méfaits. Lorsqu'ils ont envahi un colombier, l'élevage

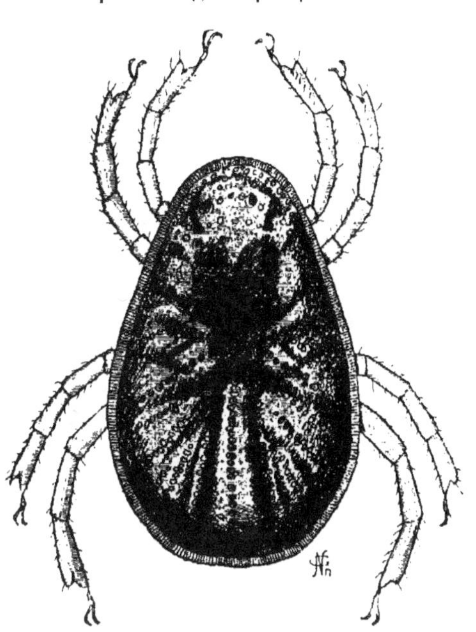

Fig. 37. — *Argas reflexus*, femelle, face dorsale (Orig.).

des Pigeons court de grands risques. Les Argas s'attaquent surtout aux jeunes, et ils en amènent la mort par épuisement au bout de huit à quinze jours. On les rencontre de préférence sur le cou et sous la poitrine, mais aucune région du corps n'est à l'abri de leurs atteintes. L'épuisement est dû non seulement à la quantité de sang soustraite, mais encore à l'inquiétude causée par la piqûre; le sommeil est troublé, interrompu, et l'incubation des œufs est irrégulière, sinon définitivement suspendue.

Les Argas se propagent aisément d'un local à l'autre, en profitant de tous les passages, de toutes les fissures, et en particulier de celles des poutres et des solives. On peut en trouver dans les poulaillers situés au-dessous des pigeonniers; les Poules et les Canards sont quelquefois tourmentés par ces parasites.

J'ai eu récemment l'occasion de voir quatre Oies qui venaient d'être sacrifiées et dont la peau était envahie par des centaines de larves d'Argas réfléchi. Ces larves s'étaient attachées de préférence aux orifices vides des follicules des plumes, qui occupaient le centre d'une tache ecchymotique. Il est possible que ces Oies aient auparavant subi un déplumage partiel, dont les larves auraient profité.

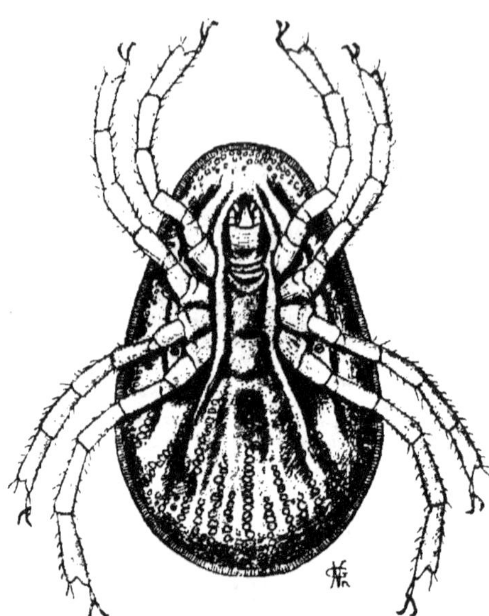

Fig. 38. — *Argas reflexus*, femelle, face ventrale (Orig.).

Les conditions d'infestation sont restées inconnues.

Ce qui contribue à rendre redoutables les Argas, c'est leur longue vitalité et leur faculté de pouvoir se reproduire en l'absence de tout volatile capable de les nourrir. Ces générations successives doivent se contenter des matières organiques que leur fournit l'endroit où elles se trouvent. Une fois repu, l'Argas réfléchi peut vivre fort longtemps sans manger : Railliet en a conservé de très « maigres » pendant quatorze mois dans un flacon ; Ghiliani en a vu survivre à vingt-quatre mois de jeûne.

A l'occasion, l'Argas réfléchi se nourrit aussi du sang de l'Homme (1). Latreille avait trouvé ce parasite errant dans les habitations, et Mégnin (cité par R. Blanchard) a reçu de Strasbourg quelques exemplaires qui avaient été recueillis sur les vêtements d'une personne. — En 1858 et 1859, Boschulte, à Camen (Westphalie), a constaté la présence d'un grand nombre d'Argas réfléchis dans une chambre habitée par des enfants et communiquant avec un ancien pigeonnier. On ne voyait ces parasites que le soir ; dès qu'on approchait une lumière, ils restaient immobiles et ne donnaient aucun signe de vie si on les touchait. Les enfants étaient piqués pendant leur sommeil et principalement aux pieds et aux mains. Les piqûres se trahissaient par un point rouge à peine marqué et dépourvu d'aréole ; mais elles causaient une très vive démangeaison, plutôt sur le trajet des nerfs qu'au siège même de la lésion. Chez une fille de quatorze à quinze ans, il y eut de véritables vésicules, analogues à celles qui succèdent aux brûlures, et, chez un vieillard, une petite ulcération. Le prurit persista parfois pendant huit jours. — Chatelin (de Charleville) a constaté sur un enfant et sur un homme des piqûres douloureuses et un œdème assez persistant, causés par des Argas d'un pigeonnier situé au-dessus de l'habitation et inoccupé depuis six mois. — Des cas semblables ont été rapportés par Abt, Buysson, Gibert, etc.

Il importe absolument de détruire ces parasites. Lorsqu'on en voit sur le corps d'un Pigeon, on les retire par une traction qui doit être graduée afin de ne pas laisser le rostre dans la plaie, et on les écrase. Mais il faut surtout purifier le colombier infesté : recrépir les murs, blanchir à la chaux et au chlorure de chaux les parties en bois, les échauder à l'eau bouillante, insinuer du pétrole dans les

____

(1) Boschulte, Virchow's Archiv, XVIII, 1860, p. 554. — Id., Ibidem, LXXV, 1879, p. 562. — Chatelin, cité par A. Laboulbène, Bull. de la Soc. entomol. de France, 1882, p. 98. — K. Alt, Münch. medic. Wochenschrift, 1892, n° 30. — H. du Buysson, Ann. de la Soc. entomol. de France, LXV, 1896, p. 217. — Gibert, L'Argas reflexus et son parasitisme chez l'Homme. Thèse de Bordeaux, 1897.

fentes. De plus, on insufflera dans le plumage des Pigeons une poudre insecticide, comme cela a été recommandé à propos de la phtiriase, en ayant soin d'humecter d'abord les plumes avec une solution de savon vert. Enfin on a conseillé de laver les pattes des Pigeons avec une solution alcoolique de baume du Pérou (Zürn).

L'Argas de Perse (*Argas persicus* Fischer) est voisin de l'Argas réfléchi. Il est un peu plus grand, et la femelle repue peut atteindre 10 millimètres de longueur. La principale différence entre les deux espèces est fournie par la bordure du corps, qui, dans l'Argas de Perse, est formée de festons quadrangulaires.

Les Persans appellent cet Argas *Garib-Guez* ; les voyageurs l'ont décrit sous le nom de *Punaise de Miana* ou *Miané*. Il est répandu non seulement en Perse, mais dans le Turkestan, en Chine, en Judée, en Algérie, en Égypte, dans l'île Maurice, au Cap de Bonne-Espérance, dans la Nouvelle-Galles du Sud, dans les États-Unis, au Mexique, au Brésil. La forme américaine représente une variété : *A. persicus miniatus* (Koch).

L'Argas de Perse a aussi des habitudes nocturnes. Il est surtout connu comme parasite de l'Homme. Mais il se manifeste plus encore, dans la plupart des points de sa grande aire de dispersion, comme vivant du sang des Poules. Au Cap, il s'attaque, en outre, aux Canards, aux Oies, aux Dindons. Ce sont plus particulièrement les jeunes qui en souffrent, et les conséquences de ce parasitisme sont les mêmes que pour les Pigeons tourmentés par l'Argas réfléchi. De plus, Marchoux et Salimbeni ont démontré que l'*Argas persicus miniatus* est l'agent essentiel de transmission d'une épidémie qui sévit au Brésil sur les Poules (spirochétose ; elle est due à un microbe spécial, le *Spirochæta gallinarum*, qui peut se conserver plusieurs mois dans l'organisme de l'Acarien. Ces Argas ne piquent les Poules que pendant la nuit ; le jour ils sont cachés dans les fentes et anfractuosités du local ; les larves seules sont sédentaires sur la peau. Les Spirochètes apparaissent dans le sang de la Poule quatre à six jours après qu'elle a été piquée. Les mêmes faits ont été constatés pour l'*Argas persicus* du Sud-Oranais, par Brumpt et Foley (1908).

Parmi les procédés propres à combattre cette vermine, on a conseillé l'emploi de perchoirs portés sur des godets isolateurs d'une forme spéciale.

Dans les Ornithodores, je citerai seulement : 1° *Ornithodorus talaje coniceps* (Canestrini), qui s'attaque probablement aux Pigeons et qui a été trouvé à Venise dans les interstices des mosaïques de Saint-Marc, en compagnie d'Argas réfléchi; 2° *Ornithodorus Tholozani* (Lab. et Mégn.), recueilli dans un poulailler de Téhéran (Perse) par le Dr Tholozan.

5° *Gamasidés*.

La famille des Gamasidés (Voir p. 38) ou Parasitidés comprend quatre espèces, qui vivent à la surface de la peau des Oiseaux domestiques et appartiennent à quatre genres distincts, dont trois rentrent dans la sous-famille des Dermanyssinés, l'autre formant celle des Holothyrinés.

Dermanyssinés. — Corps faiblement cuirassé, avec un grand écusson dorsal. Mandibules en forme de pinces. Pore génital mâle situé au bord antérieur d'un écusson sternal. Pattes semblables dans les deux sexes, terminées par une caroncule et des ongles. Stigmates situés sur la face ventrale et presque toujours munis de péritrème.

Le Dermanysse de la Poule (*Dermanyssus gallinæ* Geer) a le corps ovale, plus large en arrière, un peu aplati, bordé de soies courtes et écartées, et présentant un long écusson dorsal. La couleur varie du blanc jaunâtre au rouge de sang et au rouge noirâtre, selon que l'Acarien est à jeun ou repu à un degré varié; l'intestin gorgé de sang et ramifié en cæcums peut se voir par transparence. La femelle peut atteindre 0mm,75 de longueur sur 0mm,4 de largeur; le mâle est un peu plus petit. — Les mandibules sont en forme de stylet long et mince chez la femelle et didactyles chez le mâle, l'un des doigts étant allongé en une lame aiguë et ondulée. Les péritrèmes se prolongent jusqu'en avant des hanches de la seconde paire de pattes.

Les Dermanysses s'attaquent aux divers Oiseaux de basse-cour, Pigeons, Poules, Dindons, Faisans, mais particulièrement aux Pigeons et aux Poules. Les jeunes sujets ont surtout à souffrir de leurs atteintes.

Essentiellement noctambules, ces Acariens sont, pendant le jour, cachés dans les fissures des planchers, des murs, des perchoirs, des nids, dans toutes les anfractuosités et les creux des poulaillers et des colombiers ; les nids des Pigeons en sont souvent infestés. On les y trouve en colonies nombreuses de mâles, de femelles, libres ou accouplés ventre à ventre, de nymphes et d'œufs. La nuit, ils se répandent sur les Oiseaux à leur portée et, par les piqûres de leur rostre acéré, leur soustraient une notable quantité de sang. Ils

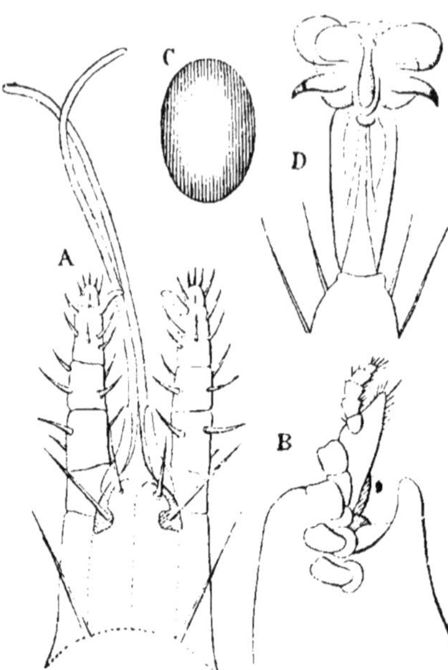

Fig. 39. — Dermanysse. — A. rostre de la femelle, vu en dessous ; B, vu de profil ; C, œuf ; D, tarse (Delafond).

deviennent aisément nuisibles aux Poussins et aux Pigeonneaux et peuvent en amener la mort par consomption. En outre, leurs piqûres troublent le sommeil des Oiseaux, les font maigrir et empêchent les Poules de couver avec assiduité.

Lorsqu'on examine pendant le jour les Oiseaux qu'ils tourmentent, on n'y trouve pas de Dermanysses, et il est même rare que leurs piqûres aient laissé des traces. Néanmoins, de parasites intermittents qu'ils sont d'habitude, ils deviennent quelquefois parasites permanents. On les voit alors le jour, parfois innombrables, sur les Poules et plus souvent sur les Pigeons, où ils courent avec une grande rapidité. Klee a même vu une Poule noire rendue grise en apparence par la présence de millions de Dermanysses à sa surface.

La fécondité de ces Acariens est extrême ; ils sont aptes de bonne heure à se reproduire et, ce qui assure encore leur conservation, ils peuvent vivre plusieurs mois en l'absence de tout hôte susceptible de satisfaire leur appétit de sang. D'après Mégnin, leurs œufs ne seraient pas toujours tués, même par une température de 120°.

Le traitement de l'acariase dermanyssique consiste dans l'emploi des moyens parasiticides indi - qués à propos de la

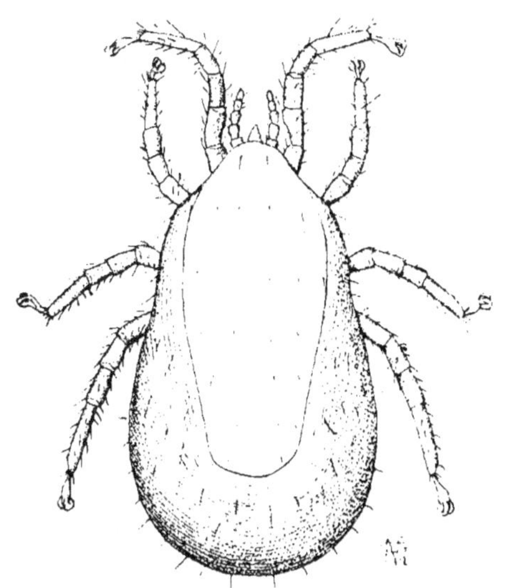

Fig. 40. — *Dermanyssus gallinæ*, femelle, vue en dessus, grossie 80 fois (Orig.).

phtiriase : poudres insecticides, eau bouillante, lait de chaux, sulfure de carbone, créoline, etc. (Voir p. 24).

Lehmann a obtenu d'excellents résultats en opérant de la manière suivante : on fait sortir les Poules de bonne heure et l'on bouche immédiatement avec du papier toutes les ouvertures ou fissures du poulailler ; on allume alors quelques copeaux et des fils soufrés, et l'on ferme hermétiquement. On n'ouvre que douze heures après, et les Poules peuvent rentrer le soir même. Si on peut laisser le poulailler vide pendant huit jours, on complète la désinfection en badigeonnant les parties en bois avec une solution phéniquée, les autres clôtures et le sol avec un lait de chaux additionné d'une cuillerée de créoline par litre.

Après avoir lavé à grande eau, Buhl complète la désinfection par le badigeonnage avec un mélange d'eau chaude et de goudron ou d'acide phénique brut en parties égales. On saupoudre le matin les animaux avec de la poudre insecticide ou de la poudre d'anis, qu'on met aussi dans les pondoirs. En faisant ces opérations plusieurs fois dans l'année, tous les mois en été, les Poules sont à l'abri des parasites. On peut aussi avoir recours à l'essence d'eucalyptus, selon le mode indiqué (p. 25).

TRANSMISSION A L'HOMME (1). — Les Dermanysses peuvent se propager sur l'Homme et des Mammifères domestiques.

En ce qui concerne l'espèce humaine, ce sont, à la campagne, les garçons et les filles de basse-cour : dans les villes, les personnes employées à manier ou à plumer des volailles, qui sont exposés aux incursions des Dermanysses. Mais ces parasites ne s'acclimatent pas sur la peau de l'Homme ; le mal se borne à une affection prurigineuse éphémère, qui ressemble à certaines formes de l'eczéma papuleux de la gale ordinaire. On l'observe surtout à la face dorsale des mains et aux avant-bras dans la partie découverte pendant le travail ; mais elle peut exister aussi

(1) H. CH. ALT, *De phthiriasi*, 1824. — BORY DE SAINT-VINCENT, Ann. des sc. nat., XV, 1828, p. 125 : pl. I, fig. 6. — ERDL, Wochenschr. f. die ges. Heilkunde, 1842, p. 55. — P. GERVAIS, *Histoire naturelle des Insectes, Aptères*, III, 1844, p. 225. — HENDERSON, The Veterinarian, 1851, p. 251. — H. ITZIGSOHN, Virchow's Archiv, XV, 1858, p. 166. — SIMON, *Die Hautkrankheiten durch anatom. Untersuchungen erlautert*, 2° édit., 1851, p. 32. — F.-V. RASPAIL, *Hist. natur. de la santé et de la maladie*, 3° édit., II, 1860, p. 129 : pl. V, fig. 1 et 3. — JUDÉE, C. R. de la Soc. de biologie, 1867, p. 73. — CH. BOUCHARD, Gaz. hebd. de méd. et de chir., 1867, p. 73. — KRAMER (1872), cité par R. BLANCHARD, *Traité de zoologie médicale*, 1890, II, p. 344. — M. GOLDSMITH, New York med. Record, XX, 1881, p. 501. — BESNIER et DOYON, Traduction des *Leçons sur les maladies de la peau*, par KAPOSI, II, 1881, p. 499. — E. GEBER, Handbuch der spec. Pathol. u. Ther. de ZIEMSSEN, XIV, 1884, p. 346. — R. BLANCHARD, C. R. de la Soc. de biologie, 1894, p. 460. — W. HEINICKE, Münch. med. Woch., 1901, n° 53.

sur toutes les parties exposées, et même sur la généralité du tronc.

Alt a trouvé des Dermanysses sur le cou et les bras d'une vieille femme cachectique : ils s'étaient logés dans de petites excavations. — Bory de Saint-Vincent a décrit et figuré un Acarien qui se trouvait en grand nombre, causant de fortes démangeaisons, sur une femme de quarante ans. P. Gervais l'a regardé comme un Dermanysse d'espèce douteuse. Autant qu'on peut en juger par la figure, très insuffisante, que Bory en a donnée, il semble bien s'agir là d'un Dermanysse très voisin du *D. gallinæ*. — « Erdl a trouvé quatre fois, de 1840 à 1842, *D. avium* dans des comédons ou dans des tumeurs de la peau ressemblant à celles du *Molluscum contagiosum*. Ce parasite a été figuré dans l'*Atlas* de Vogel. » — Simon (de Berlin) a rapporté le cas d'une femme qui était, continuellement et malgré tous les soins, envahie par des Acariens. Erichson les reconnut pour des Dermanysses. On apprit alors que cette femme passait chaque jour sous un poulailler pour se rendre à la cave, où se trouvaient ses provisions : effrayés chaque fois qu'ils la voyaient passer au-dessous d'eux, les Oiseaux, cherchant à fuir, faisaient tomber sur elle les parasites qu'ils nourrissaient eux-mêmes. — Cas de Itzigsohn : Une femme âgée était tourmentée par une insupportable sensation de prurit et de brûlure, qui l'empêchait de dormir et qui résidait dans un très grand nombre de pustules rouges, serrées, localisées au cou, à la nuque, à la poitrine. Peu après, deux servantes furent atteintes de la même affection. Les pustules laissaient sortir des animalcules, qui furent reconnus pour des *D. gallinæ*. Ils provenaient d'une basse-cour située sous l'appartement, grimpaient le long des murs et arrivaient ainsi jusqu'à la lunette des cabinets, par laquelle se faisait l'infestation. — F.-V. Raspail dit avoir été témoin de l'action sur l'Homme du Dermanysse des Pigeons, qu'il appelle *Tique*, mais que l'on reconnaît bien aux figures qu'il en donne. Les enfants et les adultes en étaient envahis, soit après avoir touché des Pigeons, soit même en fréquentant des jardins que l'on avait fumés avec de la colombine. Il a suffi d'éloigner les Pigeons et d'enfouir la colombine pour supprimer cette petite calamité. — Judée a observé sur des Kabyles et sur une femme européenne, dans la province de Constantine, une dermatose très prurigineuse, due à une multitude d'Acariens que Bouchard reconnut pour des Dermanysses. — Kramer a constaté un cas semblable sur un enfant. — Goldsmith a soigné une femme chez laquelle les Dermanysses, transmis par des Pigeons, se montraient surtout au moment de la sudation, pour se cacher ensuite dans les glandes cutanées. — Dans un cas observé par Gieber, les Dermanysses avaient déterminé chez une femme un eczéma diffus, qui guérit spontanément au bout d'un mois. — R. Blanchard a fait connaître un cas analogue aux précédents.

Ces exemples sont à peu près les seuls où l'affection ait présenté de la gravité soit par sa persistance, soit par le nombre des personnes atteintes. Elle disparaîtra généralement d'elle-même par la suppression de la source des parasites, et les démangeaisons seront calmées par des lotions d'eau blanche ou d'eau vinaigrée, ainsi que par des bains d'eau pure ou amidonnée. D'après Fuchs, le meilleur moyen de se débarrasser des Dermanysses, dont on peut être envahi en maniant des volailles, est de s'enfoncer pendant quelque temps dans une meule de foin.

TRANSMISSION AUX MAMMIFÈRES DOMESTIQUES. — C'est sur le Cheval que les Dermanysses se propagent le plus volontiers ; ils peuvent y développer une affection prurigineuse, que l'on avait improprement nommée *phtiriase ariaire*, *phtiriase des oiseaux*, le Dermanysse étant dit « Pou de Poule ». Le terme convenable est celui d'*Acariase dermanyssique*.

Les Dermanysses venus du poulailler ne se répandent en grande quantité sur le Cheval que pendant la nuit ; le jour, ils se cachent dans les anfractuosités des murs, de la mangeoire, dans le fumier, etc. Le début de la maladie est brusque. Il s'accuse par un prurit général, intense, continu, au moins pendant la nuit. En même temps, apparaissent des vésicules très petites, les unes isolées, les autres, en plus grand nombre, agminées sur une étendue variable. L'épiderme soulevé, entraîné par les frottements, laisse à découvert une petite surface vive, circulaire, d'un diamètre de 5 à 10 millimètres, qui se recouvre bientôt d'une nouvelle couche d'épiderme. Mais le Cheval n'est ordinairement observé qu'après cette période, lorsque commence la dépilation qui succède à la dessiccation des vésicules. Cette dépilation est pour ainsi dire pathognomonique : elle donne à la peau un aspect moucheté, par suite de la multiplicité des surfaces circulaires glabres qu'elle a produites.

L'envahissement général du tégument peut se faire en trois ou quatre jours, et l'on croirait voir une maladie herpétique beaucoup plus ancienne. Aux lésions causées par les Dermanysses se joignent des excoriations, croûtes, ulcérations, etc., conséquences des frottements.

La confluence des dépilations aboutit parfois à la formation de grandes plaques dénudées, où l'on reconnaît des taches lenticulaires plus glabres par suite de la dessiccation des vésicules.

Si la maladie dure longtemps, elle peut, par les tourments qu'elle leur cause, réduire les animaux à un véritable marasme.

Le traitement consiste surtout dans l'éloignement du poulailler. On doit bannir les volailles de l'intérieur de l'écurie ou de son voisinage immédiat. L'affection disparaît alors d'elle-même en quelques jours ; on peut y aider par quelques lotions émollientes ou sulfureuses.

Les **Léiognathes** (*Leiognathus* Canestrini) se distinguent des Dermanysses surtout par leurs mandibules, qui sont didactyles et inermes dans les deux sexes. — Le **Léiognathe bourse** (*L. bursa* Berlese), un peu plus petit et plus étroit que le Dermanysse des Poules, a été trouvé à Buenos-Ayres sur des Poules par A. Balzan.

Les **Lophoptes** (*Lophoptes* Mégnin) ont aussi des mandibules didactyles ; mais le mors fixe a deux petites dents terminales et le mors mobile est élargi, non crochu. — Le **Lophopte padouan** (*L. patavinus* Mégn.) est aussi un peu moins grand que le Dermanysse des Poules ; le mâle est bien plus petit que la femelle et a l'extrémité postérieure rétrécie. Cet Acarien vit à demeure dans la huppe des Poules de Padoue, qu'il tourmente nuit et jour par ses piqûres. Ces Oiseaux, en se grattant, provoquent une irritation de la peau, qui peut se propager au cerveau, presque sous-cutané dans cette race. Aussi la mort est-elle souvent la conséquence de cette acariase, qu'on supprime aisément en employant la solution de sulfure de potassium ou de calcium (Mégnin).

Holothyrinés. — Corps fortement cuirassé sur ses deux faces. Pore génital mâle entre les hanches des deux dernières paires de pattes ; pore génital femelle ouvert dans l'écusson sternal. — Un seul genre : *Holothyrus* Gervais.

Dans certaines régions de l'île Maurice, les Canards et les Oies périssent en grand nombre sous les attaques de l'*Holothyrus coccinella* Gerv., que les habitants désignent sous le nom bizarre de « Touille-Canard ». Le corps rappelle une Coccinelle par sa forme, sa taille et le brillant de sa surface, qui est partout brun jaunâtre (Mégnin).

§ 2. — **Dermacariases psoriques**.

Les Dermacariases psoriques ou *gales* des Oiseaux sont causées par des Acariens qui forment dans la famille des Sarcoptidés (Voir p. 37) la sous-famille des *Sarcoptinés*.

Les **Sarcoptinés** ou *Sarcoptidés psoriques* ont le corps ovalaire ou orbiculaire, obtus aux deux extrémités, convexe en dessus, plat en dessous, marqué de plis sinueux, fins et symétriques, sauf dans les endroits où existent des épaississements appelés *plastrons*. Il porte en différents points des soies, des poils ou des piquants. Les pattes ont pour base des *épimères*, pièces squelettiques colorées qui renforcent le tégument. Leur dernier article (*tarse*) se termine d'ordinaire par un ambulacre à ventouse, souvent aussi par un ongle ou par une ou plusieurs soies. Le mâle est souvent pourvu de ventouses copulatrices ; il n'a pas de ventouses autour du pore génital. La ponte s'effectue par une vulve transversale. — Ces Acariens attaquent l'épiderme des animaux sur lesquels ils vivent, et leur piqûre est suivie de la formation de croûtes plus ou moins épaisses, dues probablement à l'action de leur salive venimeuse.

Les Sarcoptinés des Oiseaux sont rapportés le plus souvent au genre *Sarcoptes* Latreille ; mais leurs caractères et leur genre de vie justifient leur réunion en un sous-genre spécial, *Cnemidocoptes* Fürstenberg, que plusieurs acarologistes élèvent au rang de genre.

Leur corps est suborbiculaire, dépourvu d'épines sur le dos et de lobes saillants au bord postérieur. Leur rostre est court, souvent muni de joues membraneuses qui bordent les palpes. Les épimères de la première paire de pattes émettent chacun un prolongement dorsal qui se réunit transversalement à l'autre de manière à encadrer un plastron rectangulaire, grenu. L'anus est terminal. Les mâles, les nymphes et les larves, qui se ressemblent beaucoup par leur forme générale, ont, à toutes les pattes, des ambulacres à ventouses, dont le pédicule est simple et assez long, comme chez les Sarcoptes. Les femelles pubères et ovigères sont globuleuses, presque glabres; leurs pattes, très courtes et coniques, sont dépourvues d'ambulacre et terminées par deux crochets inégaux. Elles sont généralement ovovivipares.

Les Sarcoptinés avicoles ne comprennent que cinq espèces, dont deux seulement vivent sur les Oiseaux domestiques : c'est le Sarcopte changeant et le Sarcopte lisse.

Le **Sarcopte changeant** (*Sarcoptes mutans* Rob., *Cnemidocoptes mutans* [Rob.] Fürst.) a, chez la femelle, la surface dorsale recouverte de saillies tégumentaires mamelonnées; la longueur est de 0^mm,40 à 0^mm, 45, la largeur 0^mm,35 à 0^mm,38. Le mâle, long de 0^mm,20, large de 0^mm,15, est dépourvu de ventouses copulatrices, comme tous les autres Sarcoptes, à l'exception de l'espèce suivante.

Le Sarcopte changeant vit sur la Poule, où il détermine la *gale des pattes*.

Le **Sarcopte lisse** (*S. lævis* Rail., *Cnemidocoptes lævis* [Rail.]) n'a pas de saillies tégumentaires dorsales chez la femelle, mais des plis parallèles très fins et très réguliers ; le mâle possède deux petites ventouses copulatrices. Les dimensions sont plus faibles que dans l'espèce précédente (fig. 44, 45, 46).

Cette espèce comprend deux sous-espèces :

SARCOPTE LISSE DU PIGEON (*S. lævis columbæ*). — Les épimères

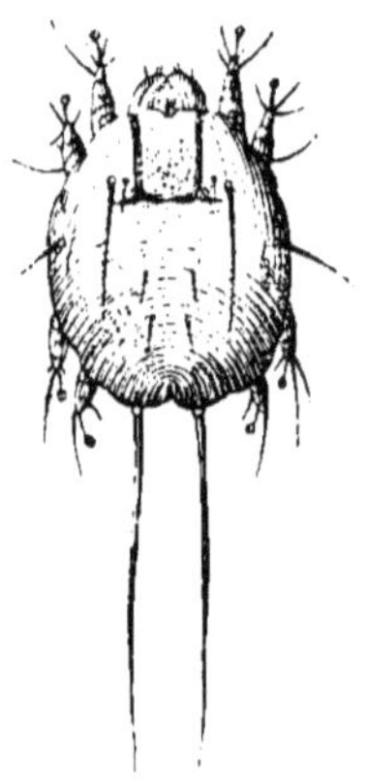 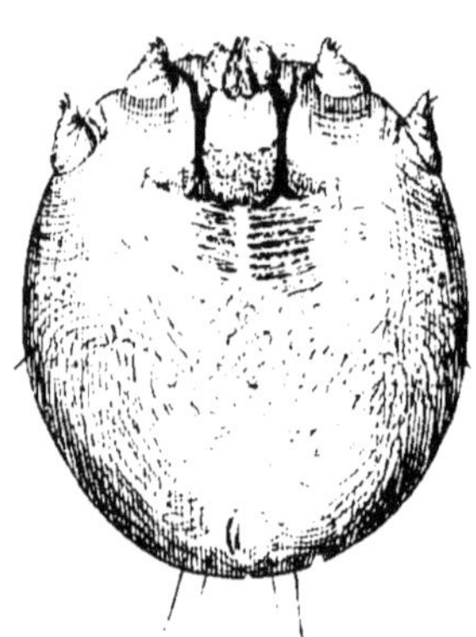

Fig. 41. — *Sarcoptes mutans*, mâle, vu par la face dorsale, grossi 100 fois (Orig.).

Fig. 42. — *Sarcoptes mutans*, femelle ovigère, vue par la face dorsale, grossie 100 fois (Railliet).

de la première paire de pattes sont réunis en Y chez le mâle, reliés par une pièce transversale en accent circonflexe chez la femelle. *Mâle* long de 140 à 170 µ, large de 110 à 120 µ. *Femelle ovigère* longue de 270 à 340 µ, large de 230 à 270 µ. — Découvert par Railliet et Cadiot en 1885 à la base des plumes d'un Pigeon messager.

SARCOPTE LISSE DE LA POULE (*S. lævis gallinæ*). — Les épimères de la première paire de pattes restent libres chez la femelle. *Mâle* long de 170 à 180 µ, large de 120 à 130 µ. *Femelle ovigère* longue de 310 à 350 µ, large de 270 à 300 µ. — Découvert par Railliet en 1886 sur la Poule.

1° GALE DES PATTES (1).

Connue depuis longtemps comme dermatose, la gale des

(1) CH. ROBIN et LANQUETIN, C. R. de l'Acad. des Sc., XLIX, 1859. p. 793. — REYNAL et LANQUETIN, Gaz. hebd. de méd. et de chir., 1859,

Poules (*gale des pattes*, *grappe*, *blanc*) est considérée comme une acariase seulement depuis que Ch. Robin et Lanquetin en ont découvert (1859) le parasite (*Sarcoptes mutans*) et que Reynal et Lanquetin ont donné la description de cette gale, observée sur les Poules. Elle a, depuis, été étudiée par de nombreux auteurs, qui l'ont rencontrée, en outre, sur des Dindons, des Faisans, des Perdrix et de petits Oiseaux de volière, tels que Bouvreuils, Chardonnerets, Perruches, etc. (Mégnin).

Symptômes. — Reynal et Lanquetin disent que la maladie peut débuter soit par la tête, soit par les pattes, soit dans ces deux régions à la fois. Mais ceux qui sont venus après eux l'ont toujours vue débuter par les pattes. Tels sont Unterberger, Fürstenberg, Mégnin, etc. J'ai montré que, dans les observations de Reynal et Lanquetin, une erreur s'était introduite par le fait de la coexistence du favus (siégeant à la tête) et de la gale (siégeant aux pattes). Il résulte de toutes les bonnes observations que cette affection psorique est presque exclusivement localisée aux pattes.

Le *Sarcoptes mutans* vit sous les écailles épidermiques qui recouvrent la face antérieure des tarses et le dessus des doigts. Il détermine bientôt une irritation, accusée par le soulèvement de ces écailles et par la formation d'une matière blanche, farineuse, qui reste agglutinée par du sérum exsudé. Il se forme peu à peu des croûtes rugueuses, grisâtres en dehors, blanches en dedans, irrégulières, mamelonnées, qui finissent par envahir toute la région digitée. Elles sont peu nombreuses à la face inférieure des doigts et en arrière des tarses, bien plus abondantes et grosses à la face supérieure des doigts, en avant des tarses. Ces nodosi-

p. 393. — Id., *De la maladie parasitaire des Oiseaux de basse-cour transmissible à l'Homme et au Cheval.* Mém. de l'Acad. de méd., XXVI, 1863, p. 245. — Unterberger, Repert. der Thierheilkunde, 1865, p. 122. — Fuerstenberg, Mittheil. a. d. naturwiss. Vereine f. Vorpommern u. Rungen, 1870, p. 57. — Mégnin, *Les parasites et les maladies parasitaires*, 1880, p. 446. — G. Neumann, *Sur le siège de la gale sarcoptique des Poules*. Revue vétér., 1885, p. 489.

tés sont très adhérentes et, quand on les enlève, on met
à découvert le derme irrité, saignant, un peu fovéolé. A la
loupe ou au microscope, on voit la face profonde des croûtes
ainsi obtenues creusée d'une infinité d'alvéoles moulés en quelque sorte sur le corps d'un Sarcopte femelle qui y est logé. Ce sont presque toujours des femelles ovigères, qui y restent blotties, immobiles, la face ventrale tournée du côté de la couche profonde de la croûte ; on les reconnaît à leur forme régulière et à la teinte rouillée de leurs épimères. Des larves, des nymphes, des femelles pubères et un très petit nombre de mâles sont errants sous les croûtes. On n'y trouve pas d'œufs ; ceux que l'on rencontre par hasard se sont échappés du corps de femelles ovigères, écrasées accidentellement.

Toute l'épaisseur de la croûte est ainsi creusée de cavités qui la rendent spongieuse et la font ressembler à de la mie de pain desséchée. Ces alvéoles sont d'autant plus petits qu'ils sont plus superficiels, car ils ont été diminués par le dessèchement

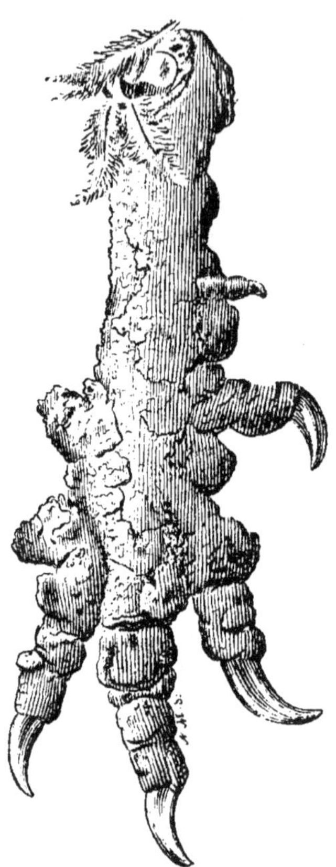

Fig. 43. — Patte de Poule atteinte de gale (Orig.).

ou par les pressions extérieures. Les profonds seuls renferment des Sarcoptes ; ceux-ci abandonnent les alvéoles devenus anciens et, par le fait, éloignés du voisinage humide du derme. Il n'y a pas de sillons, comme pour les gales sarcoptiques des Mammifères, mais une prolifération épidermique autour de la femelle ovigère immobile et qui a pénétré sous l'épiderme après l'accouplement.

La saillie des croûtes les expose à des froissements, à des chocs qui les ébranlent et amènent souvent un suintement sanguinolent dans des crevasses de leur base. Celles-ci se produisent aussi par le jeu seul des articulations, qui sont d'ailleurs gênées, comprimées; la marche, la station debout sont difficiles; l'Oiseau boite manifestement; des arthrites apparaissent, et il n'est pas rare de voir tomber une phalange ou un doigt.

La maladie produit un prurit modéré, plus intense pendant la nuit et par les temps chauds, que l'Oiseau témoigne par des piétinements et en portant souvent le bec sur les endroits affectés.

Cette gale a une marche fort lente et peut durer six, huit mois et même une année. Peu à peu la santé générale s'altère ; les Poules maigrissent, cessent de pondre, perdent l'appétit et succombent au marasme ou à une maladie intercurrente.

Les complications les plus ordinaires sont le favus et la diphtérie. C'est à la diphtérie et à la tuberculose qu'appartiennent les tubercules hépatiques et quelquefois pulmonaires signalés par Reynal et Lanquetin comme lésions de la gale.

Sur un Coq galeux, Csokor a trouvé la conjonctive des deux yeux tuméfiée, rouge, sécrétant en abondance une matière purulente. Le globe était cependant clair et la vision intacte. L'emploi d'un collyre approprié amena la résolution de cette affection.

Étiologie, contagion. — La contagion s'exerce par la cohabitation des volailles saines et des malades, et elle a pour agent le Sarcopte à ses divers âges, sauf à celui de femelle ovigère, où l'immobilité est à peu près absolue. Lorsque les volailles sortent peu, sont souvent confinées dans des locaux étroits, elles risquent davantage d'être infestées par les Acariens errant dans le fumier. Cependant la contagion n'est pas subtile, car des Poules restent longtemps saines au milieu de Poules galeuses ; et même, selon l'observation de Friedberger, on peut voir quelques sujets très malades dans une basse-cour où tous les autres sont sains.

La race joue dans l'étiologie un rôle réel. C'est ainsi que les Poules de race commune résistent bien plus longtemps à la contagion que celles de races exotiques. Reynal et Lanquetin avaient déjà observé que la maladie est plus fréquente sur la race cochinchinoise et ses variétés, puis sur les races Dorking et Brahma-Pootra. Elle est ordinaire sur les Poules de Bantam. Peut-être cette prédisposition tient-elle à une moindre épaisseur de l'épiderme.

Cette gale est contagieuse aux Gallinacés (Faisans, Pintades, Dindons, Perdrix), aux Oiseaux de volière, tels que Passereaux et Perroquets. Reynal et Lanquetin l'ont crue transmissible à l'Homme, aux Équidés et aux Ruminants, mais ce qu'ils disent s'applique au Dermanysse et non au Sarcopte changeant.

Traitement. — Pour éviter la contagion aux volailles saines, il faut loger à part les galeuses et désinfecter soigneusement à l'eau bouillante le local qu'elles ont occupé, surtout le sol et les perchoirs ou juchoirs. Les bains de cendres recommandées contre la phtiriase (p. 27) contribuent beaucoup à la prophylaxie de la gale des pattes.

Le traitement a pour objet de faire tomber les croûtes et d'en empêcher la réapparition. On peut d'emblée les enlever avec l'ongle ou une petite brosse trempée d'eau tiède ; mais c'est douloureux pour l'Oiseau. Il est préférable de les ramollir par un bain tiède de quelques minutes ; on peut ensuite les enlever sans faire saigner. Quand la région est sèche, on y applique une couche de pommade d'Helmerich. En général, deux jours après, on peut enlever cette pommade par un lavage au savon, et la guérison est réalisée.

On a encore préconisé la pommade phéniquée (1 d'acide phénique cristallisé pour 100 d'axonge), la pommade créosotée (1 de créosote, 20 d'axonge), l'huile benzinée (1 de benzine, 10 d'huile douce), le pétrole, la solution de crésyl, l'huile chloroformée, etc. Mais plusieurs de ces moyens, plus actifs que la pommade d'Helmerich, peuvent avoir un mauvais effet sur la santé générale de la volaille, surtout si elle est jeune. — Le baume du Pérou n'a pas d'inconvénients : son odeur est agréable et son effet certain ; on en fait une application quotidienne pendant deux ou trois jours. Quand le mal est guéri, s'il reste de l'irritation, il sera bon d'enduire la région avec de la graisse douce, de la vaseline, glycérine, beurre, huile, etc. D'ailleurs, avec tous les acaricides, on pourra se rendre maitre de cette affection, qui n'a de gravité que lorsqu'elle est abandonnée à elle-même, car elle ne résiste pas aux traitements antipsoriques les plus simples.

2° GALE DU CORPS, GALE DÉPLUMANTE.

Cette forme de gale, due au Sarcopte lisse, a été observée d'abord en 1885 par Railliet et Cadiot sur un *Pigeon* messager de Bruxelles. Cet Oiseau était atteint, depuis près d'un an, d'une assez vive irritation de la peau, accompagnée d'une production abondante de furfures et de la chute des plumes. Celles-ci se brisaient au ras de la peau, et la partie engagée dans le follicule se désagrégeait en une masse pulvérulente

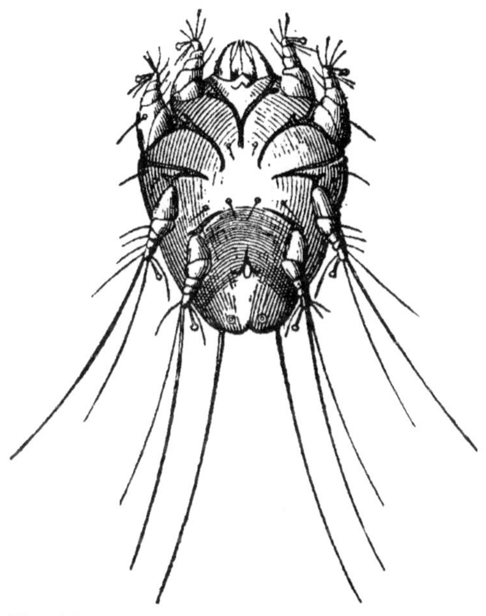

Fig. 44. — *Sarcoptes lævis gallinæ*, mâle, vu par la face ventrale, grossi 200 fois (Railliet).

que la moindre pression faisait sortir. Les Sarcoptes se

trouvaient à la base des plumes. L'affection a cédé à des lotions sulfureuses continuées pendant plusieurs jours. — Friedberger a publié, en 1887, une observation semblable.

Railliet a, pour la première fois, observé la gale du corps sur les *Poules* en 1886, dans une basse-cour de Normandie. Il l'a retrouvée aux environs de Paris, et on la lui a signalée comme très commune. Je l'ai constatée chez des Poules aux environs de Carcassonne. Poenaru l'a vue en Roumanie (1).

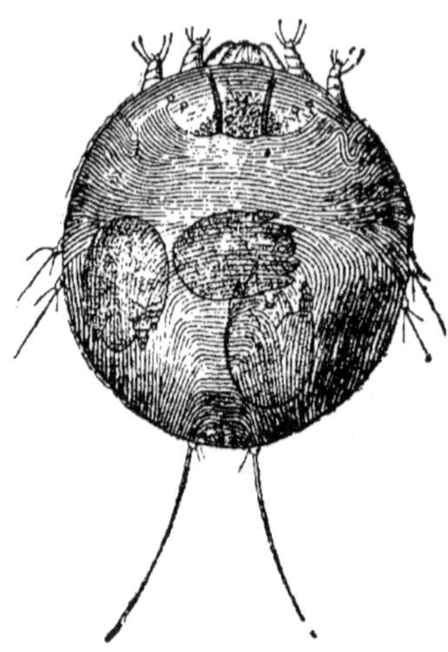

Fig. 45. —*Sarcoptes lævis gallinæ*, femelle ovigère, vue par la face dorsale, grossie 100 fois (Railliet).

« La maladie apparaît dans les basses-cours par suite de l'introduction d'un ou de plusieurs sujets affectés. Elle se transmet avec une rapidité remarquable, et en peu de jours tout un poulailler se trouve envahi.

« Elle débute ordinairement par le croupion, puis gagne peu à peu les parties environnantes, les cuisses, le dos, le ventre. Souvent aussi la tête, la partie supérieure du cou se montrent affectées de bonne heure. Les plumes tombent sur tous les points, et en définitive la peau est mise à nu sur une vaste étendue; cependant les grandes plumes de la queue et des ailes, ainsi que leurs couvertures, sont généralement conser-

(1) C'est probablement au Sarcopte lisse qu'il faut rapporter la « gale nodulaire » des Poulets et des Faisans, décrite par S. Rivolta. Elle consiste en des tumeurs de volume variable, pouvant égaler un œuf de Pigeon, qui intéressent le derme et le tissu conjonctif sous-cutané des régions tibiales, crurales, coccygienne, dorsale ou lombaire. Les Sarcoptes se trouvent dans la plaie superficielle du nodule et dans les couches sous-jacentes (Giorn. di anat., fisiol. e patol. degli animali, 1877, p. 108).

vées. Cette peau dénudée présente toutefois un aspect normal : elle reste souple, rosée et non sensiblement épaissie. En arrachant les plumes qui ont persisté au voisinage des régions envahies, il est facile de constater l'existence d'un amas de lamelles épidermiques blanchâtres, occupant la limite du tuyau et du rachis et renfermant des Sarcoptes en nombre variable » (Railliet).

En général, la santé n'est pas troublée; mais quelquefois les volailles maigrissent, le pourtour du croupion est rouge vif, la ponte diminue, la viande devient fade. Le mal est d'ordinaire plus intense chez les Coqs, qui succombent même parfois à un état cachectique.

La gale du corps sévit surtout au printemps et en été. Elle disparait plus ou moins complètement

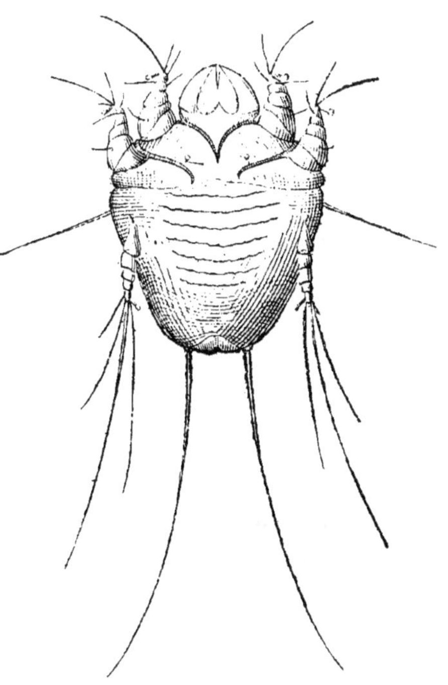

Fig. 46. — *Sarcoptes lævis gallinæ*, larve, vue par la face ventrale, grossie 200 fois (Railliet).

au début de l'automne, pour récidiver d'ordinaire en mars ou en avril. Il m'a paru que la contagion s'effectue surtout par l'accouplement, la région du croupion étant d'ailleurs presque toujours envahie la première ; un Coq atteint a vite infesté toute une basse-cour.

Cette maladie a souvent été prise pour une mue anormale, précoce ou tardive. La plupart, au moins, des cas de *piquage* doivent probablement y être rapportés aussi. Le piquage est une affection qui sévit dans les basses-cours et se reconnait à l'état réduit et misérable du plumage. Les volailles s'arrachent les plumes à coups de bec, y étant portées non pas, comme on le croit, par un tic ou une manie d'imitation, mais par une sensation de prurit ou de malaise, qui leur fait rechercher ce service, réciproquement rendu.

Le traitement de la gale du corps ou gale déplumante, comme l'a appelée Railliet, est simple et comporte à peu près les mêmes recommandations que l'acariase dermanyssique et que la phtiriase (Voir p. 24).

Mégnin a observé chez le *Faisan* une dermatose analogue à la gale déplumante des Poules. Elle était causée par un *Sarcoptes, lævis,* qui parait constituer une sous-espèce (*phasiani*), dont les épimères de la deuxième paire de pattes seraient réunis par une pièce transversale.

Art. III. — **Teigne des Poules** (1).

La Poule est sujette à une maladie de peau assez fréquente et de la même nature que les Teignes de l'Homme et des Mammifères domestiques; elle est due, comme elles, à un Champignon microscopique faisant partie des *Epiphytes, Ectophytes* ou *Dermatophytes,* dont beaucoup de mycologues font une petite famille les *Trichophytées.* D'après les études de Matruchot et Dassonville, ces Champignons paraissent devoir rentrer dans la famille des *Gymnoascées,* de l'ordre des Ascomycètes.

La Teigne des Poules est connue sous les noms de *favus,*

(1) Gerlach, Magazin f. d. ges. Thierheilkunde, XXV. 1859, p. 236. — Müller, OEsterr. Vierteljarhresschr. f. w. Veterinärmedizin. 1858, p. 37. — Leisering, Bericht u. d. Veterinärwesen im K. Sachsen f. 1857, p. 33: f. 1864. p. 46. — Rivolta et Delprato, *L'Ornitojatria,* p. 265, 1881. — F.-A. Zürn, *Die pflanzlichen Parasiten,* etc., 1874, p. 145: 2ᵉ édit. 1889, p. 255. — Id., *Die Krankheiten des Hausgeflügels,* 1882, p. 135. — Schütz, Mittheil. aus dem k. Gesundheitsamte, 1884, p. 208. — G. Neumann, Revue vétérinaire. 1885, p. 289: C. R. Soc. de biologie, 1886, p. 173 et 216.

crête blanche, *maladie de la crête* ; mais elle n'a rien de
commun avec le favus de l'Homme ni avec celui des petits
Mammifères. Elle est causée par un Champignon particulier, voisin des *Trichophyton* et qui doit porter le nom de
Lophophyton gallinæ (Mégn.) (*Epidermophyton gallinæ*
Mégn., *Trichophyton Megnini* R. Blanchard). Elle se rencontre quelquefois chez le Dindon (Theobald).

Cette Teigne ou *Lophophytie*, observée chez les Poules
dès 1858, par Gerlach, par Fr. Müller et par Leisering, a
été décrite de nouveau, en 1881, par Mégnin. Le parasite,
assimilé d'abord et par erreur à l'*Achorion Schœnleini*,
en a été reconnu bien distinct quand il eut été cultivé par
Duclaux (1890), par Costantin et Sabrazès (1893), et enfin
étudié avec une grande précision par Matruchot et Dassonville (1899) (1). Les cultures sont remarquables par la len-
teur de leur développement et la coloration rouge-groseille
qu'elles prennent peu à peu (2).

Symptômes. — La Teigne de la Poule débute, en général,
par la crête, les barbillons et les oreillons. Elle y forme de
petites taches blanches ou blanc grisâtre, arrondies ou irrégulières, qui, s'étendant et se multipliant, deviennent confluentes en un enduit à peu près indiscontinu, mince et de
même couleur que les taches primitives. Cet enduit prend
peu à peu une épaisseur plus grande, qui, après vingt à

---

(1) Matruchot et Dassonville, *Recherches expérimentales sur une dermatomycose des Poules et sur son parasite*. Revue générale de Bota-
nique, XI, 1899, p. 429.

(2) Rivolta et Delprato ont décrit sommairement une affection des
Pigeons analogue à la Teigne des Poules et qu'ils ont nommée *Dermo-
micosi aspergillina glauca*. Dans les cas qu'ils ont vus, la maladie
occupait toute la surface de la peau. Sous les ailes, elle se présentait
en croûtes minces, larges, jaunâtres, qui, vers le milieu de la face inférieure et vers l'aisselle, étaient plus épaisses, fétides, humides, gris
bleuâtre. Dans ces points, disent les auteurs, fructifiait l'*Aspergillus
glaucus*. Sur le reste du corps, entre les plumes, il n'y avait que de
petites croûtes. Les Pigeons étaient très affaiblis et anémiques. Ils
avaient longtemps habité un colombier chaud et malsain. Au degré
qu'elle avait atteint, la maladie était incurable (*L'Ornitojatria*, p. 491).
— La lophophytie de la Poule a été rencontrée à Java par Grijns
(1906).

trente jours, peut atteindre 8 millimètres. C'est alors une croûte sèche, squameuse, parfois un peu amiantacée, d'un blanc sale, à surface irrégulière et souvent formée de dépôts concentriques. Après l'enlèvement de cet enduit, la peau se montre légèrement excoriée. — Très souvent aussi, le mal débute par une ou un très petit nombre de taches blanches, circulaires, qui figurent de loin une touffe de moisissures. Chaque tache grandit régulièrement et reste circulaire, à moins qu'elle n'arrive au bord de la crête ou du barbillon. Sur les Coqs à crête très haute, elle peut acquérir en six semaines le diamètre d'une pièce de 5 francs. Elle reste toujours mince, formée de squames superposées, qui deviennent moins abondantes au centre et davantage à la périphérie. Souvent plusieurs denticules de la crête bleuissent et se flétrissent.

Des parties nues, le mal gagne les surfaces emplumées de la tête, puis le cou, puis, et plus ou moins vite, le tronc, surtout le croupion. Dans les points envahis, les plumes se hérissent, sèchent et se brisent. Leur tube est rempli de croûtes discoïdes et alors superposées, ou cylindriques et alors emboîtées les unes dans les autres. Sa base est chaussée, jusqu'à une hauteur variable, par un étui de même nature. Exceptionnellement, on y rencontre, ainsi que sur les barbes, le dépôt amiantacé de la surface nue de la peau. Enfin une grande partie des plumes tombent souvent, et l'on voit la peau dénudée, couverte de croûtes, qui peuvent former des masses discoïdes et creusées en leur centre d'un infundibulum laissé par la chute de la plume. Les Poules malades répandent une odeur de moisi analogue à celle de l'Homme favique.

La maladie amène peu à peu la maigreur, le dépérissement et une consomption qui peut aboutir à la mort, parfois seulement après six mois ou davantage.

Quand on examine au microscope les squames de la crête d'une Poule malade, on voit le parasite formé de deux sortes d'éléments : 1° des filaments mycéliens tortueux, souvent assez longs, à contours irréguliers, de 2 à 5 μ de largeur, à paroi mince, à segments inégaux et présentant quelques

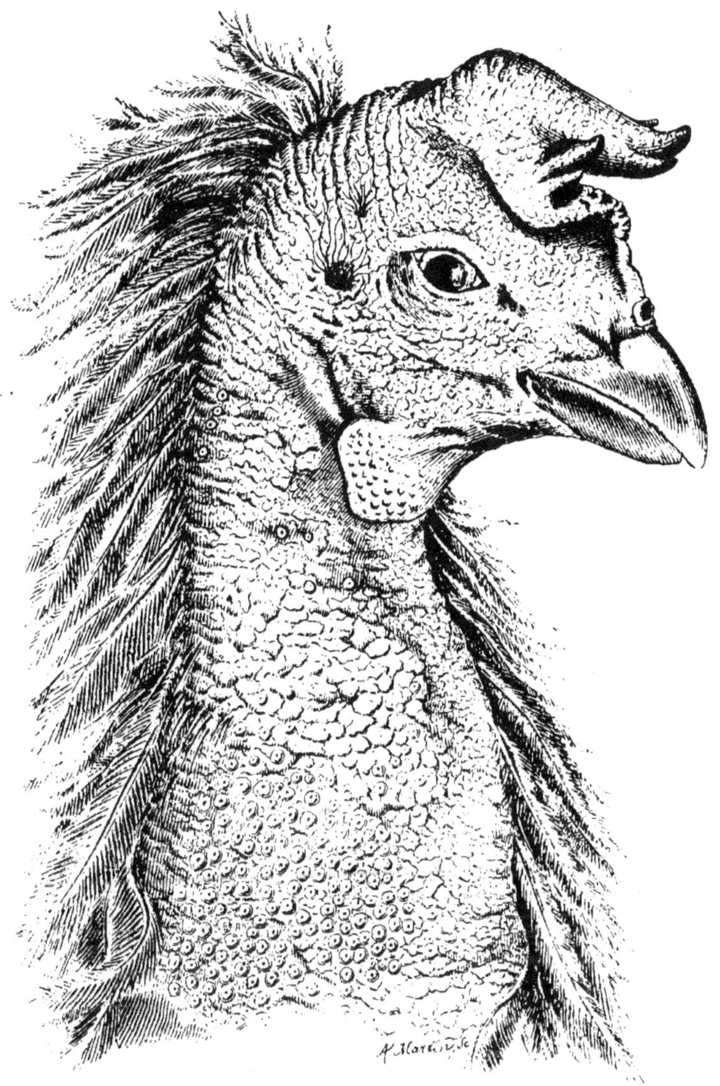

Fig. 47. — Tête et cou d'une Poule atteinte de teigne généralisée (Orig.)

facettes articulaires qui correspondent à des branches latérales détachées; ces tronçons le plus souvent sont vides

de protoplasme et, par conséquent, *stériles*; 2° des fragments mycéliens courts, droits ou incurvés, parfois bifurqués, constitués par trois ou quatre cellules à membrane épaisse, à protoplasme réfringent, et mesurant environ 15 à 20 μ de long sur 4 à 6 μ de large ; ces fragments représentent un mycélium morcelé ; ils interviennent seuls dans la conservation du Lophophyton et dans la propagation de la maladie. On peut les désigner sous le nom de « mycélium de conservation » ou de « mycélium durable ». On ne rencontre pas de spores (Matruchot et Dassonville).

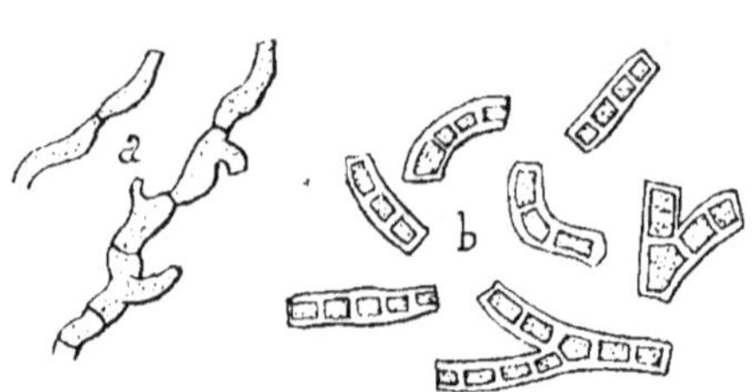

Fig. 48. — *Lophophyton gallinæ.* — *a*, mycélium stérile; *b*, mycélium durable. Grossi 575 fois (Matruchot et Dassonville).

La Teigne peut se limiter à la crête et guérir spontanément, comme j'en ai vu un exemple. Heim a même observé un cas de lophophytie très étendue, qui a guéri sans traitement, la guérison coïncidant avec la mue d'automne. Mais, en général, quand le mal a dépassé la crête, les oreillons et les barbillons pour gagner les régions emplumées, le dépérissement a toutes chances de devenir mortel.

Cette affection avait été faussement rattachée à la gale des pattes par Reynal et Lanquetin. Plusieurs cas de dermatoses, rapportés à des Sarcoptidés épidermicoles, n'étaient certainement aussi que de la lophophytie (Voir p. 44).

Contagion. — La transmission se fait de Poule à Poule, par le simple contact. On peut reproduire aussi la lophophytie en frottant simplement la crête d'une Poule avec la matière recueillie sur la crête d'une Poule malade.

Le Lophophyton ne s'inocule pas au Rat ni au Chien. Sur la Souris, il donne des godets analogues à ceux du favus. Il prend presque infailliblement sur le Lapin, et il s'y développe à la façon d'un *Trichophyton ectothrix*.

Le Lophophyton s'inocule aussi très facilement à l'Homme :
il produit alors de larges plaques érythémato-squameuses
et donne des filaments abondants, qui s'étendent en surface
dans l'interstice des cellules cornées superficielles (Costantin et Sabrazès).

Sabouraud l'a rencontré trois fois chez l'Homme, dans
des lésions de la barbe ressemblant à celles de l'ichtyose
pilaire. Les renseignements rendaient probable l'origine
galline.

Traitement. — Lorsque la Teigne des Poules est encore
localisée aux parties nues de la tête, on la traitera avanta-
geusement par la benzine, ou par l'acide phénique incorporé
au savon vert dans la proportion de 1 partie sur 20 (une fric-
tion par jour) ; soit avec la pommade au calomel (1 sur 8),
avec la solution de sublimé, la liqueur de Fowler, soit avec
une pommade formée d'oxyde rouge de mercure 1, axonge 8,
ou d'oxychlorure ammoniacal de mercure (sel alembroth) 1,
axonge 4 (Zürn). On peut aussi employer les pommades
créolinées.

Quand la Teigne a envahi le tronc, il vaut mieux sacrifier
le malade.

CHAPITRE II

PARASITES DU TISSU CONJONCTIF ET DES MUSCLES

Les parasites possibles du tissu conjonctif sont des Acariens et des Vers du genre *Filaria*.

Quant aux muscles, ils n'ont fourni jusqu'à présent que des Sarcosporidies (Voir p. 3) mal connues, signalées chez la Poule.

Sarcosporidies. -- Ces Sporozoaires, qui vivent dans le tissu musculaire et le tissu conjonctif des Vertébrés à sang chaud, se présentent sous la forme de corps allongés, effilés aux extrémités, atteignant rarement 2 à 3 millimètres de longueur, limités par une membrane (cuticule) et divisés intérieurement en de nombreuses loges, qui contiennent chacune plusieurs corpuscules falciformes.

Les Sarcosporidies sont presque exclusivement parasites des Mammifères.

Des formes encore mal connues et d'espèces indéterminées ont été vues dans les muscles de la Poule par J. Kühn à Halle, Haines à Maryland, Stiles à Washington, Rivolta à Pise, Perroncito à Turin.

Acariens. — On a vu (p. 46) que, dans certaines conditions, un Acarien plumicole du Pigeon, le *Falculifer rostratus*, passe à l'état de nymphe hypopiale, s'introduit dans les follicules plumeux et se répand dans le tissu conjonctif sous-cutané.

La famille des Sarcoptidés fournit encore des Acariens dont l'habitat normal n'est pas à la surface de la peau, mais dans le tissu conjonctif sous-cutané ou intermusculaire, dans celui qui entoure les organes respiratoires ou dans les sacs aériens. Ils forment une petite sous-famille, les *Cytoditinés*, caractérisée par l'absence de ventouses copulatrices et anales et de lobes abdominaux, par des tarses inermes et munis d'une ventouse à pédicule long et simple, par un tocostome (vulve de ponte) longitudinal. Ce groupe ne comprend que deux genres, formés chacun d'une seule espèce : *Cytodites nudus* (Vizioli) et *Laminosioptes cysticola* (Vizioli).

Il sera question du premier à propos des parasites de l'appareil respiratoire ; nous n'avons à nous occuper ici que des Laminosioptes.

Le **Laminosiopte cysticole** a le corps oblong, plus de deux fois aussi long que large, pourvu de plusieurs paires de soies à la face supérieure et d'une longue paire à l'extrémité postérieure. Il est partagé par un sillon transversal en deux parties : l'antérieure porte le rostre et les deux premières paires de pattes ; la postérieure, les deux autres paires, l'anus et les orifices des organes génitaux. Le tégument est grisâtre et finement strié en travers. Le rostre est court et large, caché en grande partie par l'épistome. L'anus est sous-abdominal. Les pattes sont courtes, glabres ; les ambulacres à ventouse sont caducs aux deux paires antérieures, persistants aux deux paires postérieures. Le *mâle*, long de $0^{mm},20$ à $0^{mm},23$, large de $0^{mm},09$ à $0^{mm},10$, a son armure génitale entre l'anus et les dernières pattes. La *femelle ovigère*, longue de $0^{mm},25$, large de $0^{mm},11$, à son tocostome entre les deux paires postérieures de pattes.

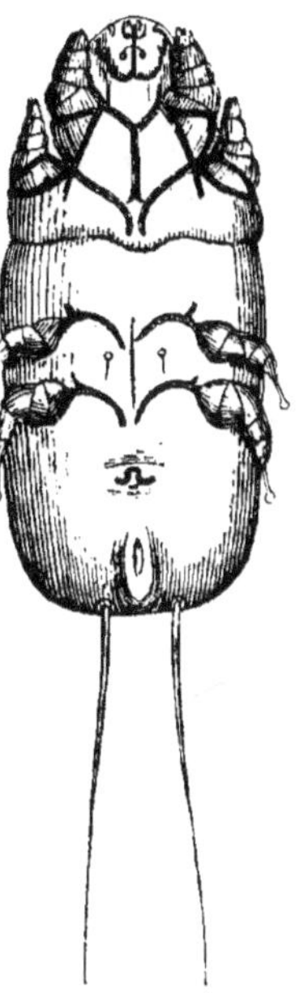

Fig. 49. — *Laminosioptes cysticola*, mâle, vu par la face ventrale, grossi 200 fois (Railliet).

Les Laminosioptes sont propres aux Gallinacés (Poules, Faisans, Dindons, etc.). D'après Rivolta, ils vivraient à la surface et dans l'épaisseur de la peau et y donneraient lieu à la formation de furfures. Mais on ne les rencontre guère que dans le tissu conjonctif sous-cutané, surtout dans les points où il est le plus lâche : aux flancs, au ventre, aux cuisses, à la poitrine, au cou, etc. Ils peuvent pénétrer dans le tissu conjonctif profond. En examinant au microscope de larges lambeaux de tissu conjonctif sous-cutané, on peut les voir à toutes les phases de leur développement. Lorsqu'ils meurent, leur cadavre agit à la façon d'un corps étranger et provoque autour de lui la formation d'un nodule miliaire, qui subit promptement l'infiltration calcaire et au centre duquel on retrouve, après l'action de l'eau acidulée, les restes de l'Acarien. Ces concrétions, vues d'abord par Voigtlander en 1856, étudiées ensuite par Vizioli, sont très fréquentes et parfois en si grand nombre qu'on peut en compter jusqu'à 100 dans 2^{mm},5 de surface (Vizioli). Elles sont jaunâtres, ovales, un peu aplaties et peuvent atteindre 1 millimètre de diamètre. Heller dit en avoir rencontré sur 70 p. 100 des Poules qu'il a examinées. Ces corpuscules sont communs surtout sur les volailles âgées et cachectiques. Toutefois la présence des Laminosioptes ne paraît pas nuire à la santé de l'Oiseau, à moins que leur multiplication ne soit excessive. Rivolta leur attribue l'état de marasme extrême d'une Poule qui était farcie de granulations acariennes jusque dans les interstices musculeux de la cavité abdominale.

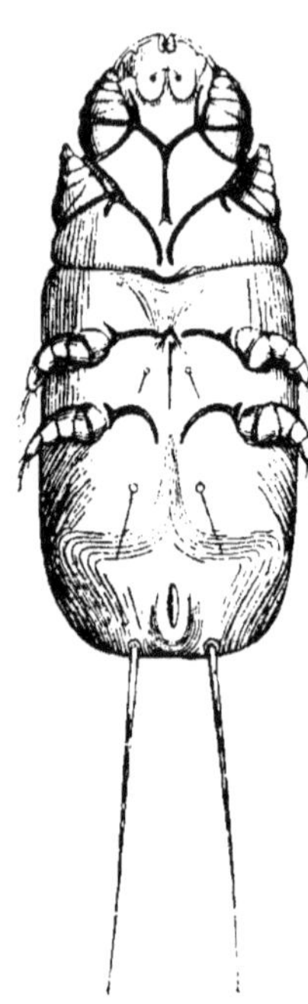

Fig. 50. — *Laminosioptes cysticola*, femelle ovigère, vue par la face ventrale, grossie 200 fois (Railliet).

Filaires. — Les Filaires (*Filaria* O.-F. Müller) sont des Nématodes (Voir p. 4) qui forment le type de la famille des Filariidés.

Les **Fiilaridés** sont des Vers longs, filiformes, dont la bouche, de forme variable et souvent entourée de papilles, est suivie d'un œsophage grêle, qui se continue directement par l'intestin sans présenter de renflement terminal. Les mâles, bien plus petits que les femelles, ont la queue plus ou moins enroulée en spirale. Les femelles ont la vulve située d'ordinaire dans la partie antérieure du corps et à peu de distance de la bouche, un ovaire double, qui chez les adultes se montre rempli d'œufs. Ceux de ces œufs qui sont situés dans la partie la plus rapprochée de la vulve ont généralement éclos, et les embryons sont pondus libres, car ces Vers sont d'ordinaire ovovivipares.

On trouve chez le Pigeon, dans le tissu conjonctif sous-cutané de la région cervicale, la **Filaire claviforme** (*Filaria clava* Wedl).

C'est un Ver blanchâtre, sans stries, long de 16 à 22 millimètres pour la femelle, de 7 à 12 millimètres pour le mâle, avec des diamètres respectifs de $0^{mm},39$ et $0^{mm},25$. L'extrémité antérieure, un peu renflée, est suivie d'un léger rétrécissement. La bouche est ponctiforme, percée au milieu d'une coiffe chitineuse et accompagnée de deux petites papilles. L'extrémité postérieure est large et arrondie. La vulve s'ouvre à $1^{mm},5$ en arrière de la bouche. — Le mâle montre, dans la région caudale, au niveau du cloaque, deux spicules égaux, peu courbés, longs de 150 μ; de chaque côté se voit une membrane aliforme, étroite, soutenue par cinq papilles, dont deux en avant de l'anus et trois en arrière.

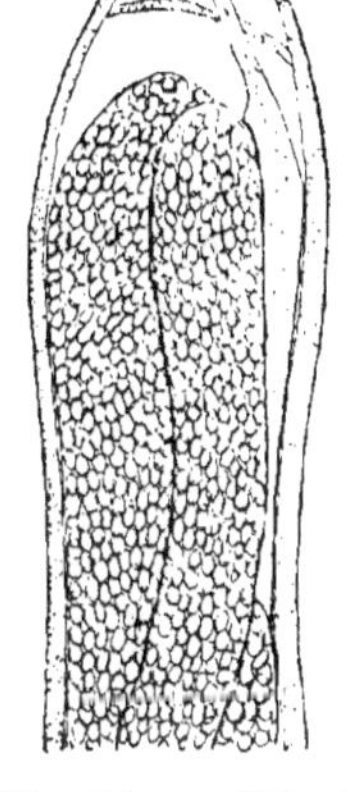

Fig. 51. — *Filaria clava*, femelle. Extrémité céphalique, grossie 55 fois (Orig.).

La Filaire claviforme vit exclusivement dans le tissu conjonctif sous-cutané du cou du Pigeon et paraît se nourrir de la sérosité qui la baigne. Elle n'exerce pas d'influence sur la santé de son hôte. Elle a été trouvée d'abord par Fr. Müller, puis par Mazzanti et par Railliet. Je l'ai rencontrée chez environ 10 Pigeons sur 30, et j'ai recueilli ainsi 40 femelles et 12 mâles. Un lot de 80 Pigeons n'en a fourni aucun (1).

Mazzanti a trouvé sous la peau du cou d'un Pigeon messager (1891) un exemplaire de Filaire femelle (*Filaria Mazzantii* Railliet), différente de *F. clava*. La Filaire de Mazzanti est filiforme, bleu cendré, sans stries, longue de 25 millimètres, large de 0^{mm},25, à extrémité antérieure obtuse, arrondie, la postérieure brièvement conique ; bouche orbiculaire, nue ; vulve située à 0^{mm},21 de l'extrémité antérieure. Ovovivipare.

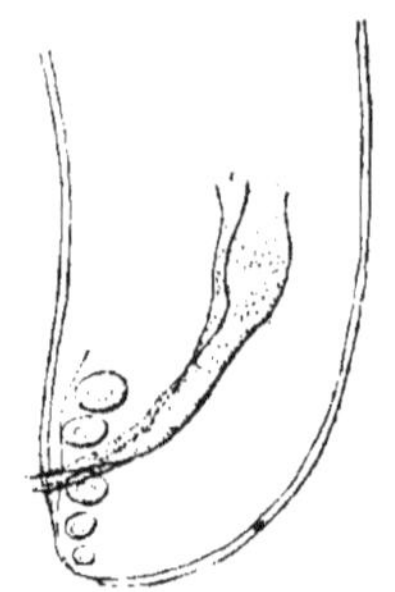

Fig. 52. — *Filaria clava*, mâle. Extrémité caudale, grossie 140 fois (Orig.).

Le sang de ce Pigeon renfermait des embryons de Nématodes, les uns longs de 185 μ, à queue légèrement acuminée, les autres longs de 142 μ, à queue obtuse ou moins acuminée. Ces caractères se rapportaient tout à fait à ceux des embryons trouvés dans les utérus de la Filaire.

(1) G. Neumann. *Sur la Filaire claviforme* (Filaria clava *Wedl*) *du Pigeon domestique*. Rev. vétér., 1906, p. 661. — Tartakovski (1901) dit avoir rencontré *Filaria clava* chez diverses races de Pigeons, généralement dans la région du cou, mais aussi dans le tissu conjonctif sous-cutané du haut de la cuisse, du dos et de la région rétrobronchique. Il n'a vu que des femelles et leur assigne des dimensions relativement considérables : 42 à 43 millimètres de longueur sur 0^{mm},33 à 0^{mm},50 de diamètre.

CHAPITRE III

PARASITES DE L'APPAREIL DIGESTIF

L'appareil de la digestion est celui qui donne asile au plus grand nombre de parasites. Ses rapports avec le monde extérieur le prédisposent à cet envahissement. Une infinité de germes y pénètrent avec les aliments et les boissons, soit à l'état d'œufs, soit à celui de larves, ou dans une phase spéciale de développement quelquefois assez avancée. Les boissons jouent à cet égard le rôle le plus important. L'eau est, en effet, le véhicule d'une infinité d'organismes microscopiques, dont elle favorise la conservation. Dans les aliments secs, au contraire, les germes ont en général perdu, avec l'eau qui leur était incorporée, leurs propriétés vitales.

Le règne végétal, si l'on fait abstraction des Bactéries, ne fournit qu'un Champignon parasite des Oiseaux : c'est l'*Endomyces albicans* ou Champignon du muguet, dont il sera parlé seulement à propos de la maladie qu'il détermine.

Quant aux parasites animaux, très nombreux et très divers, ils appartiennent (sauf l'*Amœba meleagridis* et l'Amibe de la Poule), aux Sporozoaires, aux Flagellés, aux Cestodes, aux Trématodes, aux Nématodes et aux Acanthocéphales (Voir p. 2 et suiv.).

A. Les **Sporozoaires** que l'on peut trouver dans l'appareil digestif sont compris dans l'ordre des *Coccidies*. Les maladies qu'ils déterminent sont des *coccidioses*.

Les Coccidies vivent en parasites surtout dans les cellules épithéliales. Dans une de leurs phases de développement, à l'état *enkysté*, leur aspect rappelle celui d'un œuf de Nématode, d'où le nom de *Psorospermies oviformes* qu'on leur a longtemps donné.

Leur évolution comporte deux phases. La première, appelée *schizogonie*, est asexuée et endogène ; elle assure l'auto-infestation de l'hôte. A cet effet, le parasite, qui prend alors le nom de *schizonte*, se divise en un certain nombre de segments, dits *mérozoïtes*, qui, après avoir envahi chacun une cellule épithéliale et s'être développés, peuvent devenir schizontes et donner à leur tour des mérozoïtes. Des mérozoïtes de la première génération ou d'une génération ultérieure évoluent dans une autre direction et se transforment en organismes sexuels ou *gamètes*. Les gamètes mâles ou *microgamètes* sont des éléments vermiculés qui proviennent du fractionnement du mérozoïte. Le gamète femelle ou *macrogamète* est le résultat d'une modification d'un mérozoïte. Par la conjugaison d'un macrogamète et d'un microgamète, le premier se transforme en *oocyste* et devient la Coccidie enkystée.

Celle-ci, qu'on nomme encore *sporonte*, assure la dissémination du parasite dans le monde extérieur et l'infestation de nouveaux hôtes. Dans un milieu humide, le sporonte divise sa masse centrale en quatre autres masses, qui s'enkystent (*sporocystes*) : c'est la *sporogonie*. Chaque sporocyste ou spore se divise à son tour en deux corps protoplasmiques ou *sporozoïtes*. Si, à cet état, le sporonte est introduit dans les voies digestives, ses sporozoïtes seront mis en liberté et iront se loger dans des cellules épithéliales pour y évoluer comme schizontes, ainsi qu'il est dit ci-dessus.

Les Coccidies qui vivent chez les Oiseaux appartiennent toutes au genre *Eimeria* Schneider (*Coccidium* Leuckart).

B. Les **Flagellés** comprennent un trop petit nombre de formes parasites des Oiseaux pour qu'il soit utile d'ajouter ici quelque chose à la définition qui en a été donnée (p. 3) et à la mention des espèces rencontrées, qui sera faite en leur place.

C. Les **Cestodes** sont des Plathelminthes rubanaires, dont l'extrémité la plus étroite, qui porte le nom de *scolex*, s'unit aux anneaux ou *proglottis* par un rétrécissement non articulé appelé *cou*. La partie renflée du scolex ou *tête* porte souvent une partie saillante antérieure (*rostellum*) et des organes de fixation comprenant toujours quatre ventouses ou deux bothridies, accompagnées ou non de crochets.

Les anneaux se forment derrière le cou, par bourgeonnement, repoussant ceux qui sont plus anciens, de sorte qu'ils sont d'autant plus jeunes qu'ils sont plus antérieurs, d'autant plus âgés qu'ils sont plus postérieurs. Les anneaux terminaux se détachent successivement de la chaîne, dont la longueur est ainsi limitée.

Les Cestodes n'ont pas d'appareil digestif, circulatoire ni respiratoire. Le système nerveux consiste en deux cordons longitudinaux, qui se réunissent en un anneau au niveau de la tête. L'appareil excréteur forme un système de canalicules aboutissant à deux paires de canaux longitudinaux latéraux, qui communiquent d'ordinaire entre eux par des anastomoses transversales et s'ouvrent à la partie postérieure du corps par un orifice appelé *foramen caudale*.

Chaque anneau est le plus souvent hermaphrodite, et les organes mâles et femelles viennent s'ouvrir à l'extérieur sur une saillie plus ou moins prononcée, qui est le *pore génital*. L'appareil mâle comprend un nombre variable de testicules, d'où partent autant de canalicules aboutissant, par un spermiducte ou canal déférent, à une poche péniale. Le spermiducte peut se renverser en dehors pour constituer un organe copulateur appelé *pénis* ou *cirre*. Les organes femelles comprennent en général deux ovaires ou germigènes, un oviducte ou germiducte, qui conduit les œufs dans l'utérus et reçoit à son origine l'embouchure du vagin, venu du pore génital. A ces organes sont annexés les vitellogènes, dont le produit est amené dans l'oviducte par les vitelloductes, plus la glande coquillière. L'utérus, où les œufs s'accumulent, se termine en cul-de-sac ou possède un orifice spécial de ponte.

En général, il y a auto-fécondation pour chaque anneau. L'œuf renferme un embryon sphérique armé de trois paires de crochets (embryon hexacanthe, oncosphère), dont le développement ultérieur a pour condition essentielle son passage dans un hôte convenable, presque toujours d'une espèce différente de celle qui héberge la forme rubanaire. Cette pénétration est passive. Arrivé dans l'appareil digestif de ce nouvel hôte, l'embryon, délivré de son enveloppe, traverse la paroi intestinale, passe généralement dans le torrent circulatoire, qui le porte dans l'organe favorable à son développement. Là, il se fixe et se transforme en une vésicule qui donne naissance par bourgeonnement à un scolex. C'est la forme larvaire.

L'évolution de ces formes larvaires s'achèvera si elles parviennent (passivement) dans l'intestin d'un hôte définitif convenable. La vésicule est détruite ; le scolex seul persiste ; il se fixe à la muqueuse et, par bourgeonnement, donne naissance à la chaîne des proglottis du Ver adulte.

Sous leur forme rubanaire, les Cestodes vivent dans l'intestin des Vertébrés ; la maladie qu'ils déterminent est le *Téniasis*. A l'état larvaire, ils se rencontrent chez les Vertébrés et les Invertébrés.

En ce qui concerne les Cestodes des Oiseaux, il est relativement peu d'espèces dont on connaisse l'hôte intermédiaire et, par conséquent, les phases évolutives. Lorsque cet hôte est connu, c'est presque toujours un Arthropode (surtout un Crustacé), quelquefois un Mollusque.

Les Cestodes parasites des Oiseaux domestiques appartiennent à la famille des *Téniidés*, caractérisée par un scolex pourvu de quatre ventouses. La famille des *Bothriocéphalidés* (deux bothridies ou ventouses allongées) ne comprend pour les Oiseaux que deux espèces mal déterminées, trouvées l'une chez la Poule, l'autre chez le Pigeon.

La famille des Téniidés, dont toutes les espèces ont été longtemps réunies dans l'ancien genre *Tænia* L., est aujourd'hui subdivisée en plusieurs sous-familles, qui comprennent chacune un nombre variable de genres. Les sous-familles et les genres qui sont représentés dans l'intestin des Oiseaux sont les suivants :

Anoplocéphalinés. — Tête dépourvue de rostellum et de crochets ; anneaux serrés, plus larges que longs ; utérus transversal ; embryon ordinairement muni d'un appareil piriforme. -- Genre *Bertiella* Stiles et Hassall. Une espèce chez le Pigeon.

Dipylidiinés. — Rostellum ordinairement armé de crochets ; ventouses fortes ; pores génitaux alternes, unilatéraux ou opposés ; organes génitaux simples ou doubles. La larve fait partie des Cysticercoïdes ou des Pseudo-cystiques, et est parasite d'Invertébrés (Arthropodes, Mollusques, etc.). — Genres *Hymenolepis* Weinl.,

Choanotænia Raill., *Amœbotænia* Cohn, *Metroliasthes* Ransom, *Cotugnia* Diamare.

Ces cinq genres peuvent être déterminés par l'emploi du tableau suivant :

Pores génitaux	unilatéraux		*Hymenolepis.*
	alternes. Scolex	avec une couronne de crochets.	Un cou. Nombreux anneaux. 16 à 20 crochets.... *Choanotænia.*
			Cou nul. 20 anneaux au plus. 12 crochets.... *Amœbotænia.*
		inerme....	*Metroliasthes.*
	doubles....		*Cotugnia.*

Les *Hymenolepis* se trouvent surtout chez les Palmipèdes ; *Choanotænia*, *Amœbotænia*, *Cotugnia* et *Metroliasthes* sont représentés chacun par une espèce, les trois premiers chez la Poule, le dernier chez le Dindon.

Davainéinés. — Rostellum armé d'une double couronne de crochets très nombreux, petits, en forme de marteau à bec recourbé ; ventouses presque toujours bordées de plusieurs rangées de petits crochets. Pores génitaux unilatéraux, quelquefois irrégulièrement alternes. Œufs réunis en petits groupes dans des espèces de capsules. — Genre *Davainea* R. Bl. et Raill. Chez les Gallinacés et le Pigeon.

Fimbriariinés. — Scolex caduc. Rostellum armé de crochets. Anneaux nombreux, non séparés par une segmentation, mais indiqués par les pores génitaux unilatéraux. — Genre *Fimbriaria* Fröl. Une espèce chez le Canard et peut-être la Poule.

Trois espèces encore mal connues, l'une parasite de la Poule, les deux autres du Canard domestique, demeurent rattachées provisoirement au genre *Tænia*. D'ailleurs, dans le langage courant, c'est sous le nom de « Ténias » que les Cestodes des Oiseaux restent désignés.

D. Les **Trématodes** parasites du tube digestif sont tous des Distomiens (Voy. p. 4). Leurs ventouses, toujours situées à la face ventrale, sont des cupules à peu près hémisphériques, saillantes, comprenant un système complexe de fibres musculaires, dont la contraction tend à produire le vide dans la cavité de la ventouse; il en résulte une adhérence intime de celle-ci à la muqueuse de l'hôte.

Le tube digestif est représenté par une cavité presque toujours bifurquée, à branches simples ou ramifiées, et terminées en cul-de-sac: il n'y a donc qu'une seule ouverture, la bouche, située d'ordinaire à l'un des pôles du corps, au fond d'une ventouse nommée pour cette raison ventouse *orale*; cette bouche fait aussi fonction d'anus. L'appareil excréteur consiste en un réseau de fins canalicules, se réunissant en des canaux de plus en plus larges, qui convergent finalement vers un ou plusieurs vaisseaux longitudinaux. L'appareil se termine à l'extrémité postérieure du corps par un pore excréteur.

A l'exception des Schistosomidés, tous les Trématodes sont hermaphrodites. Les organes mâles consistent d'ordinaire en deux testicules de forme variable, dont les canaux déférents se réunissent pour aboutir à un *cirre* ou pénis, enveloppé dans une gaine (*poche du cirre*) qui s'ouvre à l'extérieur par un orifice dont la situation est variable. Les organes femelles comprennent un *ovaire*, dont les ovules passent dans l'oviducte. A l'ovaire sont adjoints des *vitellogènes*, culs-de-sac glanduleux très nombreux, sécrétant un liquide granuleux et se réunissant en deux canaux longitudinaux (*vitelloductes*), joints à leur tour par un canal transversal. Sur celui-ci vient s'aboucher l'oviducte. Ce carrefour est enveloppé par la *glande coquillière*. L'oviducte se continue en un tube flexueux irrégulier (*utérus*), dont la partie terminale (*vagin*) s'ouvre tout près de l'orifice mâle.

Chez les Trématodes, on constate soit l'auto-fécondation, soit la copulation entre deux individus.

Les Trématodes Distomiens sont ovipares, et leur développement comporte des métamorphoses et des migrations, bien étudiées dans quelques espèces.

Les œufs ont subi dans l'utérus la segmentation, et parfois même l'embryon s'y est déjà formé. Pondus ou arrivés dans un milieu humide, généralement dans l'eau même, ils continuent leur évolution, et des embryons en sortent au bout d'un certain temps, lesquels sont tantôt nus, tantôt ciliés (*embryons infusoriformes* ou *miracidia*). Après un séjour de durée variable dans l'eau, ils ont à pénétrer dans le corps d'un animal aquatique, d'ordinaire dans un Mollusque. Là, ils perdent leurs cils et se transforment en un organisme plus ou moins complexe, sorte de sac généralement muni d'une ventouse (*sac germinatif, sac cercarigère*), qui tantôt est dépourvu de bouche et de tube digestif (*sporocyste*), tantôt possède l'une et l'autre (*rédie*). Ces sacs germinatifs peuvent en engendrer d'autres par scission ou par bourgeonnement. Ils représentent la seconde phase du développement extérieur.

Chaque sporocyste ou chaque rédie produira à son intérieur de nouveaux organismes, dits *cercaires*. Ceux-ci rappellent par leur organisation les Distomiens adultes ; ils en ont les ventouses, mais ils en diffèrent par l'absence des organes génitaux et par la présence d'une queue très mobile, à l'extrémité postérieure de leur corps ovalaire.

Au bout d'un certain temps, ils s'échappent du sac germinatif, quittent le corps de leur hôte et, nageant ou rampant dans l'eau, vont à la recherche d'un autre animal aquatique (Mollusque, Ver, larve d'Insecte, plus rarement un Poisson ou un Batracien). Ercolani en a trouvé chez des Mollusques terrestres, et ils peuvent se fixer parfois sur certaines plantes ou des corps inorganiques voisins de leur milieu liquide. Arrivés dans leur nouveau séjour, ils perdent leur appendice caudal, s'enkystent, ébauchent quelquefois leurs organes sexuels et, dans cet état de Distomiens agames, attendent la circonstance qui les portera dans l'estomac d'un troisième hôte se nourrissant du second.

Celui-ci est digéré ; le kyste est dissous ; le parasite mis en liberté gagne l'organe qui doit être son habitat définitif (intestin, canaux biliaires, vessie urinaire, appareil respiratoire, sinus sousorbitaire des Oiseaux, etc.). Là, le Trématode, acquérant ses organes génitaux, atteint l'état adulte.

Le rôle important de l'eau dans la succession des diverses phases du développement explique la plus grande fréquence des Trématodes chez les Palmipèdes. Il ne semble pas, d'ailleurs, que ces parasites, toujours peu nombreux chez le même individu, assez rares et de petite taille, exercent une influence appréciable sur la santé de leur hôte. On les désigne généralement sous le nom de « Douves ».

Les espèces parasites des Oiseaux domestiques sont réparties dans quatre familles : *Holostomidés, Fasciolidés, Schistosomidés* et *Monostomidés*. Le tableau suivant indique les principaux caractères différentiels de ces familles :

Corps divisé par un étranglement en deux régions :
une antérieure élargie, concave; une postérieure
cylindrique.. *Holostomidés*.

Corps sans étranglement.
- Deux ventouses (orale et ventrale).
  - Hermaphrodites.... *Fasciolidés*.
  - Unisexués........ *Schistosomidés*.
- Une seule ventouse (antérieure, orale)..................... *Monostomidés*.

Une seule espèce d'HOLOSTOMIDÉS (*Holostomum gracile* Duj.) a été trouvée dans l'intestin du Canard domestique.

Les SCHISTOSOMIDÉS ne fournissent aussi qu'une espèce (*Bilharziella polonica* Kow.), rencontrée dans la vésicule biliaire du Canard domestique.

Les FASCIOLIDÉS comprennent six genres, qui fournissent des parasites aux Oiseaux domestiques : *Echinostomum* Rud., *Prosthogonimus* Lühe, *Clinostomum* Leidy, *Opisthorchis* R. Blanchard, *Metorchis* Looss et *Bunodera* Raill. Le tableau suivant donne leurs principaux caractères :

Ventouse antérieure sans papilles ni lobes.
- Corps recouvert de piquants, au moins en partie.
  - Ventouse antérieure entourée de piquants ou située dans un disque ou entre deux lobes bordés de piquants........... *Echinostomum*.
  - Ventouse antérieure non entourée de piquants.
    - Pore génital situé à gauche, un peu en avant de la ventouse antérieure.. *Prosthogonimus*.
    - Pore génital médian, situé très en arrière............... *Clinostomum*.
  - Corps nu. Testicules (2) en arrière de l'appareil femelle.........
    - Testicules situés l'un derrière l'autre... *Opisthorchis*.
    - Testicules situés à côté l'un de l'autre............ *Metorchis*.

Ventouse antérieure entourée de papilles ou de lobes charnus... *Bunodera*.

Les parasites des Oiseaux domestiques fournis par les Monostomidés sont répartis en trois genres : *Notocotyle* Diesing, *Cyclocœlum* Brandes, *Typhlocœlum* Stossich. Le tableau suivant en donne les principaux caractères :

Corps muni de papilles ventrales en séries longitu-nales. Branches de l'intestin terminées en cæcums.. *Notocotyle*.

Corps sans papilles ven-trales. Branches de l'in-testin anastomosées en arrière ....

Branches de l'intestin simples, non rameuses. *Cyclocœlum*.

Branches de l'intestin munies de cæcums le long de leur bord in-terne.................. *Typhlocœlum*.

E. Les Nématodes (Voir p. 4) sont généralement blanchâtres ; ils peuvent aussi être jaunes, bruns, rouges ou marbrés. La surface du corps est lisse ou striée transversalement, quelquefois longitudinalement ; elle est constituée par une *cuticule* chitineuse transparente, ferme, élastique, qui forme parfois des tubercules, des épines, des poils, etc., ou des expansions dites ailes.

L'extrémité céphalique, distincte ou non du reste du corps, armée ou non, ailée ou non, présente à son sommet la bouche, orbiculaire ou elliptique, pourvue souvent de trois ou de six petites lèvres molles ou cornées, presque toujours garnies de papilles. Le canal digestif s'étend d'une extrémité du corps à l'autre. La bouche s'ouvre parfois dans un infundibulum (*capsule buccale*), auquel l'œsophage fait suite ; souvent celui-ci est le premier com-partiment digestif ; c'est un tube étroit, à parois épaisses, muscu-leuses, qui est parfois étranglé en arrière pour former une dilata-tion dite *ventricule*. L'intestin vient ensuite ; il est simple, à parois minces, peu ou pas flexueux ; il se termine par le rectum, plus étroit, un peu musculeux, et enfin par l'anus, toujours ven-tral, terminal ou presque terminal.

Les sexes sont toujours séparés, sauf de très rares exceptions. Le mâle, habituellement plus petit que la femelle, se reconnaît d'ordinaire à sa queue plus recourbée. Son appareil génital vient aboutir, avec le canal digestif, dans un cloaque. Au voisinage de celui-ci se trouvent souvent une ou deux pièces chiti-neuses allongées (*spicules*), qui servent à fixer la femelle pendant l'accouplement. Dans certains cas, la copulation est aidée par la présence d'une *bourse caudale*, expansion campaniforme, qui maintient le mâle étroitement uni à la femelle. — Les femelles ont un ou deux tubes ovariens, qui aboutissent à une vulve, dont la situation, toujours ventrale, se rapproche plus ou moins de l'une ou de l'autre extrémité du corps. Les Nématodes sont ovipares ou ovovivipares. — Ceux qui sont parasites passent par des phases variées pour accomplir leur développement : tantôt les œufs peuvent évoluer dans l'hôte définitif; tantôt les embryons et même les individus adultes passent une partie de leur vie dans le monde extérieur; tantôt enfin ils ont besoin d'un hôte intermédiaire avant d'atteindre celui chez lequel ils prendront leur forme adulte.

Les Nématodes sont répartis en de nombreuses familles, dont quatre comprennent des parasites des Oiseaux domestiques : *Ascaridés*, *Strongylidés*, *Trichuridés* et *Filariidés*.

1° **Ascaridés.** — Corps relativement épais. Bouche ordinairement entourée de trois lèvres souvent papillifères : une dorsale et deux ventrales. Ces lèvres offrent de puissantes masses (pulpe sous-cuticulaire), qui se reconnaissent à leur teinte sombre à travers la cuticule. Œsophage long, musculeux, renflé en arrière. Mâles pourvus d'un ou de deux spicules. Femelles à double ovaire; ovipares.

Tous les Ascaridés vivent dans l'intestin, et spécialement dans l'intestin grêle, de divers Vertébrés ; ils ont vraisemblablement tous un développement direct.

Deux genres ont des représentants chez les Oiseaux domestiques : *Ascaris* L. et *Heterakis* Duj. La différence principale entre ces deux genres est donnée par les mâles, qui, chez les *Ascaris*, ont deux spicules égaux ; tandis que, chez les *Heterakis*, les spicules sont souvent inégaux et, de plus, le cloaque est précédé d'une *ventouse préanale* munie ou non d'un anneau chitineux.

Les Ascarides ne nous intéressent que par une espèce, qui vit chez le Canard; au contraire, les Hétérakis vivent surtout chez les Oiseaux.

2° **Strongylidés.** — Bouche entourée de six papilles plus ou moins visibles et parfois maintenue béante par une armature chitineuse. Les mâles ont un ou deux spicules et toujours une *bourse caudale* entière ou divisée. Les femelles ont un ou deux ovaires ; elles sont ovipares ou ovovivipares.

Les Strongylidés des Oiseaux domestiques appartiennent à cinq genres : *Hystrichis* Duj., *Strongylus* O.-F. Müller, *Syngamus* Sieb., *Sclerostomum* Blainv. et *Physaloptera* Rud. Les Syngames ne se trouvent que dans l'appareil respiratoire. Les Hystrichis vivent exclusivement entre les tuniques de l'œsophage et du ventricule succenturié des Oiseaux. Deux Strongles, un seul Sclérostome et un seul Physaloptère se recontrent chez les Oiseaux domestiques; ils vivent dans l'appareil digestif. Ces quatre derniers genres se distinguent par les caractères suivants :

Hystrichis. — Vers filiformes, dont la partie antérieure est hérissée de piquants et parfois renflée en forme de tête. Mâle à bourse caudale entière, campanulée, à spicule unique, filiforme et très long. Femelle pourvue d'un seul ovaire ; vulve à l'extrémité caudale près de l'anus.

Strongylus. — Bouche dépourvue d'armature chitineuse. Mâle à bourse caudale entière ou lobée, munie de rayons ou côtes; deux spicules égaux. Femelle pourvue de deux ovaires; vulve presque toujours située dans la moitié postérieure du corps.

Sclerostomum. — Bouche pourvue d'une armature chitineuse et suivie d'une capsule buccale. Bourse caudale ordinairement trilobée et pourvue de côtes ; deux spicules égaux. Deux ovaires; vulve dans la partie postérieure du corps.

Physaloptera. — Bouche à deux lèvres égales, latérales, armées de dents à l'extrémité et au côté interne, et munies chacune de trois papilles en dehors. Le mâle a deux spicules inégaux et possède une bourse caudale consistant en un rebord cuticulaire vésiculeux, non divisé, qui embrasse de tous côtés l'extrémité postérieure. La femelle est ovipare ; la vulve s'ouvre dans la partie antérieure du corps.

3° **Trichuridés**. — Corps allongé, dont la partie antérieure est longue et mince, la partie postérieure (contenant les organes génitaux) plus ou moins renflée. Bouche nue. Mâles pourvus d'un spicule simple ou dépourvus de spicule, sans bourse caudale. Femelles à ovaire unique ; vulve située à l'origine de la partie renflée du corps ; généralement ovipares ; les œufs présentent à chaque pôle une sorte de goulot recouvert d'un bouchon albumineux. — Un seul genre comprend des espèces avicoles, qu'on trouve dans l'appareil digestif : *Trichosoma* Rud.

4° **Filariidés**. — Les Filariidés (Voir p. 86) parasites des Oiseaux domestiques sont répartis en cinq genres : *Filaria* O.-F. Müller, *Spiroptera* Rud., *Dispharagus* Duj., *Gongylonema* Molin et *Tropisurus* Dies.

Filaria. — Corps allongé, filiforme. Mâles bien plus petits que les femelles, à extrémité caudale incurvée ou spiralée, souvent munie d'ailes membraneuses latérales ; spicules inégaux ; presque toujours quatre papilles préanales et un nombre variable de post-anales. Vulve située toujours près de l'extrémité antérieure. — Ces Vers sont surtout parasites des séreuses et du tissu conjonctif sous-cutané.

Spiroptera. — Corps plus court et plus épais que celui des Filaires. Mâles à queue spiralée et munie d'ailes latérales membraneuses. Vulve moins rapprochée de la bouche. — Ces Vers se rencontrent surtout dans des tumeurs de l'œsophage, de l'estomac ou de l'intestin des Vertébrés.

Dispharagus. — Œsophage formé de deux parties distinctes : l'antérieure étroite et tubuleuse, la postérieure longue, épaisse et suivie d'un ventricule encore plus épais. Le corps montre en avant deux lèvres, d'où partent quatre cordons cutanés dirigés en arrière, parfois repliés ensuite en avant et qui sont probablement des organes tactiles. Mâles à extrémité caudale plus ou moins contournée et munie d'ailes latérales ; deux spicules inégaux. Femelles à ovaire unique ; ovipares. — Les Dispharages vivent dans la partie antérieure du tube digestif des Oiseaux, fixés dans ses parois.

Gongylonema. — Extrémité antérieure du corps portant de nombreuses saillies cuticulaires, arrondies ou ovalaires (écussons). Sur les lignes médianes, immédiatement derrière la bouche, deux dépressions semi-lunaires. Une espèce parasite de la Poule.

Tropisurus. — Mâles à corps fusiforme, à queue droite, aiguë, excavée en dessous ; deux spicules inégaux. Femelles à corps subglobuleux, parcouru par quatre bandes longitudinales et équidistantes, à queue courte et conique ; vulve dans la partie postérieure du corps. — Les Tropisures se trouvent entre les tuniques des parties antérieures du tube digestif des Oiseaux. Le Canard est la seule espèce domestique qui en héberge.

Les nombreux parasites de l'appareil digestif seront passés en revue successivement dans chacune des espèces d'Oiseaux domestiques.

Art. I. — **Poule.**

§ 1. — **Parasites de la bouche, de l'œsophage et de l'estomac.**

1° *Muguet*.

En médecine humaine, on appelle *muguet* une affection spéciale de la cavité buccale, caractérisée par la production d'un enduit blanchâtre, caséeux, composé par les filaments d'un Champignon, l'*Endomyces albicans* (Robin) et par une prolifération épithéliale, dont le développement est soumis à certaines conditions particulières.

Endomyces albicans est très voisin des Levures ou *Saccharomyces*. Ses filaments, dans le muguet, sont tubuleux, cylindriques, droits ou incurvés, de 3 à 5 μ de diamètre sur 50 à 600 μ de longueur, cloisonnés en articles de 30 à 50 μ, qui sont arrondis à leurs extrémités et de plus en plus courts vers la périphérie ; les filaments portent çà et là, au niveau des cloisons, des articles globuleux, de 5 à 7 μ, qui se dissocient, ou des rameaux cloisonnés, simples ou eux-mêmes ramifiés.

Cette maladie, qui est commune sur les enfants à la mamelle, a été observée en Allemagne sur les Veaux, les Poulains et les volailles. En ce qui concerne ces dernières, les observations sont encore peu nombreuses et d'une authenticité variable.

La première, recueillie par Eberth, concerne une Poule très maigre, morte après des convulsions violentes. La muqueuse œsophagienne, depuis le milieu de la longueur de ce conduit jusqu'à l'entrée du jabot, portait plusieurs dépôts blancs, peu étendus et très adhérents. La surface interne du jabot était recouverte d'une couche blanche, de deux tiers de millimètre d'épaisseur et semblable au dépôt du muguet. En arrière du jabot, l'œsophage présentait encore quelques taches plus isolées et de couleur brun jaunâtre. L'examen microscopique de l'enduit blanchâtre l'a montré constitué par des spores et des filaments semblables à ceux d'*Endomyces albicans*. Les spores étaient rondes et de 4 à 5 μ de diamètre, ou ovales et de 6μ,5 dans leur plus grand diamètre. Les filaments étaient arborescents et avaient 2 à 4 μ de largeur.

La seconde observation est due à P. Martin. Elle est relative à un jeune Dindon, à l'autopsie duquel on trouva, dans la partie postérieure de l'œsophage, jusqu'au ventricule succenturié, une couche de muguet offrant, par ses caractères à l'œil nu et au microscope, une identité presque complète avec ce qu'Eberth avait déjà vu. Il y avait, en outre, des lésions pulmonaires sans relation évidente avec le parasite. P. Martin a inutilement essayé de transmettre cette maladie à deux Poules saines et bien portantes en leur déposant dans le bec des produits spécifiques pris sur le Dindon mort de muguet.

Zürn suppose que, dans les cas de ce genre, il y a contagion de l'enfant à l'Oiseau par la bouillie ou toute autre préparation alimentaire, qui, après avoir été contaminée par l'enfant, aura été abandonnée aux volailles. Les renseignements recueillis par Martin semblent établir que c'est bien ainsi que le Dindon de son observation avait été contaminé (1).

<hr>

(1) J. Eberth, Archiv f. path. Anat. u. Physiol., XIII. 1858, p. 528. — P. Martin, Jahresber. d. Thierarzneischule in München, 1882-1883, p. 123. — Reimann, Zürn, Dresdner Blätter f. Geflügelzucht, 1885. — Sohnle, Klee, Geflügelbörse, 1891, 1900, 1901.

J'ai tenté de réaliser cette transmission sur deux Poulets, en déposant dans les anfractuosités de la cavité buccale des doses relativement massives de muguet d'enfant ; je leur en ai étalé sur la crête préalablement raclée jusqu'à suintement, et je n'ai rien remarqué qui annonçât une implantation du parasite.

Il faudrait donc admettre une prédisposition, consistant dans un état maladif antérieur. C'était le cas du Dindon de la seconde observation.

Il faut dire aussi que, dans les observations d'Eberth et de Martin, le Champignon n'a été assimilé à celui du muguet de l'Homme que d'après l'observation microscopique et non d'après des cultures. Or Plaut (1887) a produit le muguet du jabot chez des Poules et des Pigeons en leur injectant une moisissure blanchâtre, *Monilia candida*, provenant du bois pourri. Ce Champignon, bien différent d'*Endomyces albicans*, se rencontre d'ailleurs assez communément sur les matières végétales en décomposition.

Reimann et Zürn disent avoir observé le muguet chez des Poules, l'un quatre fois et l'autre trois. Sohnle et Klee ont aussi noté des observations de ce genre. Klee dit que le dépôt mycosique, répandu dans la gorge, l'œsophage et le jabot, était partagé en bandes par des crevasses (1).

Le diagnostic du muguet des volailles est impossible lorsqu'il siège dans l'œsophage et le jabot ; mais, pour la cavité buccale et l'arrière-bouche, il sera facile à reconnaître par le dépôt blanc qui l'accompagne et surtout par l'examen microscopique.

(1) Zürn et Klee disent aussi avoir vu le muguet chez le Pigeon : mais il n'est pas certain qu'ils n'aient eu affaire à la diphtérie.

Rivolta a décrit, sous le nom de *Cercomonas gallinæ*, un Flagellé ovoïde ou discoïde, long de 14μ,25, large de 5μ,7, dont le pôle obtus porte un prolongement aussi long que le corps, et le pôle aigu trois flagelles réunis par leur base. Rivolta attribue à ce parasite la production d'une forme d'angine croupale observée sur les Poulets et les Pigeonneaux (*Giornale di Anat.. Fisiol. e Patol. degli Animali*, 1878, p. 149). Cette étiologie de l'angine croupale des volailles n'a pas été confirmée par les observations ultérieures.

Quant au *Cercomonas gallinarum* Davaine, que bien des auteurs attribuent à la Poule, il a été trouvé dans l'intestin d'une Perdrix.

Le traitement consistera à badigeonner l'intérieur du bec avec une solution de borate de soude au dixième ou de sublimé au millième.

2° *Trématodes.*

Douve pellucide (*Prosthogonimus pellucidus* [Linst.]). — Ver transparent, rougeâtre, foliacé, atténué en avant, revêtu d'épines dans sa moitié postérieure, à ventouses larges et presque égales ; long de 9 millimètres, large de 5 millimètres.

Cinq exemplaires de cette espèce ont été trouvés par von Linstow dans l'œsophage d'une Poule. L'intestin du Ver contenait une matière brune, qui était probablement du sang à demi digéré.

3° *Nématodes.*

De l'œsophage au gésier de la Poule, on peut trouver huit espèces différentes de Nématodes : un Spiroptère, quatre Dispharages, un Gongylonème, un Physaloptère et un Trichosome.

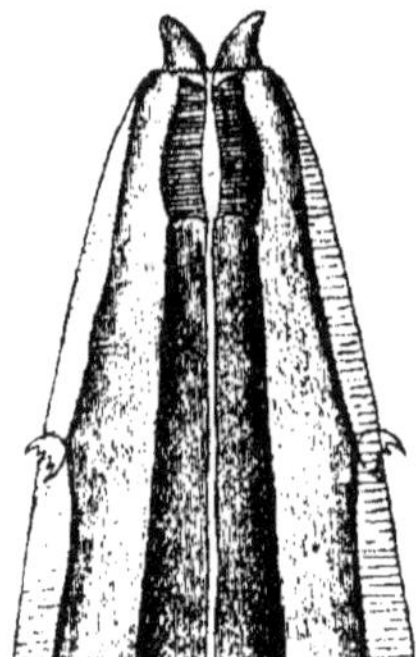
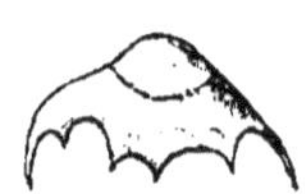

Fig. 53. — *Spiroptera pectinifera*, extrémité céphalique. En bas, une papille post-œsophagienne plus grossie (Orig.).

1° **Spiroptère à peignes** (*Spiroptera pectinifera* Neum.). — Ver blanchâtre ; bouche à deux lèvres coniques ; en arrière de chaque lèvre, à environ trois fois la longueur de l'œsophage, se trouve une papille en croissant, dont le bord concave est découpé en six ou sept dents. *Mâle* long de 4 à 5mm,2 ; extrémité caudale bordée de deux ailes membraneuses ; quatre papilles préanales, cinq postanales ; deux spicules très inégaux. *Femelle* longue de 6mm,5 à 9mm,5 ; œufs embryonnés.

Ce Ver vit implanté plus ou moins profondément par son extrémité antérieure dans la muqueuse du gésier; celle-ci est recouverte d'un enduit brunâtre, épais de 2 à 3 millimètres, qui adhère intimement au tissu sous-jacent et est formé d'un mélange de sang et de débris parasitiques. La muqueuse altérée est creusée de dépressions irrégulières, à fond grenu, rougeâtre, hémorragique.

Cette spiroptérose a été observée dans l'Isère par Rabieaux, dans l'Ardèche par Fourest et Nicolas (1); les deux élevages atteints ont perdu, de ce fait, une grande partie de leur effectif : sur 400 Poules, dont 150 jeunes, 60 ont succombé ; la mortalité a été de 9 p. 100 pour les Poulets de l'année (Rabieaux); — sur 90 sujets, le quart a succombé, et les survivants étaient tous plus ou moins malades (Nicolas). Les Pintades, qui, dans les deux cas, vivaient avec les Poules, ont été atteintes aussi, mais dans une proportion bien moindre. Les symptômes ont été ceux d'une anémie et d'une cachexie progressives, bien que l'appétit fût d'ordinaire conservé jusqu'au dernier moment. Entre l'apparition des premiers symptômes et la mort, il s'écoule un à trois mois, suivant l'âge et la vigueur des sujets.

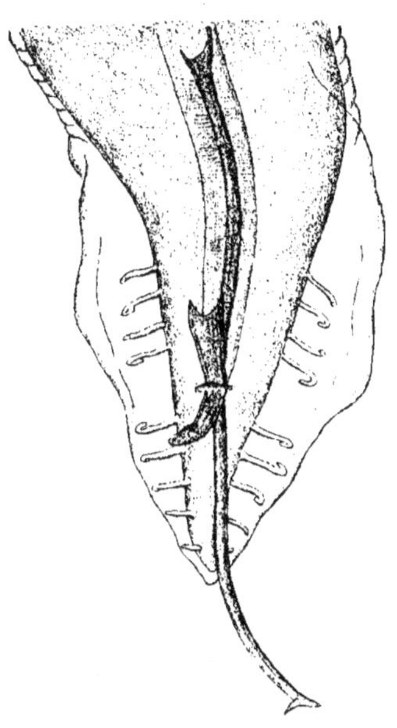

Fig. 54. — *Spiroptera pectinifera*, mâle. Extrémité caudale, grossie 175 fois (Orig.).

C'est peut-être le *Spiroptera pectinifera* que Rivolta et Delprato ont trouvé dans des nodules des parois du gésier chez la Poule. Il en est probablement de même dans l'obser-

(1) A. RABIEAUX, Journ. de méd. vétér. et de zootechnie, 1900, p. 46. — G. NEUMANN, Revue vétér., 1900, p. 513. — J. NICOLAS. Journ. de méd. vétér. et de zoot., 1904, p. 136.

vation de Legros, rapportée au *Dispharagus nasutus*
(Voir plus bas).

2° **Dispharage spiralé** (*Dispharagus spiralis* Molin). — Corps
inerme, généralement enroulé en spirale. Deux petites lèvres
papilliformes, d'où partent les cordons cutanés flexueux, qui, après
un certain trajet, reviennent en avant sans
se joindre. *Mâle* long de 7 millimètres ; cinq
papilles postanales ; spicule principal long,
mince, incurvé ; l'autre court, naviculaire.
Femelle longue de 9 millimètres ; vulve
située dans la partie postérieure du corps.

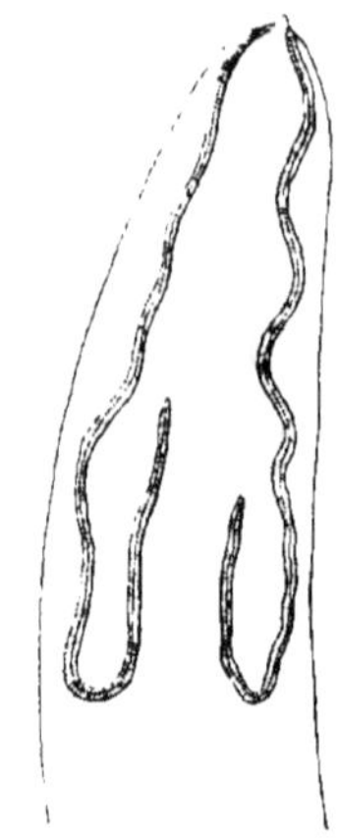

Fig. 55. — *Dispharagus spiralis*, mâle. Extrémité céphalique, grossie 75 fois (Orig.).

Ce Ver a été trouvé à Padoue par Molin dans l'œsophage de la Poule, et au Turkestan par Fedtshenko dans l'intestin de cet Oiseau. Je l'ai recueilli à Toulouse, fixé à la muqueuse du ventricule succenturié. Ce sont probablement des larves de cette espèce que Rivolta et Delprato ont décrites sous le nom de *Trichina papillosa*. Ils les ont trouvées chez la Poule, enkystées dans le tissu conjonctif autour de l'œsophage, du jabot et du ventricule succenturié, ainsi que dans les parois de l'intestin et dans le mésentère.

3° **Dispharage à nez saillant** (*Dispharagus nasutus* Rud.). — Ne
diffère guère du Dispharage spiralé que par la femelle, dont la
vulve est située dans la partie antérieure du corps. Il se pourrait,
d'ailleurs, que la séparation des deux espèces fût le résultat d'une
erreur de Molin et que la vulve soit toujours située dans la partie
postérieure du corps. Piana, qui rattache à *Dispharagus nasutus* les
Vers qu'il a bien étudiés, indique la vulve dans la partie postérieure. Si les deux espèces n'en forment qu'une, *Dispharagus
nasutus*, par priorité, serait son nom.

C'est à *D. nasutus* que sont rapportés la plupart des cas

d'helminthiase pré-intestinale observés chez la Poule(1).
Les Vers se trouvaient fixés en très grand nombre dans
les glandules du ventricule succenturié (Molin, Colucci,
G.-P. Piana), ou dans l'épaisseur de la muqueuse du gésier
(Legros).

Dans l'épizootie observée par Legros, l'helminthiase sévissait sur les Poules d'une basse-cour, où plusieurs races
gallines étaient rassemblées. C'étaient surtout des Poules
de Crèvecœur qui y succombaient : on les voyait maigrir,
devenir tristes et mourir épuisées sans avoir jamais perdu
l'appétit; elles avaient, au contraire, pendant leurs derniers
jours, une voracité inaccoutumée. Leur gésier était hérissé
de *Dispharagus nasutus*, les uns entièrement cachés dans
l'épaisseur de la muqueuse, les autres insérés par une
extrémité dans cette membrane et flottant librement par
l'autre dans la cavité de l'organe. Ils étaient si serrés les
uns contre les autres qu'en certains endroits ils figuraient
une sorte de tissu.

Colucci a étudié une épizootie analogue, mais les Vers
étaient logés dans le ventricule succenturié. Le volume de
l'organe était presque doublé, sa forme sphérique, sa muqueuse fort épaissie dans les points où les parasites étaient
le plus serrés ; leur présence avait déterminé une altération
profonde des glandes, cause évidente de la mauvaise nutrition des malades. Colucci dit avoir obtenu de bons résultats en administrant chaque jour, matin et soir, une capsule
de 0^{gr},50 d'essence de térébenthine.

L'observation de Molin, de Casali et la mienne rentrent
dans ce cas : les Dispharages, enfoncés dans les glandules
du ventricule succenturié, étaient si nombreux que la muqueuse avait un aspect villeux.

(1) R. Molin, Sitzungsber. der mathem. naturw. Classe der k. Akad.
der Wissenschaften, Wien, 1859. p. 482. — Legros. C. R. de la Soc. de
biol., 1863, p. 136. — T. Casali. Annuario d. Soc. dei Naturalisti di
Modena. 1874, p. 10. — V. Colucci, Mem. della R. Accademia d. Scienze
d. Istituto di Bologna, 1893, p. 605. — G.-P. Piana. Atti d. Soc. Ital. di
sc. naturali. XXXVI, 1897, p. 239.

Piana a trouvé dans le *Porcellio lævis*, Crustacé Isopode, très voisin des Cloportes, de jeunes Nématodes qu'il croit appartenir à la même espèce (*Dispharagus nasutus*) rencontrée par lui dans le ventricule succenturié de la Poule. Il en conclut que les Poules s'infestent en faisant la chasse à ces Cloportes, qui prennent les germes du parasite en mangeant des excréments de Poules infestées. Mais cette hypothèse ne repose que sur des ressemblances morphologiques, non sur une démonstration expérimentale.

4° **Dispharage à crochets** (*Dispharagus hamulosus* [Dies.]). — Corps muni de huit ailes longitudinales linéaires et dentées. Deux grandes lèvres latérales triangulaires, chacune avec deux papilles latérales. Les cordons cuticulaires sont plissés irrégulièrement et s'étendent jusqu'à l'extrémité postérieure. Longueur : 12 à 14 millimètres (mâle) et 16 à 25 millimètres (femelle).

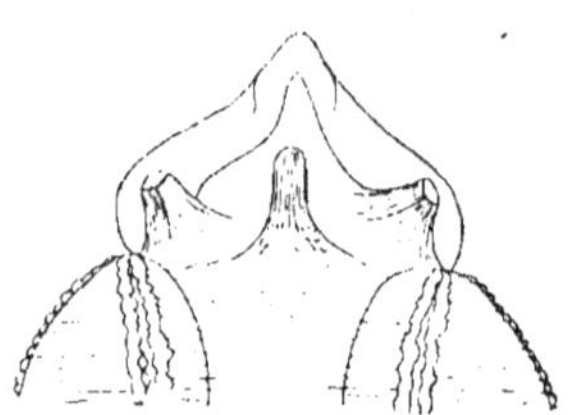

Fig. 56. — *Dispharagus hamulosus*. Extrémité céphalique, grossie 195 fois (Drasche).

Ce Ver a été trouvé au Brésil, par Natterer, dans de petites excroissances charnues de la surface du gésier de la Poule, et en Vénétie par A.-P. Ninni, dans les parois du gésier d'un Poulet.

5° **Dispharage à tête large** (*Dispharagus laticeps* [Rud.]). — Les cordons cuticulaires, après s'être dirigés en arrière, reviennent en avant pour se joindre deux à deux; un peu en arrière de leur terminaison, on voit, de chaque côté, une papille à trois pointes. Longueur : 9 à 10 millimètres (mâle) et 12 à 14 millimètres (femelle).

Ce Ver se rencontre dans l'œsophage, le ventricule succenturié et le gésier de divers Rapaces. Stossich l'indique aussi chez la Poule [1].

6° **Gongylonème du jabot** (*Gongylonema ingluvicola* Ransom). — Ver long de 17 à 19 millimètres (mâle) et de 32 à 45 millimètres

____

(1) C'est peut-être le même Ver que Vincenzo Rosa a trouvé entortillé sur lui-même, dans des tumeurs du volume d'une cerise qui adhéraient au gésier d'une Poule (1794).

(femelle). Zone d'écussons occupant environ le vingtième antérieur de la longueur.

Trouvé dans le jabot d'une Poule, à Washington.

7° **Physaloptère tronqué** (*Physaloptera truncata* Schn.). — Lèvres munies chacune d'une grosse dent externe, épaissie en bouton à son extrémité ; dents internes cordiformes. Longueur : 25 millimètres (mâle) et 33 millimètres (femelle).

Ce Ver a été trouvé dans le gésier de la Poule, au Brésil, par Olfers et Sello.

8° **Trichosome annelé** (*Trichosoma annulatum* Molin). — Corps blanc, capillaire, très atténué en avant, à stries transversales de la cuticule délicates et très rapprochées. Longueur : 15 millimètres (mâle) et 80 millimètres (femelle).

Trouvé à Padoue, par Molin, sous l'épithélium de la muqueuse œsophagienne de la Poule.

Zürn dit avoir rencontré dans la musculature du gésier d'un Coq le Trichosome à collier. C'est un fait exceptionnel, car ce parasite appartient à la faune intestinale.

Bakody avait cru trouver des Trichines enkystées dans les parois du gésier et de l'intestin chez des Poules qui avaient succombé à la suite d'une petite épizootie. Leuckart a fait observer qu'il s'agissait évidemment de larves de quelque Filariidé, susceptibles de s'enkyster, comme il n'est pas rare d'en rencontrer chez des Vertébrés divers.

§ 2. — **Parasites de l'intestin** (1).

1° *Coccidiose* (2).

Les Coccidies que l'on a trouvées dans l'intestin de la Poule ont été vues d'abord par Silvestrini et Rivolta, puis par Perroncito. Elles représentent une espèce distincte,

(1) Artault dit avoir presque constamment trouvé, dans le cloaque de la Poule, des organismes qu'il rapporte aux Amibes. Gayon avait fait une observation semblable. La présence de ces organismes est tout à fait indifférente à l'Oiseau.

(2) A. RAILLIET, art. *Sporozoaires*, Nouv. Dict. prat. de méd., de chir. et d'hyg. vétér., XX, 1892, p. 357. — ECKARDT, *Ueber Coccidiosis intestinalis beim Geflügel*. Berliner tierärztl. Wochenschr., 1903, n° 11, p. 177. — G.-B. MORSE, *White diarrhea of chicks*. Circulaire 128 du Bureau of animal industry, Washington, 1908.

Eimeria avium (Silv. et Riv.) ou *Coccidium tenellum* Railliet et Lucet, que Railliet et Lucet ont particulièrement étudiée.

La Coccidie de la Poule est de forme ramassée, ordinairement ellipsoïde (les deux pôles ayant la même largeur), à coque mince ; elle atteint à l'état d'oocyste 24 à 36 µ de long sur 12 à 22 µ de large. Son développement est conforme au type général (Voir p. 90). La transmission expérimentale a été nettement réalisée par Railliet et Lucet, en faisant prendre à des Poussins des Coccidies parvenues, après séjour dans l'eau, à la formation des sporozoïtes.

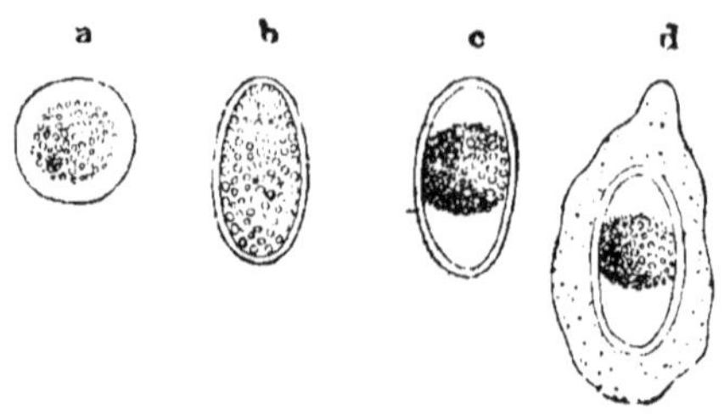

Fig. 57. — *Eimeria avium* de la Poule. — *a, b*, Coccidies extraites des cellules épithéliales de l'intestin et représentant les premières phases du développement de l'oocyste ; *c*, Coccidie adulte enkystée, trouvée libre dans l'intestin ; *d*, Coccidie adulte enkystée dans une cellule épithéliale grossie et déformée (Perroncito).

La coccidiose intestinale des Poules prend souvent la forme épizootique et atteint presque autant les adultes que les Poussins. Les Oiseaux affectés deviennent tristes, perdent l'appétit, maigrissent, ont d'abord de la constipation, puis une diarrhée abondante, parfois sanguinolente ou rouge-brique, plus souvent blanchâtre et ensuite verdâtre ; le plumage est terne ; les malades deviennent apathiques et s'isolent ; la crête prend une teinte bleuâtre ; il y a une salivation abondante ; la mort arrive en deux à trois jours. Quelquefois et surtout chez les adultes, la maladie se prolonge pendant deux semaines ; elle peut même passer à l'état chronique. Les volailles sont alors réduites à l'état squelettique et succombent dans le marasme. L'évolution est particulièrement rapide chez les sujets très jeunes. La mortalité atteint 60 à 70 p. 100 des effectifs. Le diagnostic peut être fixé par la découverte des Coccidies dans le flux diarrhéique.

Les lésions sont d'ordinaire localisées dans l'intestin grêle et surtout dans le duodénum. La muqueuse est rouge foncé, épaissie, parsemée de taches ou de traînées blanchâtres, irrégulières, formées par des amas de Coccidies. Les matières alimentaires, peu abondantes, baignent dans un liquide rougeâtre ou même lie de vin, qui renferme de nombreuses Coccidies enkystées (oocystes), libres ou logées encore dans des cellules épithéliales. Les villosités sont injectées et dépouillées plus ou moins de leur épithélium (1).

Dans certains cas, les lésions se trouvent surtout ou exclusivement dans les cæcums. Chez les Poussins de trois semaines à un mois, les cæcums ont leur coloration normale, laissent voir par transparence les amas de parasites et sont distendus par un exsudat jaunâtre et compact. Chez les Poulets de deux à trois mois, la typhlite eimerienne s'accuse par une teinte rouge sombre et quelques ulcérations de la muqueuse ; les Coccidies ne forment que de rares traînées blanchâtres ou même ne se découvrent qu'à l'examen microscopique ; le contenu des cæcums est très fluide, odorant, rouge-brique, renferme peu de Coccidies, mais surtout des cellules épithéliales altérées, des hématies et beaucoup de globules de graisse.

Les Coccidies de la Poule peuvent, à l'état d'oocyste plus ou moins avancé, se conserver d'une année à l'autre dans le sol humide des basses-cours et des poulaillers. Elles sont ingérées par les Oiseaux avec les aliments et les boissons. Les épizooties les plus meurtrières sévissent en été, dans

(1) Dans le tissu conjonctif sous-muqueux de l'intestin de la Poule, Rivolta a trouvé des ponctuations blanchâtres, du volume d'une graine de pavot, formées par des agglomérations de corpuscules particuliers. Ce sont des organismes ronds, ovoïdes ou oblongs, de 40 à 48 μ de diamètre, limités par une membrane mince et remplis de corpuscules longs de 11 à 14 μ, fusiformes ou falciformes, granuleux ou creusés de vacuoles. Rivolta est porté à considérer ces organismes comme des Sarcosporidies ; Railliet les a rattachés provisoirement aux Eimeries, sous le nom d'*Eimeria dubia*.

Si ces amas sont peu nombreux, les Oiseaux ne paraissent pas en souffrir. Mais l'intestin en est parfois couvert et a en même temps des Coccidies de l'épithélium ; il peut alors en résulter un affaiblissement mortel.

les exploitations munies de couveuses artificielles, surtout si l'air et la lumière sont insuffisants. Les jeunes Poussins, qui sont extraordinairement sensibles à la maladie, ne la contractent que lorsqu'ils ont commencé à boire de l'eau et à picorer le sable. Il est possible que la maladie soit importée par des œufs mis en incubation : Eckardt a trouvé, en effet, des Coccidies sur la coquille et dans l'albumen d'œufs de Poules atteintes de coccidiose ; l'infestation précoce des Poussins s'expliquerait ainsi.

La lutte contre la coccidiose consiste presque exclusivement dans la prophylaxie : désinfection et assainissement des poulaillers et des cours, nettoyage et désinfection des couveuses s'il s'agit d'incubation artificielle. En raison de la possibilité d'infestation par l'intermédiaire des œufs, ceux-ci seront nettoyés et lavés à l'alcool fort, avant d'être mis en incubation. Si l'on peut supposer que les Poules couveuses sont elles-mêmes coccidiosées, pendant une ou deux semaines avant l'incubation, on leur fera prendre 2 à 4 centigrammes de sulfate de fer, et on les purgera de temps en temps avec 5 centigrammes de calomel ou une cuillerée à café d'huile de ricin.

Le traitement des Poussins malades est illusoire. On peut obtenir quelques résultats chez les adultes par l'emploi d'un purgatif énergique et du sulfate de fer dans les boissons (0gr,15 par litre d'eau) (Morse).

2° *Flagellés*.

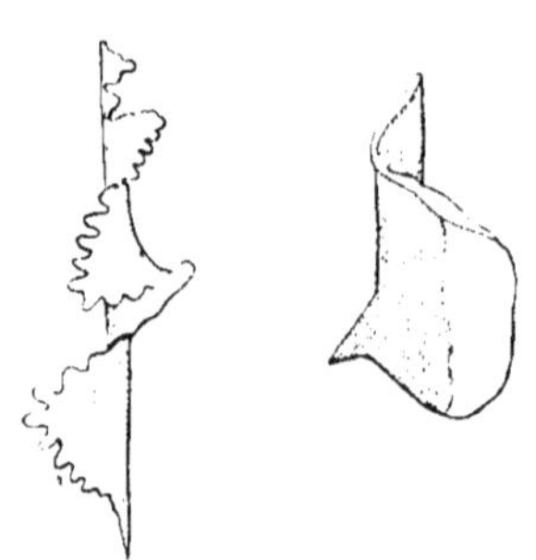

Fig. 58. — *Trichomonas Eberthi* (Eberth).

Trichomonade d'Eberth (*Trichomonas Eberthi* (Kent)). — Ce Protozoaire est décrit comme à peu près semi-lunaire ; le bord droit ou concave est celui du corps cellulaire ; le bord convexe est formé par une « membrane ondulante » étroite, montrant des plis nombreux et petits. Une extrémité du corps est mousse, l'autre se prolonge en une pointe courte, non mobile. La masse protoplasmique paraît assez homogène, est brillante et contient un noyau.

Ce Flagellé a été trouvé par Eberth, en 1861, dans les glandes de Lieberkühn de la Poule et du Canard. Kent en avait fait un Trypanosome. On est plutôt porté à le rattacher aux Trichomonades, bien que Kent n'y ait pas remarqué de flagelles. R. Blanchard y voit un Spirochète. C'est, d'ailleurs, un parasite très peu connu et sans importance pathogène.

3° *Cestodes.*

Douze espèces de Cestodes (onze Téniidés et un Bothriocéphalidé) ont été décrites comme parasites de la Poule.

1° **Ténia infundibuliforme** (*Choanotænia infundibuliformis* [Gœze]). — Longueur : 20 à 200, parfois jusqu'à 230 millimètres. Tête petite, globuleuse ou conique, large de $0^{mm},4$, armée d'une couronne simple de 16 à 40 crochets, longs de 20 à 30 μ, à manche long et à garde courte (fig. 60, n° 1) ; ventouses parfois saillantes. Cou très court. Premiers anneaux très courts ; les suivants infundibuliformes, le bord antérieur étant plus étroit que le bord postérieur ; les derniers ayant $1^{mm},5$ à 3 millimètres de large, avec une longueur presque égale à leur largeur. Pores génitaux irrégulièrement alternes, situés vers le tiers antérieur du bord. — Selon Grassi et Rovelli, la Mouche domestique serait l'hôte intermédiaire de cette espèce, qui y serait représentée par un Cysticercoïde complètement dépourvu de queue.

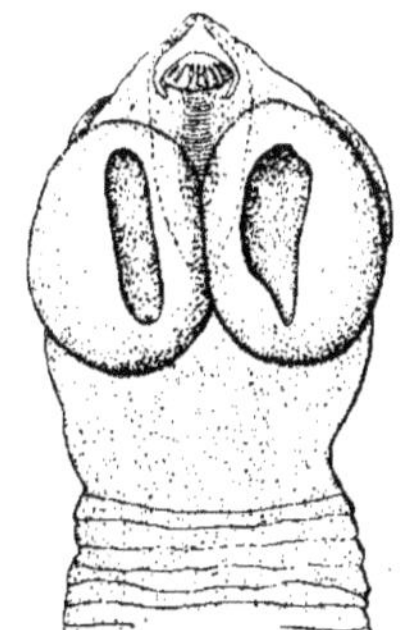

Fig. 59. — *Choanotænia infundibuliformis*. Tête (Ransom).

Le Ténia infundibuliforme est une des espèces les plus communes.

2° **Ténia sphénoïde** (*Amœbotænia sphenoides* [Railliet]). — Longueur : 2 à 4 millimètres. Tête petite, à peu près aussi large que longue ($0^{mm},2$), rétrécie en arrière en forme de cou ; trompe rétractile, armée d'une couronne simple de 12 ou 14 crochets, longs de 32 (ou 25) μ, à manche court et de même longueur que la garde (fig. 60, n° 2). Anneaux au nombre de 12 ou 13, augmentant graduellement de largeur du premier au dernier, qui atteint 1 millimètre de largeur, l'ensemble présentant la forme d'un coin. Pores génitaux irrégulièrement alternes, situés dans un des angles antérieurs de l'anneau.

Selon Grassi et Rovelli, un Lombric ou Ver de terre (*Allolobophora fœtida* Eisen) est l'hôte intermédiaire de cette espèce, qui y est représentée par un Cysticercoïde dépourvu de queue, comme celui du Ténia infundibuliforme. Au Brésil, d'après Magalhães, l'hôte intermédiaire est un autre Lombric appartenant au genre *Pheretima*.

Le Ténia sphénoïde paraît rare en France. Il a été rencontré en Allemagne par von Linstow, en Italie par Grassi et Rovelli, au Brésil par Magalhães.

3° **Ténia digonopore** (*Cotugnia digonopora* [Pasquale]). — Longueur : 40 à 80 millimètres. Tête plus longue (1ᵐᵐ,4) que large (1ᵐᵐ,12 ; trompe rudimentaire, armée d'une couronne simple de crochets très nombreux et très petits. Anneaux antérieurs plus larges que longs, les postérieurs plus longs que larges. Un pore génital vers le milieu de chaque bord latéral.

Ce Ver a été rencontré en abondance, par Pasquale, en Abyssinie, aussi bien dans les cæcums que dans l'intestin grêle des Poules ; il paraît être une des conditions du mauvais état de la volaille abyssine.

4° **Ténia carioca** (*Hymenolepis carioca* [Magalh.]). — Longueur : 30 à 80 millimètres ; largeur des derniers anneaux : 500 à 700 μ. Tête petite, piriforme ; rostellum rétractile, inerme ; ventouses nues. Cou très long. Chaîne composée de 500 anneaux environ, beaucoup plus larges que longs. Pores génitaux unilatéraux, situés vers le tiers postérieur du même bord de chaque anneau. Les 40 à 50 derniers anneaux contiennent seuls des œufs mûrs, qui les remplissent.

Trouvé dans le duodénum de la Poule au Brésil, par P. S. de Magalhães ; en Pologne, par Kowalewski ; commun aux États-Unis (Nebraska, Iowa, Missouri).

5° **Ténia proglottinien** (*Davainea proglottina* [Dav.]). — Longueur :

0^{mm},5 à 1^{mm},55 ; largeur : 0^{mm},18 à 0^{mm},50. Tète quadrangulaire, un peu arrondie en avant et rétrécie légèrement en arrière en forme de cou, longue de 140 à 250 μ, large de 135 à 200 μ, terminée en avant par une trompe convexe, rétractile, armée de 80 à 95 crochets longs de 6 μ,5 à 7 μ, 5 (fig. 60, n° 3) ; ventouses circulaires, petites, armées d'une couronne d'épines longues de 6 μ, à base large et bilobée. Chaîne composée de deux à cinq anneaux, qui augmentent graduellement de longueur et de largeur. Pores génitaux irrégulièrement alternes, situés dans l'un des angles antérieurs de l'anneau. Les derniers anneaux ont de la tendance à se séparer de bonne heure de la chaîne pour se développer isolément dans l'intestin et acquérir une longueur de 2 millimètres sur une largeur de 1^{mm},25.

Cette espèce parait assez répandue en France et en Italie. D'après Grassi et Rovelli, sa larve consiste en un Cysticercoïde pourvu d'abord d'une queue, qui se résorbe ensuite ; elle vit chez des Limaces (*Limax cinereus* Lister, *L. agrestis* L., *L. variegatus* Drap.) et s'y constitue dans les trois semaines qui suivent l'ingestion des œufs par le Mollusque. Pris alors par la Poule, le Cysticercoïde devient en huit jours un Ténia adulte.

6° **Ténia coussinet** (*Davainea cesticillus* [Molin]). — Longueur : 9 à 45 millimètres d'après Molin, 100 à 130 millimètres d'après d'autres observateurs. Tète globuleuse, déprimée en avant en forme d'un coussinet, au centre duquel est une trompe convexe ou hémisphérique, avec un bourrelet à la base, et armée d'une double couronne de 400 à 500 crochets peu adhérents, longs de 8 à 10 μ, à manche très court et à garde allongée (fig. 60, n° 4) ; ventouses petites, peu saillantes, inermes. Cou nul. Premiers anneaux très courts, plus larges que la tète, les suivants de plus en plus grands, devenant presque aussi longs que larges, imbriqués. Pores génitaux irrégulièrement alternes.

Ce Ver est un des plus communs. On l'a trouvé en France, en Italie, au Danemark, en Turkestan et en Abyssinie. Grassi et Rovelli supposent qu'il a pour hôte intermédiaire quelque Lépidoptère ou Coléoptère.

7° **Ténia échinobothridien** (*Davainea echinobothrida* [Mégnin]). — Longueur : 50 à 250 millimètres ; largeur : 1 à 4 millimètres. Tête petite, cuboïde, dont le sommet est creusé d'un infundibulum garni d'environ 200 crochets, longs de 8 à 13 μ et disposés en une double couronne (fig. 60, n° 5) ; ventouses grandes, bordées de crochets en aiguillons de rosier et disposées en huit à dix couronnes, ceux des rangs médians plus grands ; avec l'âge ces crochets tombent, et les ventouses s'effacent peu à peu. Cou nul. Premiers anneaux très minces et très larges ; les suivants de plus en plus grands, à bord postérieur mince et dépassant le bord antérieur de l'anneau suivant, de manière à rendre les bords de la chaîne dentés en scie. Pores génitaux irrégulièrement alternes.

Trouvé en France par Mégnin chez des Poules de Crèvecœur et de Houdan ; se rencontre aussi en Italie (Piana), en Asie, en Afrique (Pasquale), dans les deux Amériques.

8° **Ténia tétragone** (*Davainea tetragona* [Molin]). — Longueur : 10 à 250 millimètres ; largeur : 1 à 4 millimètres ; dimensions variant selon l'âge et l'état de contraction. Tête petite, tétragone ; rostellum armé d'une couronne simple de 100 crochets, longs de 6 à 8 μ (fig. 60, n° 6) ; ventouses ovales, armées de 8 à 10 couronnes de crochets. Cou très long. Premiers anneaux très courts, trapézoïdes, imbriqués, les derniers ordinairement plus longs que larges. Pores génitaux unilatéraux, situés sur le milieu du même bord de chaque anneau.

Ce Ver vit dans l'intestin grêle de la Poule. Il a été trouvé en Italie (Molin, Piana), dans le Turkestan (Fedtshenko), aux États-Unis (Moore), au Brésil (Magalhães). Dans de petits Escargots (*Helix carthusianella*, *H. maculosa*), Piana a trouvé un petit Cysticercoïde qui paraît correspondre au Ténia tétragone.

9° **Ténia oligophore** (*Davainea oligophora* Magalhães). — Longueur : 1^{mm},73 à 3^{mm},20 ; largeur des derniers anneaux : 0^{mm},17 à 0^{mm},39. Tête petite, ovoïde ; rostellum court, armé d'une couronne simple de « nombreux » crochets, petits, caducs, en marteau ; ventouses armées de 3 (ou 4 ?) couronnes de petits crochets caducs. Cou court ou nul. Chaîne composée de 45 à 75 anneaux, bien plus larges que longs. Pores génitaux unilatéraux, situés vers le tiers antérieur du même bord de chaque anneau. Les sept ou huit derniers anneaux contiennent seuls des œufs mûrs, au nombre de 18 au plus, quelquefois 8 seulement.

Trouvé en grand nombre dans le duodénum de la Poule au Brésil par P. S. de Magalhães. C'est probablement le même que le Ténia cantanien du Dindon.

10° **Ténia mince** (*Tænia exilis* [Duj.]). — Longueur : 110 millimètres; largeur : $1^{mm},8$. Tête tétragone; rostellum court, armé d'une couronne simple de 60 crochets longs de 8 µ. Cou long. Anneaux plus larges que longs, le bord postérieur plus large que l'antérieur, ce qui donne à la chaîne l'aspect denté en scie; les derniers anneaux opaques et renflés au centre. Pores génitaux unilatéraux, situés vers le tiers antérieur du même bord de chaque anneau.

Trouvé dans l'intestin grêle de la Poule, en France, par Dujardin, puis par Arloing. Il s'agit, sans doute, d'un *Davainea* ou d'un *Hymenolepis*.

11° **Ténia bandelette** (*Fimbriaria fasciolaris* [Pallas]). — Creplin dit avoir trouvé ce Ver dans l'intestin de la Poule; c'est une rencontre tout exceptionnelle, car il ne vit guère que dans l'intestin des Anatidés. Il sera décrit parmi les Cestodes du Canard domestique.

12° **Bothrioténia à cou long** (*Bothriotænia longicollis* [Molin]). — Longueur : 18 à 27 millimètres; largeur : 4 millimètres. Tête petite, claviforme, épaisse, à deux ventouses longitudinales et une petite dépression au sommet. Cou long, très grêle. Corps ténioïde, plat, parcouru par deux sillons longitudinaux. Anneaux antérieurs très courts, les suivants presque carrés, les derniers en ellipse transversale. Anneaux mûrs offrant des taches en mosaïque, formées par des poches ovifères. Pores génitaux unilatéraux, situés au milieu du même bord de chaque anneau.

Molin a trouvé quatorze exemplaires de ce Ver dans l'intestin grêle d'une Poule à Padoue. Par l'aspect des anneaux mûrs, ce Cestode se rapproche des *Davainea*. Il n'est pas impossible que Molin ait commis une erreur et que les ventouses ait été réellement au nombre de quatre.

Si l'on fait abstraction des espèces exotiques ainsi que de celles dont la rencontre est d'une extrême rareté et qui n'ont été vues qu'une fois ou deux, on reste en présence de six formes plus ou moins communes, dont la détermination sera facilitée par l'emploi du tableau suivant :

1. \
    Rostellum armé d'une couronne simple de 12 à 20 crochets, longs de 20 à 30 µ............   2
    Rostellum armé de nombreux crochets, longs de 6 µ,5 à 12 µ............   3

2. \
    Chaine longue de 20 à 230 millimètres, formée d'anneaux très nombreux, les derniers larges de 1ᵐᵐ,5 à 3 millimètres............   *Choanotænia infundibuliformis.*
    Chaine en forme de coin, longue de 2 à 4 millimètres, formée de 12 à 13 anneaux, le dernier large de 1 millim............   *Amœbotænia sphenoides.*

3. \
    Pores génitaux irrégulièrement alternes.....   4
    Pores génitaux unilatéraux............   *Davainea tetragona.*

4. \
    Cinq anneaux au plus. Rostellum armé de 80 à 95 crochets............   *Davainea proglottina.*
    Anneaux nombreux. Rostellum armé de 100 à 500 crochets disposés en une double couronne............   5

5. \
    Ventouses inermes; rostellum avec 400 à 500 crochets caducs, longs de 8 à 10 µ............   *Davainea cesticillus.*
    Ventouses armées; rostellum avec 200 crochets longs de 10 à 13 µ............   *Davainea echinobothrida.*

Symptômes. — Les Ténias ne sont réellement pathogènes que lorsqu'ils se trouvent en grand nombre dans l'intestin, parfois par milliers, comme c'est le cas pour le Ténia proglottinien (Lucet).

Le téniasis se traduit au début par de la diarrhée : les excréments sont liquides, mélangés de mucosités jaunâtres, parfois même de stries sanguines. Les défécations sont fréquentes et peu copieuses. On peut y apercevoir des anneaux de Ténia; à l'examen microscopique, on y trouve des œufs des parasites. L'Oiseau commence de maigrir,

quoique son appétit soit conservé et parfois même augmenté.
La soif est souvent plus vive; la Poule recherche l'eau froide,
et l'on peut dire que toute Poule qui manifeste un penchant
exagéré pour l'eau froide doit être suspecte de téniasis.
Bientôt, l'Oiseau devient triste, il s'isole, cache souvent la
tête sous l'aile; il se laisse prendre sans résistance; ses
plumes sont hérissées, ses ailes pendantes (Zürn). Certains
auteurs signalent des accès épileptiformes ou vertigineux,

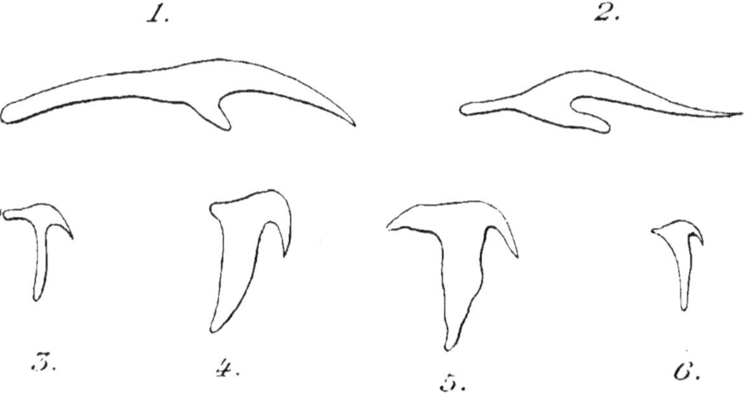

Fig. 60. — Crochets du rostellum des Ténias de la Poule, grossis 150 fois.
— 1. *Choanotænia infundibuliformis* (Ransom); 2. *Amœbotænia sphenoides* (Grassi et Rovelli); 3. *Davainea proglottina* (R. Blanchard);
4, *D. cesticillus* (Ransom); 5, *D. echinobothrida* (Ransom); 6, *D. tetragona* (Ransom).

une démarche raide, gênée, les pattes écartées. L'appétit
finit par disparaître, la cachexie s'accentue et peut aboutir
à la mort. L'anémie et l'émaciation peuvent être les seuls
symptômes d'un téniasis mortel. Lucet a observé, dans le
Loiret, une grave entérite épizootique due au *Davainea
proglottina*.

Généralement plusieurs sujets sont atteints en même
temps ou successivement, et une autopsie renseigne sur la
nature de la maladie. Le diagnostic peut être avancé par
l'examen microscopique des excréments.

Lésions. — A l'autopsie, outre la maigreur et l'anémie, on

trouve l'intestin vide d'aliments ; sa muqueuse est enflammée, molle, couverte de mucus puriforme, rouge jaunâtre et plus ou moins épais. L'irritation de la muqueuse est évidemment due à l'implantation, par leurs crochets et leurs ventouses, des nombreux Ténias qu'on y trouve adhérents. Pour ne pas provoquer la chute des crochets et même de la tête en les détachant de la muqueuse par traction, il vaut mieux plonger dans de l'alcool faible (30°) l'intestin ouvert ; les Ténias se séparent d'eux-mêmes de la membrane.

Souvent, en raison de leur petitesse, surtout lorsqu'il s'agit des *Davainea*, les parasites ont pénétré profondément dans la muqueuse, parfois jusqu'à la séreuse. A l'ouverture de l'intestin, on trouve alors soit dans le duodénum seulement, soit jusque dans l'iléum et le côlon, des nodules inflammatoires du volume d'un grain de millet à celui d'un pois, isolés ou contigus, ronds ou ovales, renfermant une matière puriforme au sein de laquelle on peut apercevoir une tête de Ténia, suivie ou non de quelques anneaux. Ces nodules se traduisent parfois à la face externe de l'intestin par une saillie et une réaction inflammatoire de la séreuse.

PROPHYLAXIE. — On ne peut songer à prendre des précautions pour soustraire à l'avidité des Poules les hôtes intermédiaires éventuels avec lesquels les Ténias larvaires s'introduisent dans leur intestin. Mais, en cas de téniasis épizootique, il sera opportun de détruire et non de jeter au fumier les intestins de volailles. On fera bien aussi de séparer les Poules malades des Poules saines, de recueillir les excréments suspects et de les stériliser par une solution d'acide sulfurique à 10 p. 100.

TRAITEMENT. — On a préconisé bien des médicaments contre l'helminthiase des volailles et particulièrement contre le téniasis.

Quelques expériences de Railliet (1) ne sont pas favorables à la plupart des médicaments recommandés :

(1) A. RAILLIET, Bull. de la Soc. centr. de méd. vétér., 1900, p. 38.

calomel, noix d'arec, semen-contra, santonine, extrait éthéré de fougère mâle, ténaline. Cependant les praticiens qui les ont employés n'ont pas constaté les insuccès que ces expériences pourraient faire craindre.

Le meilleur mode d'administration consiste en des boulettes faites avec le beurre ou le saindoux pour excipient ou des pâtées de mie de pain, son, riz cuit et lait. La poudre fraiche de noix d'arec, à la dose de 2 à 3 grammes, recommandée par Zürn, est considérée comme le ténifuge le plus efficace. Le kamala peut être donné aux mêmes doses, ainsi que les fleurs de cousso.

Les expériences du *Bureau of animal industry* de Washington sont favorables au sulfate de cuivre et à l'essence de térébenthine. Le premier s'emploie en solution à 2 p. 100 ; on donne à une Poule 10 à 20 grammes de cette solution. Il vaut sans doute mieux, comme Klee le conseille, faire une solution de 1 à 5 p. 1 000 qui servira d'eau de boisson, sans qu'il y ait crainte d'intoxication. L'essence de térébenthine s'administre à la dose de $0^{gr},25$ à 1 gramme, dans du mucilage ou de l'huile, ou en capsules contenant : essence, $0^{gr},25$; huile de ricin, $0^{gr},5$. Ce traitement par l'essence peut communiquer pendant quelques jours un goût désagréable à la viande.

Lucet dit s'être bien trouvé, dans l'entérite vermineuse des volailles, de l'emploi de la poudre carminative de Mégnin, composée, à parties égales, de : gingembre, gentiane, fenouil, anis, coriandre et aloès. Cette poudre paraît convenir plutôt au traitement de l'helminthiase due à des Nématodes.

L'emploi d'un ténifuge sera rendu plus efficace par l'administration d'un purgatif (calomel : $0^{gr},02$).

L'échec fréquent des ténifuges s'explique par la constitution de la chaine du Cestode, dont les anneaux sont peu adhérents entre eux, se séparent facilement et sont expulsés sous l'action du remède, tandis que la tête, bien enfoncée dans la muqueuse, se soustrait aisément à cette action et reconstitue vite, par bourgeonnement, une nouvelle chaine d'anneaux.

4° *Trématodes*.

On compte six espèces de Douves trouvées dans l'intestin de la Poule (1).

1° **Douve hérissée** *Echinostomum echinatum* [Zeder.]. — Corps rougeâtre, long de 4 à 15 millimètres, large de 0ᵐᵐ,5 à 2ᵐᵐ,25, plat, sublinéaire ou lancéolé, prolongé en avant par un cou court, hérissé d'épines et qui se termine par une sorte de tête ou de dilatation réniforme, échancrée en dessous et entourée d'épines droites, caduques (surtout chez les adultes) dans tout le reste de son contour. Ventouse antérieure circulaire, terminale; ventouse postérieure bien plus grande.

Cette espèce est assez commune dans l'intestin de divers Oiseaux aquatiques et en particulier des Canards, de l'Oie, du Cygne. Elle a été trouvée aussi dans le duodénum d'un Chien par Generali (1880). Miram (à Vilna), Molin (à Padoue), Kowalewski (en Pologne) l'ont rencontrée dans l'intestin de la Poule.

La Douve hérissée présente un intérêt spécial en raison des recherches complètes qui ont été faites sur son évolution et dont les résultats ont été rectifiés par Ercolani.

« Les formes larvaires de ce Distome sont celles qui s'observent le plus communément chez les Mollusques aquatiques; on les rencontre surtout chez des Limnées, Planorbes, Paludines, etc., mais dans des organes très divers, et, dans ces conditions, leurs caractères sont si variables qu'on avait cru devoir admettre l'existence de plusieurs formes spécifiques distinctes. Telle est l'origine du *Cercaria echinatoides* Fil., identique au *C. echinifera* La Val., et du *C. spinifera* La Val. — Les sacs germinatifs de cette espèce sont des Rédies (fig. 61, n° 1), qui développent, par gemmation,

---

(1) Ce qui concerne les Douves de la bourse de Fabricius se trouve dans le chapitre consacré aux organes génito-urinaires, en raison des connexions de cette bourse avec ces organes et de leur communauté de parasites.

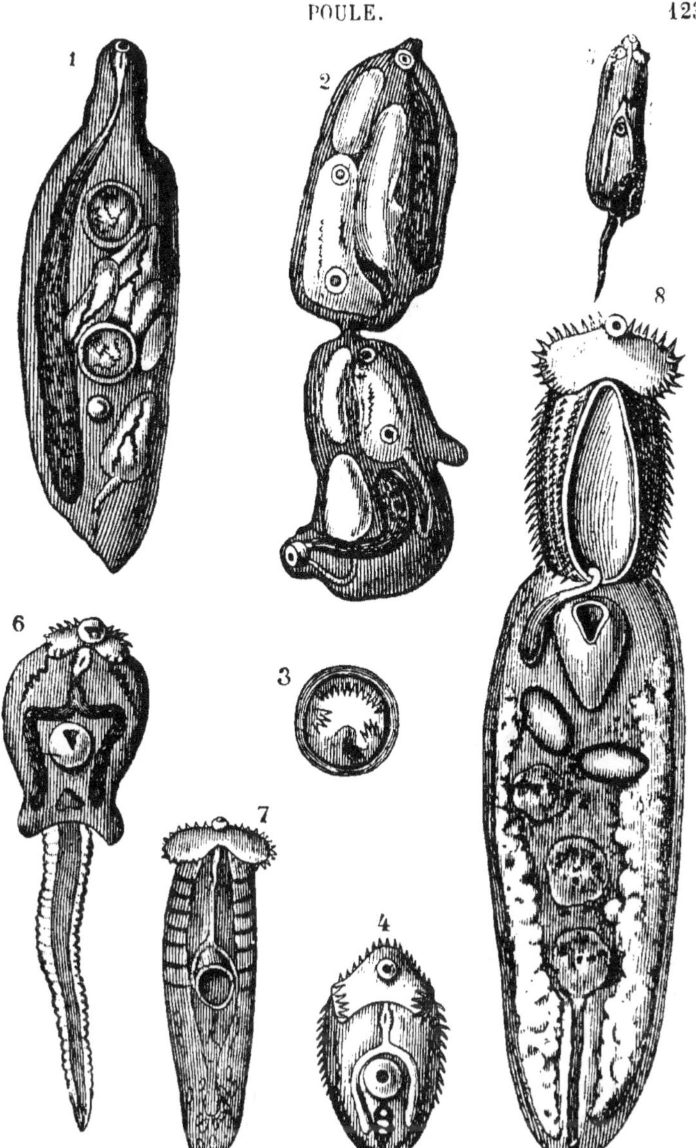

Fig. 61. — Phases de l'évolution de la Douve hérissée, de l'intestin du Canard (Ercolani). — 1, Rédie contenant des Cercaires libres et des Cercaires enkystés ; 2, multiplication de la Rédie par scission ; 3, *Cercaria echinata* enkysté, du cœur de la Paludine vivipare ; 4, le même sorti de son kyste ; 5, une des petites formes à queue du même Cercaire ; 6, une des grandes formes ; 7, Douve hérissée, développée dans l'intestin du Surmulot ; 8, la même développée dans l'intestin du Canard.

dans leur intérieur, d'autres Rédies ou des Cercaires et qui se reproduisent même quelquefois par bourgeonnement externe ou par scission (n° 2). Les Cercaires qui ont pris naissance dans ces Rédies sont, comme celles-ci, très variables quant à leur forme, du moins tant qu'ils sont libres, mais paraissent offrir des caractères semblables dès qu'ils sont enkystés. Dans certains cas, ils quittent le corps du Mollusque qui hébergeait la Rédie, pour aller s'enkyster dans la peau ou autour du cœur des Paludines, tandis que, d'autres fois, ils s'enkystent à peine sortis de la Rédie ou même dans son intérieur (n° 1). En administrant ces Cercaires enkystés à des animaux à sang froid (Grenouilles, Crapauds ou Couleuvres), on n'obtient aucun résultat ; ils se transforment au contraire en Douves, lorsqu'on les fait ingérer à des animaux à sang chaud. Les expériences d'Ercolani ont porté en particulier sur les Canards, et, chez ces animaux, les diverses formes de Cercaires sus-indiquées ont toutes donné l'*Echinostomum echinatum*. Chez les Moineaux, Souris, Rats, Taupes et Chiens, la même Douve a été obtenue, mais avec des variations morphologiques très remarquables (n°s 7 et 8) » (Railliet).

Von Linstow dit que la forme larvaire de la Douve hérissée s'enkyste particulièrement dans *Bythinia ventricosa*, *Physa fontinalis*, *Valvata macrostoma*, *Limnæus palustris*.

2° **Douve conoïde** (*Echinostomum conoideum* [Bloch]). — Diffère de la Douve hérissée par un cou très court, atténué en avant, conique, une tête très petite, à piquants plus nombreux et bien plus petits. Longueur : 2 à 12 millimètres. — Trouvée souvent en Pologne par Kowalewski dans l'intestin grêle de la Poule et du Canard.

3° **Douve recourbée** (*Echinostomum recurvatum* Linst.). — Diffère de la Douve hérissée surtout par l'échancrure de la tête, qui est beaucoup plus profonde et très étroite, d'où il résulte que les lobes sont relativement plus développés et se dirigent l'un vers l'autre. — Trouvée souvent en Pologne par Kowalewski, dans l'intestin grêle de la Poule et du Canard.

4° **Douve changée** (*Clinostomum commutatum* Dies.). — Corps blanchâtre, long de 7mm,5, large de 1mm,5 en avant, de 2 millimètres en arrière, plat, sublinéaire, arrondi aux deux extrémités. Ventouses circulaires, grandes, l'antérieure un peu plus que la postérieure. Deux testicules arrondis, situés l'un derrière l'autre dans la partie postérieure du corps. Pore génital en avant du testicule antérieur. — Trouvée à Nice et à Pise, par Wagener, puis par Sonsino, dans les cæcums et l'intestin grêle de la Poule. A l'autopsie d'une Poule, Galli-Valerio a recueilli dans les cæcums vingt-six de ces Douves ; leur présence paraissait avoir provoqué une typhlite hémorragique.

5° **Douve linéaire** (*Bunodera linearis* [Rud.]). — Corps rougeâtre, long de 10 à 15 millimètres, large de 1mm,5, plat, linéaire, obtus en arrière, atténué en avant en forme de cou. Ventouse antérieure petite, entourée de six petites papilles. — Rudolphi a trouvé sept exemplaires de cette Douve à Greifswald, dans le gros intestin de deux Poulets.

6° **Douve verruqueuse** (*Notocotyle verrucosa* [Frölich]). — Corps rosâtre ou rougeâtre, long de 2 à 6 millimètres, large de près de la moitié,

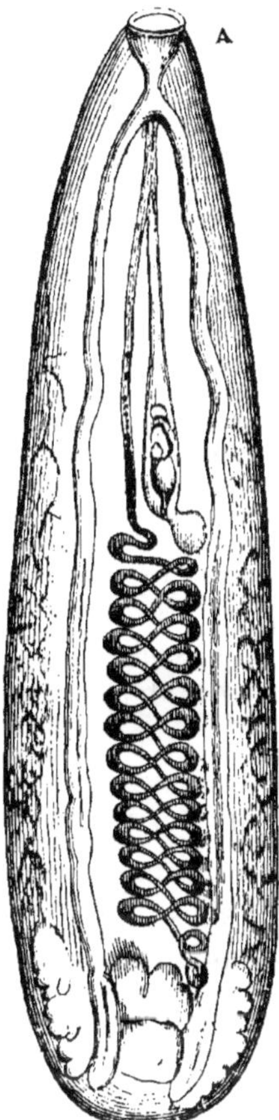

Fig. 62. — A, *Notocotyle verrucosa* jeune, sans papilles-ventouses, grossi 40 fois; B, trois œufs du même, grossis 215 fois (Dujardin).

ovale oblong, plat, étroit en avant, arrondi en arrière ; sur la face ventrale, 36 à 47 papilles rondes, jaune brunâtre, disposées en trois séries longitudinales, paraissant manquer chez les individus jeunes, parfois absentes même chez les adultes. Ventouse subterminale, circulaire. Deux testicules à contour irrégulier, situés à l'extrémité postérieure, en dehors des branches intestinales. Pore génital immédiatement en arrière de la bifurcation de l'intestin. Œufs un peu rougeâtres, elliptiques, longs de 23 μ, larges de 11 μ, munis à chaque pôle d'un appendice filiforme. — Trouvée par von Siebold dans les cæcums de la Poule. Plus fréquent chez les Canards et l'Oie.

5° *Nématodes.*

Indépendamment du Dispharage spiralé trouvé au Turkestan par Fedtshenko dans l'intestin de la Poule (Voir p. 106), le même organe peut encore héberger treize espèces de Nématodes : sept Hétérakis, un Strongle et cinq Trichosomes (1).

1° **Hétérakis à lorgnon** *Heterakis perspicillum* [Rud.]. — Corps blanc jaunâtre. Bouche à trois lèvres inégales, la dorsale plus grande. *Mâle* long de 3 à 8 centimètres; extrémité caudale tronquée obliquement, portant de chaque côté une aile membraneuse et dix papilles dont trois préanales et sept postanales; ventouse munie d'un anneau chitineux; spicules presque égaux, terminés en bouton. *Femelle* longue de 6 à 12 centimètres; extrémité caudale droite, conique, terminée en pointe (mucronée); vulve dans la partie antérieure du corps.

Cette grande espèce est assez commune dans l'intestin grêle de la Poule. A Rennes, Dujardin l'a trouvée 30 fois sur 195 Poules ou Poulets. A Vienne, on ne l'a pas rencontrée sur 127 Poules examinées. A Catane, Barbagallo l'a vue chez 40 p. 100.

Zürn dit que cet Hétérakis a été trouvé libre dans la cavité abdominale. Sabrazès et Salm ont fait la même constatation pour l'Hétérakis du Pigeon.

2° **Hétérakis vésiculeux** (*Heterakis vesicularis* Frölich). — Corps blanc, atténué aux deux extrémités, surtout en arrière. Bouche à trois lèvres égales, petites. Deux ailes étroites sur toute la lon-

(1) Stossich a décrit un *Heterakis styphlocerca* trouvé en Gambie dans l'intestin d'une « volaille domestique » (Annuario dei Museo zool. d. Univ. di Napoli. 1904). Il s'agit peut-être de la Poule.

gueur du corps. *Mâle* long de 7 à 13 millimètres ; extrémité caudale droite, subulée à son extrémité et bordée de chaque côté par une aile assez large ; douze papilles de chaque côté ; ventouse munie d'un anneau chitineux ; spicules très inégaux. *Femelle* longue de 10 à 15 millimètres ; extrémité caudale très effilée ; vulve située en arrière du milieu du corps.

Cette petite espèce est très commune. Sur 190 Poules ou Poulets examinés à Rennes, Dujardin l'a trouvée chez 107, exclusivement dans les cæcums et quelquefois en quantité prodigieuse, à toutes les époques de l'année. A Vienne, on l'a rencontrée dans 41 sur 127 ; à Catane, dans 60 à 70 p. 100 (Barbagallo). Son développement embryonnaire s'accomplit dans l'eau (Leuckart). Une Poule à laquelle on a fait prendre des œufs embryonnés a présenté à l'autopsie des Hétérakis adultes dans les cæcums (Railliet).

3° **Hétérakis rayé** (*Heterakis lineata* [Scheiner]). — Corps jaunâtre avec deux lignes blanches latérales. Bouche à trois lèvres égales. *Mâle* long de 68 millimètres ; ailes caudales peu développées ; dix papilles de chaque côté. *Femelle* longue de 95 millimètres. — Trouvé au Brésil dans l'intestin d'une Poule par Olfers et Sello.

4° **Hétérakis brésilien** (*Heterakis brasiliensis* Magalh.). — Le mâle seul est connu : longueur, 24 millimètres ; bouche à trois grosses lèvres inégales, avec papilles submédianes bien distinctes ; ventouse circulaire ; ailes caudales peu

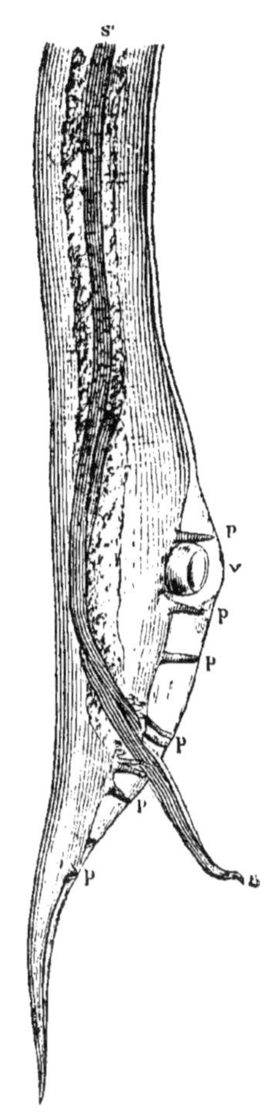

Fig. 63. — Extrémité caudale de l'*Heterakis perspicillum*, mâle. — s, spicule gauche, court ; s', spicule droit, long ; v, ventouse ; pp, papilles.

marquées; spicules un peu inégaux: neuf paires de papilles latérales. — Trouvé à Rio de Janeiro dans l'intestin de la Poule domestique par S. de Magalhâes.

5° **Hétérakis compagnon** (*Heterakis compar* Schrank). — Bouche à trois lèvres pourvues chacune d'une papille centrale. *Mâle* long de 36 à 48 millimètres: ventouse entourée d'un cercle de petites papilles et de deux séries latérales de quatre papilles; un autre cercle de petites papilles autour de l'anus. *Femelle* longue de 84 à 96 millimètres. — Habite l'intestin grêle de divers Gallinacés; a été trouvé dans l'estomac d'un Poulet par Chierchia dans l'île de Luçon (Philippines).

6° **Hétérakis comprimé** (*Heterakis compressa* Schneider). — Bouche à trois lèvres inégales. Longueur : 53 millimètres (mâle) et 85 millimètres (femelle). — Trouvé par Schomburg dans l'intestin de la Poule domestique, à Adélaïde (Australie).

7° **Hétérakis différent** (*Heterakis differens* Sonsino). — Bouche sans lèvres distinctes. *Mâle* à ventouse allongée, sans anneau chitineux; deux spicules égaux, courts, avec une pièce accessoire; papilles faibles et peu nombreuses; ailes caudales peu apparentes. *Femelle* à extrémité postérieure brusquement acuminée. — Trouvé à Pise, par Sonsino, dans les dernières parties de l'intestin de la Poule.

Baronio (1) a décrit une maladie épizootique qui a sévi sur les Poules et les autres volailles, dans la Lombardie, pendant l'été de 1789, et qu'il attribue à la présence de Vers dans l'intestin. D'après les dimensions, il semble bien que ces Vers étaient des *Heterakis perspicillum*. Mais, malgré leur nombre souvent considérable dans l'intestin et les effets quelquefois salutaires des vermifuges, on peut croire, d'après les symptômes et les lésions, que l'helminthiase était accessoire et la cause de la mortalité tout autre, probablement le choléra des volailles.

Il n'en est pas de même pour les observations de Blavette et de Rossignol (2). La mort paraît bien due à l'accu-

<hr>

(1) Baronio, *Instruct. et observat. sur les malad. des animaux domestiques*, IV, 2ᵉ édit., an X, p. 207.

(2) Blavette, Rec. de méd. vétér. pratique, 1840, p. 339. — Rossignol, Soc. cent. de méd. vétér. (Rec. de méd. vét., XXXV, 1858, p. 348).

mulation des *Heterakis perspicillum* dans l'intestin. Dans le premier cas, il y en avait environ une trentaine chez chaque volaille qui succombait. Dans le second, ils formaient une ou deux pelotes, du volume d'un œuf de Pigeon et qui obstruaient le duodénum. Quelques-uns étaient isolés et répartis dans toute l'étendue de l'intestin grêle. Ce qui laisse encore des doutes, surtout dans le cas de Rossignol, c'est l'apparition subite, la marche rapide et la mortalité de l'épizootie, qui n'a pas la physionomie ni les symptômes d'une affection vermineuse.

Selon Mégnin (1), l'helminthiase due aux *Heterakis perspicillum* se traduit par de la diminution de l'appétit, de la maigreur, de la nonchalance, de la somnolence avec réveils subits, de la diarrhée.

Il conseille de mélanger du semen-contra aux graines qu'on donne aux volailles, ou d'en incorporer en poudre dans une pâtée, à la dose de 4 à 5 grammes pour dix Oiseaux.

Dans l'observation de Blavette, les bons effets du traitement anthelminthique sont démonstratifs. A l'exemple de Baronio, il a employé un mélange à parties égales de rhizome de fougère mâle, tanaisie et sarriette, dont il faisait une décoction (environ 300 grammes pour $1^{lit},5$ d'eau) ; ce décocté servait à délayer de la farine ; on en faisait des pâtons qui étaient administrés de force aux Oiseaux malades.

D'après F. Theobald (1899), le thymol est le meilleur agent contre les Nématodes. La dose pour les Poules est de $0^{gr},06$, administrée en pilule ; il est rarement nécessaire de donner une seconde dose le lendemain. Deux à trois heures après avoir administré le thymol, on fait prendre une cuillerée à café d'huile d'olive. Les Hétérakis sont expulsés.

8° **Strongle tenu** (*Strongylus tenuis* [Mehlis]). — Ce Ver, dont le mâle mesure $6^{mm},5$ et la femelle $7^{mm},3$ à 9 millimètres, a été trouvé

(1) MÉGNIN. *l'Éleveur*. 1890. p. 309.

dans les cæcums de la Poule à Wurzbourg, par Eberth. Il y est exceptionnel et appartient plutôt à l'Oie. Il en sera donc question plus loin.

9° **Trichosome obtus** (*Trichosoma retusum* Railliet). — Corps peu renflé en arrière, le tiers antérieur formé par la partie étroite ; une bande bacillaire ventrale large de la moitié du diamètre du corps ; deux lignes latérales étroites formées de petits noyaux. *Mâle* long de 13 millimètres ; extrémité postérieure bilobée ; gaine du spicule à très petites épines. *Femelle* longue de 9 millimètres ; extrémité postérieure arrondie et mousse ; vulve située un peu en arrière de l'origine de l'intestin, transversale, sans appendice.

Ce Ver a été trouvé dans les cæcums de la Poule par Dujardin, Eberth, Kowalewski.

10° **Trichosome à collier** (*Trichosoma collare* Linst.). — Corps à extrémité antérieure obtuse, présentant très près de l'ouverture buccale un collier linéaire ; deux bandes bacillaires latérales, un peu moins larges que le tiers du diamètre, atrophiées chez les plus grands individus. *Mâle* long de 9 millimètres, la partie antérieure à peine plus courte que la postérieure ; extrémité postérieure bilobée ; gaine du spicule à soies très fines. *Femelle* longue de 9ᵐᵐ,5, la partie antérieure deux fois aussi longue que la postérieure ; extrémité caudale arrondie ; vulve située un peu en arrière de l'origine de l'intestin, très saillante chez les jeunes.

Trouvé en grand nombre par von Linstow dans l'intestin de la Poule. Zürn dit l'avoir rencontré dans la musculature du gésier et dans une vésicule développée sur l'intestin grêle et le mésentère d'un Coq.

11° **Trichosome douteux** (*Trichosoma dubium* Kow.). — Espèce voisine de la précédente, trouvée par Kowalewski dans les cæcums de la Poule.

12° **Trichosome à queue renflée** (*Trichosoma caudinflatum* [Molin]. — Corps capillaire. *Mâle* long de 17 millimètres ; extrémité caudale à cuticule dilatée en forme de grande vésicule ellipsoïde, transparente ; spicule filiforme, très long, à gaine tubuleuse et striée en travers. *Femelle* longue de 25 millimètres ; extrémité caudale arrondie. — Trouvé par Kowalewski dans l'intestin grêle de la Poule.

13° **Trichosome de la Poule** (*Trichosoma gallinum* Kow.). — Espèce voisine de la précédente, trouvée par Kowalewski dans l'épithélium du duodénum de la Poule.

Lucet (1) a observé dans deux basses-cours une entérite vermineuse due à l'association de diverses espèces d'Helminthes. L'affection a une marche lente ; les Poules atteintes conservent leur appétit, mais dépérissent, deviennent tristes et nonchalantes. Plus tard, les plumes se hérissent et se ternissent ; les ailes sont pendantes, la démarche est languissante. Une diarrhée fétide se montre, l'amaigrissement s'accuse, l'appétit diminue. Bientôt les malades restent immobiles, en boule, les paupières mi-closes ; la crête et les muqueuses se décolorent, la température s'abaisse, l'appétit disparaît, les pattes s'engorgent. Ces Poules bâillent souvent ; leur anémie et leur torpeur sont extrêmes ; enfin la mort survient sans crise, parfois au bout d'un à deux mois. — A l'autopsie, outre une maigreur complète, on constate les lésions d'une entérite diarrhéique et les Vers suivants : *Davainea proglottina, D. cesticillus, Choanotænia infundibuliformis, Heterakis vesicularis, H. perspicillum, Trichosoma collare.* Le *Davainea proglottina* était la cause principale de la maladie et se trouvait par milliers dans chaque cas. Les Hétérakis, moins constants, entraient aussi pour une bonne part dans le développement de l'affection. — Le traitement efficace a consisté dans l'emploi intermittent du calomel à la dose de 1 à 2 centigrammes, de capitules de semen-contra, d'armoise et d'absinthe mélangés aux graines ordinaires, et dans une désinfection soignée des poulaillers.

Steffani (2) a vu en Saxe une épizootie analogue dans un élevage de 400 Poules. Les Hétérakis, surtout l'Hétérakis vésiculeux des cæcums, paraissent avoir tenu le rôle le plus important. Le traitement, qui aurait eu un succès éclatant,

(1) A. LUCET, Rec. de méd. vétér., 1888, p. 312.
(2) STEFFANI, *Bericht über das Veterinärwesen im K. Sachsen f. 1906.* OEsterr. Monatsschr. f. Tierheilk., 1908, p. 22.

a consisté dans l'administration d'ail grossièrement écrasé, mélangé avec de la viande de cheval hachée et du riz gonflé dans l'eau. De plus, un étang vaseux, où les Oiseaux allaient boire, étant considéré comme le foyer d'infestation, il fut nettoyé et chaulé ; le champ servant de parcours fut drainé et ses fossés comblés.

Art. II. — **Dindon**.

Muguet. — Cette affection de la cavité buccale a été observée sur un jeune Dindon par P. Martin (Voir p. 102).

Amibe (1). — En 1895, Th. Smith a décrit, sous le nom d' « entéro-hépatite infectieuse », une maladie qui sévissait surtout sur les jeunes Dindons dans l'état de Rhode-Island (États-Unis). Elle a été bien étudiée depuis en France par A. Lucet, qui l'a appelée « pérityphlo-hépatite ».

Sur 50 Dindons examinés par Smith, 18 étaient atteints de la même affection, qui serait due à un Protozoaire du groupe des Amœbiens ; c'est l'**Amibe du Dindon** (*Amœba meleagridis* Smith). La maladie a son siège dans un ou dans les deux cæcums ; le foie est presque toujours atteint en même temps ; les autres organes sont sains.

Le cæcum malade a doublé ou triplé son diamètre et forme un boudin noueux et dur. Il est comme bourré de fausses membranes fibrineuses, disposées en couches plus ou moins adhérentes à la muqueuse, qui au-dessous d'elles est ulcérée et épaissie.

Le tissu sous-muqueux, parfois les couches musculaires et même la séreuse peuvent participer à l'inflammation et

(1, Th. Smith, *An infectious disease among Turkeys caused by Protozoa (infectious entero-hepatitis)*. U. S. Departm. of Agriculture, Bur. of animal Industry, Bulletin 8, 1895, p. 7). — A. Lucet, *Sur une maladie spéciale des Dindonneaux...* Rec. de méd. vétér., 1896, p. 728 : 1897, p. 22. — Laveran et Lucet, C. R. Acad. des Sc., CXLI, 1905, p. 673. — C. Curtice, *Notes on experiments with blackhead of Turkeys*. U. S. Dep. of Agricult., Bur. of animal Industry, Circular 119, 1907.

être le siège d'une infiltration cellulaire abondante ; il n'est pas rare alors de voir le cæcum contracter des adhérences avec les anses intestinales voisines ou la paroi abdominale.

L'invasion du foie, qui se fait du cæcum par la veine porte, est presque inséparable de celle du cæcum. L'organe, agrandi en tous sens, a sa surface parsemée de taches arrondies, bien délimitées, de dimensions variables, un peu déprimées, jaunes ou de nuance uniforme, plus vive tantôt au centre, tantôt à la périphérie, tranchant toujours sur le fond rouge brun du tissu sain. Ces taches représentent des nodosités superficielles, denses, d'aspect fibreux ou caséeux, qui sont entourées de tissu normal. Des nodosités semblables se retrouvent dans l'épaisseur de l'organe. Chez les sujets les plus malades, les tumeurs sont confluentes et forment des marbrures irrégulières, jaune sale, où le tissu hépatique paraît nécrobiosé.

Dans les lésions du cæcum et du foie, l'examen microscopique montre la présence constante des *Amœba meleagridis*. Ce sont de petites masses protoplasmiques, arrondies ou ovoïdes, dépourvues de membrane d'enveloppe, mais possédant ordinairement un noyau central ou excentrique ; elles mesurent 8 à 10 μ de diamètre moyen, les plus petites 6 μ et les plus grandes 15 μ.

Dans le foie des Dindonneaux morts de pérityphlo-hépatite, Laveran et Lucet ont trouvé un Sporozoaire qu'ils ont nommé *Hæmamœba Smithi*, tantôt ovale et mesurant 14 μ de long sur 8 μ de large, tantôt allongé et atténué aux deux pôles, avec une longueur de 25 μ et une largeur de 5 μ. Ce parasite, qui est logé dans les leucocytes du foie, avait été vu, mais non reconnu, par Smith.

Dans la muqueuse du cæcum, les Amibes abondent au sein des mailles du tissu lymphoïde ; on les trouve aussi autour des glandes en tubes, dans le derme de la muqueuse ou dans le tissu sous-muqueux. La cavité des glandes en tubes en est souvent remplie, mais leur épithélium et celui de la muqueuse paraît respecté ; on observe aussi des cellules géantes (à noyaux multiples), qui ont englobé des Amibes en quantité parfois considérable.

Les plus petits foyers hépatiques renferment de véritables colonies de parasites, infiltrées ou entourées de cellules rondes ou de noyaux ; ils sont caséifiés dans la partie centrale, agglomérés en couches concentriques à la périphérie. Les gros foyers jaunâtres ont subi à la fois la dégénérescence caséeuse et la transformation fibreuse, mais sans ramollissement, même au centre ; les parasites y sont bien plus rares que dans les nodules petits et plus récents.

La maladie frappe surtout les jeunes Dindons. Les symptômes sont peu significatifs : on constate de la faiblesse, de l'inappétence, de la diarrhée et de l'amaigrissement. Les verrucosités de la tête, la caroncule et les pendeloques prennent une teinte foncée, d'où le nom de « blackhead » (tête noire) que les Américains donnent à cette affection. Son évolution est tantôt rapide, tantôt lente. La mort a lieu par cachexie, parfois subitement, le plus souvent douze à vingt-quatre jours après l'entrée dans le milieu infesté. Un certain nombre d'animaux résistent et semblent revenir à la santé ; mais, selon Smith, ils resteraient infestés et, par conséquent, dangereux au point de vue de la contagion, car ils continuent à disséminer les Amibes avec leurs déjections et souillent ainsi les aliments ou les boissons des Dindonneaux. Tous les Dindons, quels qu'en soient la race et l'âge, sont sensibles à la maladie, mais les jeunes (mortalité 90 p. 100) beaucoup plus que les adultes (mortalité 20 p. 100) (Curtice).

On a vu la maladie apparaître ou s'étendre progressivement dans certains districts d'abord indemnes, à la suite de l'introduction de Dindons adultes provenant de localités infestées et probablement porteurs de lésions chroniques. Les expériences de V.-A. Moore (1896) montrent que l'infestation peut avoir pour origine la souillure des aliments par les excréments des Oiseaux malades. On a pu infester aussi des Poules saines en leur faisant ingérer des excréments, des fragments de foie et de cæcum de Dindons malades. La maladie se montre, après la contamination naturelle, dans un délai qui ne dépasse pas un mois. Elle n'est pas transmissible par les œufs.

Klee dit avoir observé plusieurs fois en Allemagne l'entéro-hépatite amibienne du Dindon; elle aurait compromis gravement l'élevage. Il dit aussi avoir vu une Poule succomber à cette affection, qui s'était traduite avant la mort par la pâleur excessive de la crête; le foie et la rate étaient hypertrophiés; celle-ci avait atteint le volume d'un œuf de Poule (1901).

Les traitements employés sont restés inefficaces. Aussi Smith conseille-t-il de sacrifier tous les Dindons de la basse-cour, puis de la repeupler après désinfection complète. Pour celle-ci, il préconise l'emploi d'une solution de sublimé acide au millième, ou d'acide phénique et d'acide sulfurique en poids égaux dans vingt fois leur poids d'eau. Comme l'Amibe ne résiste pas à la dessiccation, il faut assurer la sécheresse du sol de la basse-cour.

Coccidies. — *Eimeria avium*, qui détermine la coccidiose épizootique des Poules (Voir p. 110), a été observé dans des conditions semblables sur les Dindons; mais la maladie y est bien plus rare, s'attaque exclusivement aux Dindonneaux, surtout s'ils ont été élevés à la couveuse, et prend une physionomie peu différente de celle qu'elle a chez la Poule (Eckardt, 1903).

Cestodes. — On peut citer au moins neuf espèces de Cestodes (Téniidés), qui ont été trouvées dans l'intestin du Dindon (1) :

1° **Ténia infundibuliforme** (*Choanotænia infundibuliformis*) de la Poule (Voir p. 113). — Trouvé en France par Lucet et Marotel.

2° **Ténia transparent** (*Metroliasthes lucida* Ransom). — Longueur : 200 millimètres; largeur : 1^{mm},5 à 2^{mm},5. Tête inerme. Anneaux antérieurs six fois aussi larges que longs; les postérieurs deux fois aussi longs que larges et renfermant une capsule ovi-

(1) Lucet et Marotel, Bulletin de la Société centr. de méd. vétér., 1904, p. 162.

gère sphérique, isolée. Pores génitaux irrégulièrement alternes.
— Trouvé aux États-Unis (Nebraska) par B.-H. Ransom.

3° **Ténia cantanien** (*Davainea cantaniana* Polonio). — C'est très probablement la même espèce que le *Davainea oligophora*, trouvé au Brésil par Magalhães dans l'intestin de la Poule (Voir p. 116). Le Ténia cantanien a d'abord été rencontré à Padoue en 1860, par Polonio, dans l'intestin du Dindon. Lucet, Railliet et Marotel l'ont trouvé dans l'intestin grêle de Dindes et surtout de Dindonneaux élevés dans le Loiret et les départements voisins (1896 et 1904).

4° **Ténia coussinet** (*Davainea cesticillus* de la Poule (Voir p. 115). — Trouvé en France par Lucet et Marotel.

5° **Ténia de Friedberger** (*Davainea Friedbergeri*) du Faisan (Voir p. 139). — Trouvé en France par Lucet et Marotel.

6° **Ténia carioca** (*Hymenolepis carioca*) de la Poule, au Brésil (Voir p. 114). — Trouvé en France par Lucet et Marotel.

7° **Ténia musculeux** (*Hymenolepis musculosa* Clerc). — Largeur maxima, 4 millimètres. — Trouvé par W. Clerc dans la région de l'Oural.

8° **Ténia du Dindon** (*Hymenolepis meleagris* Clerc). — Trouvé par W. Clerc dans la région de l'Oural.

9° Une autre espèce, non dénommée, est encore indiquée par Lucet et Marotel. Elle est caractérisée par son rostre armé de 400 à 450 crochets en forme de marteau et longs de 12 à 13 μ. Cou relativement court. Pores génitaux irrégulièrement alternes, placés vers le milieu du bord, au fond d'une échancrure profonde et étroite. Longueur : 60 à 80 millimètres ; largeur : 2 millimètres à 2^{mm},5.

Lucet et Marotel ont décrit un téniasis des Dindonneaux qui peut apparaitre dès l'âge de deux semaines à un mois, mais qui généralement ne s'observe qu'un peu plus tard, au moment de la poussée du « rouge ». La mortalité peut atteindre la moitié, même les trois quarts de l'effectif.

Les lésions sont celles de l'anémie et de l'entérite. L'intestin est tantôt vide, tantôt rempli de matières diarrhéiques, parfois sanguinolentes. Avec les Vers, on trouve une congestion souvent vive, quelquefois remplacée par un simple piqueté hémorragique.

Les symptômes sont la nonchalance, la diminution de

l'appétit, la diarrhée ; les Oiseaux très jeunes meurent ainsi au bout d'un ou deux jours. Ceux qui sont plus âgés ont, en outre, la tête et les caroncules pâles, les ailes tombantes ; ils maigrissent beaucoup, se laissent prendre sans résistance.

Le traitement de cette affection est basé sur les mêmes principes que celui du téniasis des Poules (Voir p. 120). Les anthelminthiques et particulièrement la noix d'arec devront être donnés avec précaution, car les Dindons présentent facilement des symptômes d'intoxication. Plus les Dindons vivent aux champs, moins la mortalité est élevée ; c'est qu'en effet ils ont plus de chances de s'infester, par les hôtes intermédiaires (encore inconnus), dans les basses-cours et sur les fumiers.

Trématodes. — Sonsino rapporte à la Douve changée (*Clinostomum commutatum*), déjà indiquée par lui comme parasite intestinal de la Poule (Voir p. 125), un Distomien qu'il a trouvé à Pise dans l'intestin d'un jeune Dindon.

Monticelli pense qu'il faut rapporter à la **Douve changeante** (*Cyclocœlum mutabile* [Zeder]) le parasite rencontré par Polonio dans un cæcum de Dindon et décrit par Molin sous le nom de *Monostomum attenuatum*. — Ce Ver est jaune sale ou un peu rosé, long de 5 à 24 millimètres, large de 2 à 8 millimètres, foliacé, plan en dessous, un peu convexe en dessus, atténué antérieurement en cône, élargi et arrondi en arrière. Ventouse subterminale, très petite. Œufs brunâtres, ovoïdes, longs de 173 μ, larges de 84 μ, éclosant dans l'utérus et donnant un embryon cilié qui renferme un sporocyste.

Un intérêt particulier s'attache à ce Ver, car il a été l'objet des premières observations relatives au développement des Trématodes. Von Siebold a vu, dès 1835, que le corps étranger renfermé dans l'embryon lui survit sous forme de sporocyste ; c'est de celui-ci que les Cercaires naîtront.

Nématodes. — Les seuls Nématodes signalés jusqu'ici dans l'intestin du Dindon sont les deux principaux Hétérakis de la Poule.

1º **Hétérakis à lorgnon** (*Heterakis perspicillum*), qui vit dans l'intestin grêle ;

2º **Hétérakis vésiculeux** (*Heterakis vesicularis*), qu'on trouve dans les cæcums.

Ces Vers sont moins fréquents que chez la Poule. Guittard (1899) dit avoir observé une petite épizootie due à la grande espèce et qui a sévi sur huit à dix sujets d'un troupeau de quarante-cinq têtes. Les symptômes sont ceux d'une cachexie diarrhéique, qui emporte les malades en six à douze jours. Guittard dit avoir obtenu de bons résultats en faisant prendre à chaque malade, chaque soir, une cuillerée à café d'un mélange d'huile empyreumatique, 15 grammes ; huile de ricin, 30 grammes ; huile d'olive, 200 grammes.

St. v. Rátz (1893) attribue à l'Hétérakis vésiculeux une affection anémique, avec lésions cæcales et nombreux Vers dans l'intestin ou les cæcums. Les lésions paraissent avoir une grande ressemblance avec celles que Smith et Lucet ont constatées dans la typhlite amœbienne (Voir p. 132). Il s'agit peut-être de la même affection avec coïncidence d'helminthiase.

Art. III. — **Pintade.**

Cestodes. — Le seul Cestode rencontré jusqu'ici dans l'intestin de la Pintade a été trouvé par R. Blanchard à Briançon. C'était un Ténia sans tête, long de 20 millimètres, à pores sexuels unilatéraux, qui paraît se rapporter au Ténia cantanien du Dindon (Voir p. 136).

Nématodes. — Quatre espèces de Nématodes peuvent se voir dans l'appareil digestif de la Pintade.

1º **Hétérakis à lorgnon** *Heterakis perspicillum*. — Ce parasite de l'intestin grêle de la Poule et du Dindon (p. 126) a été trouvé par Railliet chez une Pintade provenant du Midi de la France.

2º **Hétérakis vésiculeux** (*Heterakis vesicularis*). — Ce petit parasite du cæcum des Gallinacés vit aussi chez la Pintade. Au musée de Vienne, on l'y a rencontré chez six sujets sur douze.

3º **Spiroptère à peignes** (*Spiroptera pectinifera*). — La spiroptérose du gésier a été observée sur la Pintade en même temps que chez les Poules; mais elle y a été moins grave (Voir p. 104).

4° **Trichosome obtus** (*Trichosoma retusum*). — Parasite des cæcums de la Poule (p. 130), ce petit Ver a été trouvé aussi dans ceux de la Pintade par Railliet et Lucet.

Art. IV. — **Faisan**.

Les parasites de l'appareil digestif du Faisan comprennent des Coccidies, des Cestodes et des Nématodes.

Coccidies (1). — Mc. Fadyean en Angleterre et Sjöbring en Suède ont observé chacun une épizootie de coccidiose intestinale des jeunes Faisans, qui paraît devoir être rapportée à *Eimeria avium*. Les symptômes sont analogues à ceux de la coccidiose intestinale de la Poule (Voir p. 110); toutefois l'entérite n'est pas hémorragique. Les Coccidies se présentent pour la plupart au stade d'essaimage (mérozoïtes); les oocystes mesurent 28 μ sur 16 μ. Les parasites siègent également dans les cellules épithéliales et surtout dans celles des glandes de Lieberkühn. Leur développement extérieur a les mêmes caractères que chez *Eimeria avium*.

Cestodes. — Cinq espèces de Téniidés ont été nommées comme se rencontrant dans l'intestin du Faisan commun.

Trois d'entre elles sont déjà décrites comme parasites de la Poule et du Dindon.

1° **Ténia infundibuliforme.** — Cité par von Linstow (Voir p. 113).

2° **Ténia échinobothridien** (*Davainea echinobothrida*). — Cité par R. Blanchard (Voir p. 116).

3° **Ténia cantanien** (*Davainea cantaniana*). — Cité par von Linstow (Voir p. 136).

4° **Ténia de Friedberger** (*Davainea Friedbergeri* [Linstow]). — Longueur : 200 millimètres et plus; largeur : 2 à 3 millimètres. Tête piriforme, courte; trompe armée d'une double couronne de 150 crochets longs de 12 μ, 2; ventouses bordées de quatre à cinq couronnes d'épines à base bilobée. Cou très mince, long de 2 à 3 millimètres. Premiers anneaux très courts, les suivants de plus en plus longs, le bord antérieur étant plus étroit que le postérieur, ce qui rend la chaîne dentée en scie; vers la fin, elle devient moniliforme et les derniers anneaux presque globuleux. Pores génitaux unilatéraux, situés au milieu du même bord

(1) Mc. Fadyean, Journal of compar. Pathology. 1894, p. 131. — N. Sjöbring, Centralbl. f. Bakteriologie, XXII, 1897, p. 675.

de chaque anneau. — Trouvé en abondance et décrit par Friedberger. C'est probablement la même espèce que Mégnin a décrite sous le nom de *D. quevillensis* (1898). Friedberger a supposé que la larve de ce Ténia est un Cysticercoïde.

5° **Ténia du Faisan** *(Hymenolepis phasianina* Fuhrmann). — Longueur : 120 millimètres ; largeur : $2^{mm},5$. Trompe armée de dix crochets longs de 23 µ, 4, à manche long et à garde courte. — Trouvé et décrit par Fuhrmann (1907).

Les Ténias sont quelquefois si nombreux dans l'intestin des Faisans qu'ils déterminent une véritable entérite vermineuse, souvent mortelle. Friedberger, Mégnin, Caparini (1) ont attiré l'attention sur ce téniasis, qui peut sévir sous forme épizootique et frappe presque exclusivement les Faisandeaux. Il semble bien qu'il s'agisse toujours de la même espèce, *Davainea Friedbergeri*, qui serait vraiment pathogène et parfois à un haut degré. Les symptômes n'ont rien de particulier et consistent dans des troubles digestifs ou réflexes, communs à toutes les helminthiases intestinales. Dans une seule faisanderie, 300 sujets ont succombé (Mégnin) ; au Parc royal de Capodimonte, la mortalité a été de 746 sur 2500 têtes en quinze jours, soit près de 30 p. 100 à raison de 50 par jour (Caparini).

Les lésions sont celles de l'entérite et de la cachexie. L'intestin est parfois littéralement bourré et obstrué par les Ténias, qui adhèrent ou non à la muqueuse, et forment des pelotes composées de quinze à vingt individus.

Le traitement efficace consiste dans l'administration de kamala mélangé à la pâtée d'œufs durs et de pain qu'on donne aux Faisans concurremment avec des œufs de fourmis (Mégnin). Zürn a préconisé la noix d'arec fraîche et pulvérisée, à la dose de 2 à 3 grammes, ainsi que les graines de courge. Mégnin a employé aussi la noix d'arec avec succès (1 gramme pour six Oiseaux). Caparini s'est servi de

(1) FRIEDBERGER, Zeitschr. f. Veterinärwissensch., 1877, p. 1. — MÉGNIN, Bull. de la Soc. centr. de méd. vétér., 1878, p. 234 ; Bull. de l'Acad. de méd., XL, 1898 ; p. 159. — U. CAPARINI, Clinica veterinaria, 1906, p. 841 et 872.

graine de courge et de décocté de fougère mâle avec un succès semblable. Les Ténias du Faisan paraissent sensibles aux ténifuges, puisque chaque fois l'épizootie s'est arrêtée sous l'action de remèdes différents.

Nématodes. — Quatre espèces de Nématodes (deux Trichosomes et deux Hétérakis) ont été trouvées dans l'appareil digestif du Faisan commun.

1° **Trichosome strumeux** (*Trichosoma strumosum* Reibisch). — Corps un peu atténué à l'extrémité postérieure, présentant à l'extrémité antérieure une expansion vésiculeuse de la cuticule; deux bandes bacillaires: une ventrale, ayant les trois quarts du diamètre du corps; une dorsale environ moitié moins large que l'autre. *Mâle* long de 17 millimètres, avec deux saillies terminales aiguës; gaine du spicule hérissée de très petites épines. *Femelle* longue de 37 millimètres. Œufs longs de 65 μ, larges de 25 μ.

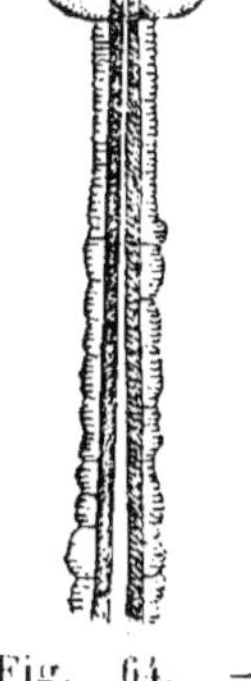

Fig. 64. — *Trichosoma strumosum*, femelle. Extrémité antérieure (Reibisch).

Ce Ver, très voisin du *Tr. contortum* du Canard, a été observé par Reibisch dans des épidémies qu'il déterminait chez de jeunes Faisans dans la région de Leipzig (1). Il vit dans les couches profondes de l'épithélium œsophagien et pénètre parfois dans le derme de la muqueuse. Il se creuse des trajets, dans lesquels la femelle pond ses œufs, disposés en cordons. La destruction de l'épithélium met ces cordons à découvert, et l'on peut trouver des amas ou des cordons d'œufs non seulement dans l'œsophage, mais encore dans la cavité buccale et dans la partie antérieure de la trachée. Outre les altérations de la muqueuse œsophagienne, on trouve à l'autopsie l'appareil digestif presque vide, à l'exception des cæcums, qui sont toujours remplis de matières alimentaires. — La maladie débute par une grande

(1) J. Reibisch, Archiv f. Naturgeschichte, 1893, p. 331.

langueur, bientôt suivie d'un amaigrissement rapide. La mort survient quatre à six jours après l'apparition des premiers symptômes. Elle paraît due à l'inanition, la présence des parasites œsophagiens s'opposant à la déglutition. Il est à remarquer que, dans la trichosomose du Canard, il y a, au contraire, réplétion extrême du jabot (Voir p. 160).

C'est très probablement le même Ver que Perroncito et Tomiolo (1) ont rencontré et qu'ils ont nommé *Trichosoma delicatissimum*. Ils l'ont trouvé en quantité innombrable chez de jeunes Faisans du parc royal de Racconigi, qui avaient succombé à une anémie enzootique. Les symptômes consistaient en de la langueur, de la paresse, de l'inappétence, les ailes tombantes, un mouvement insolite de la tête et du cou : l'Oiseau allonge le cou et lui imprime une secousse d'avant en arrière comme pour déglutir ; le cou reste le plus souvent étendu et non courbé en S. La mort survient en sept à huit jours.

A l'autopsie, on voit la muqueuse du tube digestif, depuis l'arrière-bouche jusqu'au cardia et, dans certains cas, jusqu'au cloaque, recouverte d'un enduit grisâtre, muqueux, englobant des filaments très fins, qui sont des Trichosomes. Ils adhèrent intimement à la muqueuse, dans laquelle leur extrémité antérieure est enfoncée.

Une solution d'acide phénique à 0,25 p. 100, mélangée aux boissons ou à la pâtée alimentaire, aurait arrêté les progrès de l'épizootie.

2° **Trichosome à queue renflée** (*Trichosoma caudinflatum*). — Trouvé non seulement dans l'intestin de la Poule (Voir p. 130), mais aussi dans celui du Faisan commun, par Kowalewski.

3° **Hétérakis vésiculeux** (*Heterakis vesicularis*). — Les petits Hétérakis de la Poule se rencontrent aussi chez les diverses espèces de Faisans, surtout chez le Faisan commun.

On les trouve dans les cæcums, qui peuvent en être

(1) E. PERRONCITO et A. TOMIOLO, Giornale della R. Soc. ed Acad. veter. italiana, 1899, p. 889. — E. PERRONCITO, *I parassiti dell' uomo e degli animali utili*, 2° édit., 1901, p. 494, fig. 215 et 216.

obstrués. Cette helminthiase se traduit par les mêmes symptômes que chez la Poule et est justiciable du même traitement (Mégnin, Klee).

Les parois des cæcums montrent parfois des nodules miliaires ou pisiformes, creusés d'une cavité centrale qui renferme une larve d'Hétérakis vésiculeux, longue de $1^{mm},5$ à 4 millimètres. Ces nodules, déjà vus par Galli-Valerio et par Klee, ont été bien étudiés par Letulle et Marotel (1). Quelques-uns sont un peu saillants sous la séreuse, la plupart le sont du côté de la muqueuse, qui peut en être comme tapissée. Les parois cæcales ont plus que triplé d'épaisseur; la muqueuse n'est cependant pas ulcérée. La plupart des nodules sont compris dans la couche sous-muqueuse. Les plus jeunes sont conjonctivo-vasculaires et végétants ; les plus âgés sont fibreux et rappellent les fibromes vasculaires anciens. Malgré le volume du parasite inclus, la réaction inflammatoire est subaiguë, discrète, très limitée. Les lésions peuvent aboutir à la mort par anémie.

4° **Hétérakis du Pigeon** (*Heterakis columbæ*). — J. Chatin dit avoir trouvé, dans l'intestin du Faisan, ce Ver qui est un parasite du Pigeon.

Art. V. — **Paon**.

Coccidies. — *Eimeria avium*, parasite intestinal de la Poule (Voir p. 110), est indiqué par A. Labbé comme représentant peut-être des Coccidies trouvées dans l'intestin du Paon.

Nématodes. — Le seul Helminthe signalé dans l'appareil digestif du Paon est l'Hétérakis vésiculeux (*H. vesicularis*), si commun chez la Poule. Au Musée de Vienne, on l'a trouvé neuf fois sur dix-sept Paons examinés.

Art. VI. — **Pigeon**.

Si l'on fait abstraction des observations douteuses de

(1) LETULLE et MAROTEL, Bull. de la Soc. centr. de méd. vétér.. 1901, p. 268.

Zürn et de Klee, relatives au Muguet chez le Pigeon (Voir p. 103) et de l'aspergillose buccale, dont il sera parlé plus à propos avec les parasites de l'appareil respiratoire, les parasites de l'appareil digestif du Pigeon appartiennent aux Coccidies, aux Flagellés, aux Cestodes, aux Trématodes et aux Nématodes.

Coccidies. — La Coccidie du Pigeon (*Eimeria Pfeifferi* A. Labbé) a été trouvée dans l'intestin du Pigeon domestique et de la Tourterelle par Labbé. A l'état d'oocyste, elle est sphérique ou subsphérique et mesure 16 à 18 μ de diamètre. Les sporocystes se développent en trois jours. Cette Coccidie ne parait pas différer des formes rondes d'*Eimeria avium* (de la Poule), dont elle ne serait ainsi qu'une variété.

La Coccidiose intestinale du Pigeon a été observée par Rivolta et Delprato ; les Pigeonneaux étaient infestés au nid par leurs parents. La maladie se traduisait par les mêmes symptômes que chez la Poule. L. Pfeiffer a fait à Weimar des observations du même genre.

Flagellés. — A l'autopsie de quatre Pigeons, Rivolta a trouvé dans l'intestin grêle un nombre considérable d'Infusoires très mobiles (*Trichomonas columbæ* Riv.). Ils avaient 6 à 7 μ de long sur près de 3 μ en largeur; ils étaient pâles, ovales, semi-lunaires ou étranglés en leur milieu, plus obtus à une extrémité qu'à l'autre, munis de quatre ou cinq flagelles, dont un ou deux plus longs situés à une extrémité du corps.

Il y avait en outre de nombreuses Coccidies jeunes. La muqueuse était enflammée. Rivolta attribue la mort à l'action de ces parasites (1). Nous rappelons ici le rôle attribué par Rivolta au *Cercomonas gallinæ* dans le développement d'une angine croupale des Dindonneaux (Voir p. 103).

(1) Rivolta et Delprato, *L'Ornitojatria*, 1881, p. 114. — A. Lanfranchi a décrit une maladie des Pigeons, analogue à la diphtérie de ces Oiseaux, qu'il attribue à un Flagellé, voisin du *Cercomonas gallinæ* et répandu dans tous les organes, y compris le sang et la « moelle des os » (*Moderno zooiatro*, 1908, p. 289). On peut supposer qu'il s'agit des leucocytes (amibocytes, mégacaryocytes, etc.), d'une leucocytose qui accompagne la diphtérie.

Cestodes. — Quatre espèces de Téniidés peuvent se rencontrer dans l'intestin du Pigeon domestique (1).

1° **Ténia infundibuliforme** (*Choanotænia infundibuliformis*) de la Poule (Voir p. 113). — Railliet rapproche de cette espèce un Ténia du Pigeon domestique, recueilli par Delafond.

2° **Ténia échinobothridien** (*Davainea echinobothrida*) de la Poule (Voir p. 116). — Mégnin a rapporté à cette espèce des anneaux rendus par un Pigeon ; il s'agissait probablement de la suivante.

3° **Ténia crassule** (*Davainea crassula* [Rud.]). — Longueur : 200 à 400 millimètres ; largeur : 4 millimètres. Tête petite, ovale ; trompe armée de 60 crochets (environ 400 en deux rangées, d'après Clerc), longs de 10 à 11 μ ; ventouses arrondies, armées d'épines. Cou long et grêle. Premiers anneaux très courts, les suivants un peu plus longs, les derniers infundibuliformes. Pores génitaux unilatéraux. Œufs réunis par groupes de 10 à 12 dans des capsules.

Trouvé chez des Pigeons domestiques de France et d'Afrique, chez le Biset et la Tourterelle, le Ténia crassule ne paraît pas commun. Zürn dit qu'il peut produire du catarrhe intestinal.

4° **Ténia de Delafond** (*Bertiella Delafondi* [Raill.]). — Longueur : 70 à 165 millimètres ; largeur : 3 à 7 millimètres. Tête hémisphérique, sans trompe ni crochets. Premiers anneaux très courts, les suivants un peu plus longs et très larges ; les derniers un peu plus étroits et plus longs, à bords moins saillants. Pores génitaux irrégulièrement alternes, situés vers le quart antérieur du bord latéral.

Ce Ver, vu d'abord par Delafond, retrouvé par Railliet et par Mégnin, se rencontre quelquefois à Toulouse. D'après une expérience de Railliet, il semble avoir pour hôte intermédiaire la petite Limace grise des jardins.

Les Ténias sont peu fréquents chez les Pigeons, et ils y sont rarement en nombre suffisant pour déterminer un véritable téniasis.

(1) Deux cas de Bothriocéphalidés ont été constatés chez le Pigeon. Dans l'un, l'Oiseau, devenu triste et indolent, reprit sa gaîté après avoir expulsé un Bothriocéphalidé long de 24 centimètres, avec une largeur maxima de 6 millimètres (Cornelius, d'Elberfeld). — Dans l'autre, un Bothriocéphale fut trouvé à l'autopsie de l'Oiseau (Itzigsohn, de Neudamm).

Trématodes. — A l'autopsie d'un Pigeonneau de six semaines, Mazzanti (1889) a rencontré dans l'intestin grêle un certain nombre de Vers, flottant dans un liquide sanguinolent : à ce niveau, la muqueuse était congestionnée et rouge sombre. Mazzanti a nommé ce parasite *Distoma columbæ*; d'après sa description, il paraît identique au *Clinostomum commutatum* de l'intestin de la Poule (Voir p. 124).

Nématodes. — Trois espèces de Nématodes peuvent se rencontrer dans l'intestin du Pigeon : un Hétérakis, un Strongle et un Trichosome (1).

1° **Hétérakis du Pigeon** (*Heterakis columbæ* [Gmelin], *H. maculosa* [Rud.]). — Corps blanc, un peu translucide, atténué aux deux extrémités ; bouche à trois lèvres presque égales ; extrémité antérieure munie de deux ailes latérales plus ou moins longues. *Mâle* long de 16 à 30 millimètres, extrémité caudale assez aiguë, mucronée ; deux longs spicules inégaux : ventouse ronde, munie d'un anneau chitineux ; 10 papilles de chaque côté. *Femelle* longue de 20 à 40 millimètres (atteignant quelquefois 50 et même 70 millimètres) ; queue droite, conique, mucronée ; vulve au milieu de la longueur du corps, qui est souvent distendu par les œufs. Des vésicules intérieures, de nature mal connue, se voient par transparence comme autant de taches. Œufs longs de 80 à 90 μ et larges de 40 à 50 μ.

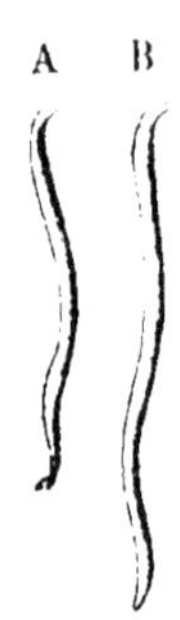

Fig. 65. — *Heterakis columbæ*. —A, mâle; B, femelle. Grandeur naturelle (Railliet).

Ce Ver se trouve souvent en énorme quantité dans l'intestin des Pigeons, et parfois au point de nuire beaucoup à l'élevage. Il n'est pas rare d'en compter alors 400 à 500 dans l'intestin d'un même sujet, et l'on comprend quels troubles digestifs peuvent en résulter. Unterberger (2) a, l'un des premiers, appelé l'attention

(1) R.-P. Rossi attribue au Syngame trachéal, qui est un parasite des voies respiratoires, une épidémie qui a sévi dans un élevage de Pigeonneaux. Il aurait trouvé ce Ver non seulement dans la trachée, mais aussi dans l'œsophage. Mais son observation a besoin d'être confirmée. Clinica veterinaria, 1906, p. 73.

(2) Unterberger. OEsterr. Vierteljahrsschr. f. wissensch. Veterinärkunde, 1868, p. 38.

sur la nocivité de cet Helminthe. Le microscope montre, en quantité innombrable, des œufs d'Hétérakis dans les excréments, et la maladie se caractérise par un ensemble de symptômes dont les principaux sont : paresse, perte d'appétit, diarrhée muqueuse périodique, et enfin émaciation profonde, surtout dans les muscles pectoraux. La mort arrive ordinairement à cette période, après un épuisement général et des convulsions, comme Lorenz Heister et Gebauer l'avaient déjà constaté au commencement du xviiiᵉ siècle. — A l'autopsie, on trouve les Vers serrés les uns contre les autres, dirigés selon l'axe même de l'intestin ; la muqueuse est distendue par places plus ou moins grandes et nombreuses, gorgée de sang, gonflée, ramollie, ou ulcérée et couverte d'un mucus épais.

Messner (1) a trouvé des Hétérakis en abondance non seulement dans toute la longueur de l'intestin, mais encore dans le jabot et la partie thoracique de l'œsophage. — Sans que l'intestin, qui était rempli d'Hétérakis, fût perforé, Sabrazès et Salm ont rencontré un grand nombre de ces Vers dans le péritoine et la cavité thoracique ; ils étaient accolés aux viscères ou enchâssés dans la paroi abdominale, au sein de logettes du tissu sous-séreux. Zürn aussi dit que l'*Heterakis perspicillum* a été trouvé libre dans la cavité abdominale de la Poule.

Dans 7 grammes environ d'excréments qu'un Pigeon très malade rend dans les vingt-quatre heures, il y a, selon Unterberger, 12000 œufs d'Hétérakis en moyenne. Il a placé quelques-uns de ces œufs sur du papier brouillard humide, enfermé dans un flacon, et il a suivi leur évolution : l'embryon était bien formé au bout de dix-sept jours. Ces œufs, donnés alors à des Pigeons sains, s'étaient, au bout de trois semaines au plus, transformés en Hétérakis adultes, dont on retrouvait les œufs dans les excréments. Si, au contraire, on faisait prendre à des Pigeons bien sains des œufs

(1) H. Messner, Zeitschr. f. Fleisch- und Milchhygiene, XI, 1904, p. 241. — J. Sabrazès et A.-J. Salm, Gaz. hebd. des sc. méd. de Bordeaux, 1904, p. 117.

d'Hétérakis immédiatement après leur expulsion avec les excréments ou leur sortie des oviductes, ces œufs ne se développaient pas, et ils étaient rejetés avec les excréments, presque intacts ou un peu digérés. L'évolution ne peut donc se faire qu'en dehors de l'intestin, sans qu'il soit besoin d'un hôte intermédiaire. L'an coagion a lieu de Pigeon à Pigeon, au moyen des aliments salis par les excréments des malades.

Pour prévenir l'extension de cette helminthiase, il faut séparer rigoureusement les Pigeons sains et les malades ; s'assurer par un examen microscopique de l'état des excréments et, par conséquent, de l'état de santé de ces Oiseaux ; entretenir la plus grande propreté dans les locaux occupés par les uns et par les autres ; en faire souvent la désinfection, celle des murs, planchers, plafonds, portes, nids, etc. On ne doit pas répandre sur l'aire du colombier les grains distribués, mais les mettre dans des vases, auges, récipients *ad hoc*. On se trouvera bien d'y mélanger de temps en temps des fruits d'anis, du sel et autres substances appétées par les Pigeons, ainsi que de la poudre grossière de noix d'arec.

Comme traitement, dans les cas bénins, on donne à chaque Pigeon malade 6 centigrammes de calomel pétris avec de la mie de pain ou préparés en pilules avec du beurre.

Dans les cas plus graves, on peut avoir recours à la noix d'arec pulvérisée, à la dose de 1 gramme et administrée de la même manière (Zürn). Pelletan préconise l'usage des biscuits vermifuges qu'on donne aux enfants : les Oiseaux en sont très friands, et deux jours de ce traitement suffiraient pour tuer les Vers. Ce qui est plus en rapport avec les conditions de la pratique, c'est, comme il le conseille encore, de distribuer des vesces macérées pendant quelques heures dans une décoction refroidie d'absinthe. Enfin on peut recourir au traitement employé par Blavette contre l'helminthiase des Poules, en réduisant la dose de moitié.

2° **Strongle quadriradié** (*Strongylus quadriradiatus* Stevenson).
— Corps filiforme, rouge (par le sang qui remplit l'intestin), long
de 9 à 12 millimètres (mâle), de 18 à 24 millimètres (femelle).
Extrémité céphalique enveloppée par un renflement vésiculaire
de la cuticule. Bouche nue, sans papilles. *Mâle* à bourse caudale bilobée, chaque lobe soutenu par six côtes ; deux spicules
égaux, trifides à leur extrémité et accompagnés d'une pièce
impaire, en forme d'étoile à quatre rayons inégaux, qui leur
fournit un anneau de support. *Femelle* à corps filiforme dans sa
moitié antérieure ; vulve dans le quart postérieur du corps.
Œufs longs de 70 à 75 µ, larges de 38 à 40 µ ; embryons éclos
dans l'utérus.

Observé par Stevenson (1) à Washington, ce Strongle
peut se trouver par centaines ou milliers dans l'intestin du
Pigeon. Il y produit alors, par soustraction du sang de
l'hôte, des désordres graves : infection bactérienne, entérite
catarrhale, diarrhée épuisante, mort fréquente.

3° **Trichosome du Pigeon** (*Trichosoma columbæ* Rud.). — Corps
capillaire avec bandes latérales égales en largeur au quart du
diamètre du corps. *Mâle* long de 10 millimètres, dont près de la
moitié pour la partie antérieure ; cloaque terminal, accompagné de chaque côté d'un petit appendice lobulé ; gaine du
spicule plissée en travers. *Femelle* longue de 18 millimètres,
dont 7 pour la partie antérieure ; vulve munie d'un appendice
membraneux.

Espèce fréquente dans le gros intestin du Pigeon domestique ; peut se trouver aussi dans l'intestin grêle (2). D'après
Pauly et Zürn, elle détermine souvent un catarrhe intestinal
intense, par suite l'anémie et la consomption. Tartakowski
a observé, chez des Pigeons de races fines, une helminthiase épizootique causée par ce Trichosome. Il se trouvait
en nombre colossal réparti dans tout l'intestin grêle, dont

(1) E.-C. Stevenson, U. S. Dep. of agriculture, Bur. of animal Industry, Circular 47, 1904.
(2) Pauly et Zürn, Deutsche Zeitschr. f. Thiermed., IX, 1883, p. 200.
— Tartakowski, Arkhiv veterinarnik Nauk, 1901, p. 1045.

le contenu en refermait cent à cent trente exemplaires par centimètre cube. La muqueuse était tuméfiée, infiltrée, grisâtre, parsemée de pétéchies et de stries rouges.

Art. VII. — Canard.

Les parasites rencontrés dans les diverses parties du tube digestif du Canard appartiennent aux groupes suivants : Coccidies, Flagellés, Cestodes, Trématodes, Nématodes, Acanthocéphales et Hirudinées.

Coccidies. — Zürn signale, chez les Canards et les Oies, une entérite coccidienne, caractérisée par une faiblesse et un dépérissement extraordinaires, suivis d'une diarrhée profuse ; la mort survient rapidement. Railliet et Lucet ont trouvé, dans l'intestin de Canards qui n'avaient pas présenté de symptôme particulier pendant la vie, des nodules de Coccidies qui ont paru identiques à celles de la Poule (*Eimeria avium*).

Dans plusieurs élevages de volailles du cercle de Johannisberg, Kleinpaul a vu une forte mortalité sévir sur les Canards, qui succombaient subitement. A l'autopsie, on trouva les lésions d'un léger catarrhe intestinal et de nombreuses Coccidies dans les parois de l'intestin. Dans plusieurs fermes, il y eut en même temps de la coccidiose chez les Poules. Kleinpaul soupçonne que ces volailles ont pu contracter la maladie en fréquentant un ancien marais desséché (1).

La coccidiose du Canard est aussi signalée comme fréquente aux États-Unis (Morse).

Flagellés. — Davaine a trouvé, dans le cæcum d'un Canard examiné aussitôt après la mort, des Infusoires flagellés qu'il a appelés *Monas* (*Monocercomonas*) *anatis* : corps ovale oblong, transparent, long de 8 μ, large de 4 μ, à flagelle antérieur flexible dans toute son étendue et plus long que le corps. Ce n'est peut-être que le *Trichomonas Eberthi*, déjà signalé chez la Poule par

(1) KLEINPAUL, *Veröffentl. aus d. Jahresveterinärber. der beamt. Tierärzte Preussens f. 1904*, **2.** Theil, p. 36.

Eberth et trouvé aussi, par lui, dans les glandes de Lieberkühn du Canard.

Cestodes. — Dix espèces de Cestodes (Téniidés) ont été signalées comme rencontrées dans l'intestin du Canard domestique (1).

1° **Ténia des Canards** (*Hymenolepis anatina* [Krabbe]). — Longueur atteignant 300 millimètres; largeur : 2 à 3 millimètres. Rostre armé d'une couronne de 10 crochets, longs de 65 à 72 μ (fig. 66, n° 1). Cou long. Pores génitaux unilatéraux.

Vit dans l'intestin de diverses espèces de Canards, en particulier dans celui du Canard domestique; on l'y a trouvé en Poméranie (Créplin), en Danemark (Gad, Krabbe), en France (Moniez), en Pologne (Kowalewski), en Allemagne (Wolffhügel). — Sa forme larvaire est un Cysticercoïde qui vit dans de petits Crustacés (*Cypris incongruens, Cypris ophthalmica, Cypris ovata*). C'est en mangeant ces Crustacés infestés que le Canard contracte ce Ténia.

2° **Ténia grêle** (*Hymenolepis gracilis* [Zeder]). — Longueur : 270 millimètres environ; largeur : 1ᵐᵐ,5 à 2 millimètres.

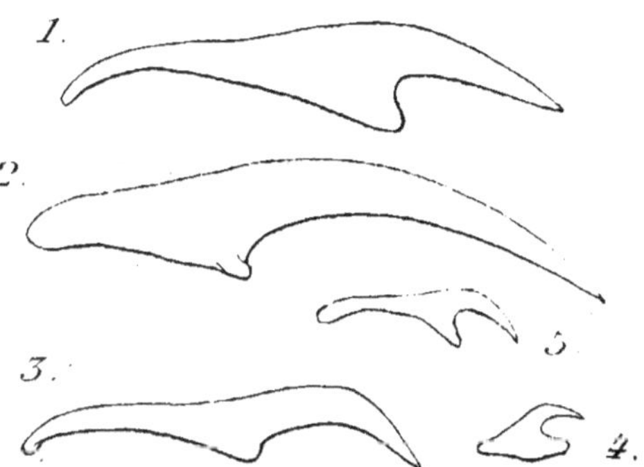

Fig. 66. — Crochets de Ténias du Canard. — 1, *Hymenolepis anatina*; 2, *Hym. gracilis*; 3, *Hym. sinuosa*; 4, *Hym. coronula* (grossis 690 fois; Krabbe); 5, *Fimbriaria fasciolaris* (grossi 1 060 fois; Kowalewski).

limètres. Tête subglobuleuse; rostre cylindrique, obtus, armé d'une couronne de 8 crochets longs de 77 à 80 μ (95 à 103 μ selon

(1) Nous n'y comprenons pas le *Tænia infundiformis* Pol., espèce très mal connue, qui a été trouvée dans l'intestin de l'Oie sauvage et que von Linstow attribue aussi au Canard domestique.

Lönnberg (fig. 66, n° 2). Cou très court. Partie antérieure du corps très mince sur une grande longueur ; premiers anneaux infundibuliformes, les suivants peu à peu carrés ; pores génitaux unilatéraux.

Ce Ténia, plus commun chez l'Oie, a été trouvé chez le Canard domestique en Danemark par Krabbe ; en Alsace, en Suisse, en Galicie et en Allemagne par Wolffhügel. Sa forme larvaire est un Cysticercoïde, qui vit dans de petits Crustacés (*Candona rostrata, Cypris compressa, Cypris ophthalmica, Cyclops viridis, Diaptomus cæruleus*).

3° **Ténia sinueux** (*Hymenolepis sinuosa* [Zeder]). — Longueur : 50 à 160 millimètres ; largeur : 1 à 2 millimètres. Tête presque globuleuse ; rostre armé d'une couronne de 10 crochets longs de 51 à 61 μ (fig. 66, n° 3). Cou très long. Premiers anneaux de longueur et de largeur variables, les suivants trapézoïdes, les derniers arrondis. Pores génitaux unilatéraux, situés vers le tiers antérieur du même bord de chaque anneau.

Vit dans l'intestin de divers Canards sauvages. Trouvé chez le Canard domestique en Allemagne (Bloch, Rudolphi), en France (Dujardin), en Irlande (Bellingham), en Danemark (Krabbe). — Sa forme larvaire est un Cysticercoïde qui vit dans la Crevette d'eau douce (*Gammarus pulex*), dans des Cyclopes (*Cyclops viridis, Cyclops agilis, Cyclops lucidulus*) et dans le *Diaptomus cæruleus*.

4° **Ténia à coronule** (*Hymenolepis coronula* [Duj.]). — Longueur : 120 à 190 millimètres ; largeur : 1ᵐᵐ,5 à 3 millimètres. Tête presque rhomboïdale, plus large que longue, entourée d'une couronne de 18 à 26 crochets longs de 9 à 17 μ (fig. 66, n° 4) ; ventouses saillantes, anguleuses, irrégulières. Premiers anneaux très courts, les suivants graduellement plus larges. Pores génitaux unilatéraux.

Vit dans l'intestin de divers Canards sauvages. Trouvé chez le Canard domestique en France (Dujardin, Railliet), en Danemark (Krabbe), en Suisse et en Allemagne (Wolffhügel). — Sa larve est un Cysticercoïde qui vit dans des

Cypris (*Cypris ovum, Cypris ophthalmica, Cypris cinerea*) et dans *Candona candida*.

5° **Ténia très petit** (*Hymenolepis parvula* Kow.). — Longueur : $1^{mm},7$; largeur : $0^{mm},25$. Tête subglobuleuse, cou nul. Rostre protractile, armé de 10 crochets longs de 38 à 39 µ. Chaîne formée de 35 à 40 anneaux.

Trouvé en Galicie par Kowalewski dans le duodénum du Canard domestique.

6° **Ténia mégalope** (*Hymenolepis megalops* [Nitzsch]). — Longueur atteignant 52 millimètres, largeur 5 millimètres. Tête très grosse, tétragone, large de $1^{mm},4$, à grandes ventouses, sans crochets (?). Cou très court. Premiers anneaux très courts, les postérieurs deux fois aussi larges que longs, évasés en arrière en forme de cloche. Pores génitaux unilatéraux, situés près du bord antérieur.

Vit dans l'intestin de divers Canards sauvages. Trouvé chez le Canard domestique à Rennes (Dujardin) et dans le Turkestan (Fedtshenko).

7° **Ténia lancéolé** (*Hymenolepis lanceolata*). — Ce Ténia, qui est très commun chez l'Oie (Voir p. 164), aurait été trouvé par Dujardin chez le Canard de Barbarie ; mais il s'agit probablement d'une autre espèce.

8° **Ténia infundibuliforme** (*Choanotænia infundibuliformis*). — Ce Ténia de la Poule (Voir p. 113) a été signalé chez le Canard domestique par Bellingham et par Goeze ; mais il y a eu peut-être une erreur de détermination.

9° **Ténia crassule** (*Davainea crassula*). — Ce Ténia du Pigeon (Voir p. 145), mentionné chez le Canard domestique par von Linstow, y a été trouvé aussi à Bâle par Wolffhügel.

10° **Ténia bandelette** (*Fimbriaria fasciolaris* [Pallas]). — Longueur : 4 à 425 millimètres ; largeur : 1 à 5 millimètres. Tête très petite, rostre court, armé de 10 à 12 crochets longs de 17 à 22 µ (fig. 66, n° 5), et pouvant s'invaginer dans la partie antérieure de la tête. Cou court. La partie de la chaîne qui fait suite au cou (*deutoscolex*), et qui est stérile, est dilatée d'un côté (« en marteau »).

Le reste, qui ressemble au corps d'un Ténia ordinaire, présente de nombreux plis transversaux et en arrière des fissures longitudinales ; les plis transversaux ne correspondent, ni à la surface ni dans la profondeur, à une segmentation réelle, car, entre deux sillons transversaux, il y a plus de vingt appareils de reproduction mâles et femelles. Pores génitaux unilatéraux.

Ce Ver vit dans l'intestin de divers Lamellirostres sauvages. Il paraît commun chez le Canard domestique. Dujardin l'a trouvé chez le Canard de Barbarie et Creplin chez la Poule. — Un Cysticercoïde qui semble lui correspondre a été rencontré dans un petit Crustacé (*Diaptomus cæruleus*).

Les Ténias paraissent n'avoir chez le Canard qu'une action pathogène très faible et rare. Chez un Canard cachectique, Klee a trouvé les deux cæcums et la plus grande partie de l'intestin grêle obstrués par 1000 à 1500 petits Ténias, la plupart longs de 8 à 12 millimètres ; quelques-uns seulement atteignaient 60 millimètres. Il les rapporte à *Hymenolepis setigera*, qui est un parasite de l'Oie. — Dans l'intestin d'un Canard d'Aylesbury, le même auteur a trouvé l'intestin obstrué complètement par 310 exemplaires d'un Ténia qu'il rattache à *Choanotænia infundibuliformis*. Ces déterminations spécifiques ne sont accompagnées d'aucun renseignement qui les justifie.

Trématodes. — Six espèces de Douves sont indiquées comme se rencontrant dans l'intestin des Canards.

1° **Douve hérissée** (*Echinostomum echinatum*). — Cette espèce, décrite parmi les parasites intestinaux de la Poule p. 122, est bien plus commune chez le Canard domestique, où elle a été signalée d'abord par Bloch. Hausmann en a trouvé jusqu'à 156 exemplaires dans l'intestin grêle d'un Canard.

On l'a trouvée aussi chez le Canard musqué ou de Barbarie.

2° **Douve conoïde** (*Echinostomum conoideum*). — Parasite de la Poule p. 124 ; a été trouvée souvent dans l'intestin grêle du Canard domestique, en Pologne, par Kowalewski.

3° **Douve recourbée** (*Echinostomum recurvatum*). — Parasite de la Poule (p. 124) ; a été trouvée souvent en Pologne dans l'intestin grêle du Canard domestique, par Kowalewski.

4° **Douve verruqueuse** (*Notocotyle verrucosa*). — Encore un parasite de la Poule (p. 124), trouvé plusieurs fois dans le gros intestin et les cæcums du Canard domestique et du Canard musqué.

5° **Douve grêle** (*Holostomum gracile* [Rud.]). — « Corps grêle, long de 2^{mm},30 et plus ; partie antérieure longue, grêle, avec deux ou trois lobes oblongs, variables en avant ; partie postérieure aussi épaisse que l'antérieure, mais amincie de part et d'autre, convexe en dessus, concave en dessous et terminée par une papille distincte saillante, à l'extrémité de laquelle est l'orifice postérieur » (Dujardin).

Ce Ver a été trouvé dans l'intestin de divers Anatidés sauvages ; Kowaleswski en a rencontré deux exemplaires dans l'intestin du Canard domestique en Pologne.

6° **Douve à tête ronde** (*Holostomum sphærocephalum* Dies.). — Corps long de 2^{mm},2. Extrémité antérieure globuleuse et irrégulièrement crénelée ; corps cylindrique en avant, atténué en arrière. Hausmann rapporte à cette espèce 20 exemplaires qu'il a trouvés dans l'intestin d'un Canard des environs de Gotha.

Nématodes. — Le tube digestif du Canard peut fournir dix espèces différentes de Nématodes.

1° **Ascaride épais** (*Ascaris crassa* Deslongch.). — Corps blanc rougeâtre sale, atténué aux deux extrémités ; tégument fortement strié en travers et comme denté en scie ; queue amincie, conique, aiguë. *Mâle* long de 12 à 30 millimètres, large de 0^{mm},5 à 1^{mm},2 ; deux spicules incurvés, ailés, terminés en pointe mousse. *Femelle* longue de 43 à 50 millimètres, large de 2^{mm},2 ; vulve un peu en arrière du milieu du corps.

« Trouvé par Zeder, Bremser, Deslongchamps, Dujardin, etc., dans l'intestin du Canard sauvage et du Canard domestique ; par Bremser et Dujardin dans l'intestin du Canard de Barbarie, etc. Commun à Caen (Gallier) et dans l'Aisne (Bouyenval) » (Railliet).

2° **Hétérakis dissemblable** (*Heterakis dispar* [Schrank]). — Ver blanchâtre, atténué aux deux extrémités surtout en arrière ; deux ailes latérales sur toute la longueur du corps, plus larges à peu de distance de l'extrémité buccale, qui a trois lèvres très petites. *Mâle* long de 11 à 18 millimètres ; dix papilles, plus une saillie de chaque côté de l'anus ; spicules courts, presque égaux. *Femelle* longue de 16 à 23 millimètres ; extrémité caudale très effilée ; vulve un peu en arrière du milieu du corps.

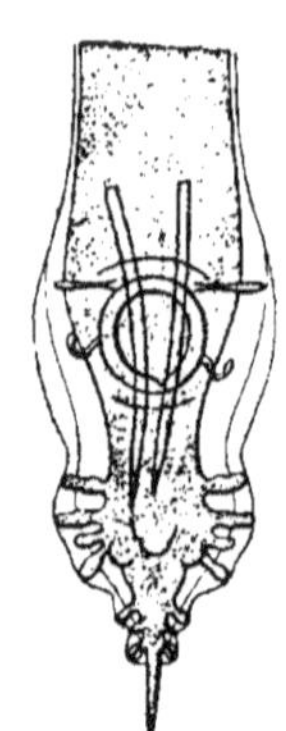

Fig. 67. — *Heterakis dispar*, mâle : extrémité caudale, vue par la face ventrale, grossie 50 fois (Railliet).

Cette espèce, surtout parasite de l'Oie, a été signalée aussi dans l'intestin grêle du Canard domestique et du Canard de Barbarie.

3° **Hétérakis vésiculeux** (*Heterakis vesicularis*). — Ce Nématode de la Poule a été trouvé aussi dans l'intestin du Canard domestique en Europe et dans le Turkestan.

4° **Hétérakis rayé** (*Heterakis lineata*). — Découvert au Brésil chez une Poule (Voir p. 127), retrouvé au Turkestan, chez le Canard domestique par Fedtshenko, d'après von Linstow.

5° **Strongle ténu** (*Strongylus tenuis*). — Trouvé à Wurzbourg par Eberth, dans les cæcums de la Poule et du Canard, se rencontre plutôt chez l'Oie (Voir p. 168).

6° **Hystrichis tricolore** (*Hystrichis tricolor* Duj.). — Ce Ver tient son nom de sa couleur blanche à l'extérieur, noire au centre (intestin), rouge vif dans la couche intermédiaire et dans la région œsophagienne. Les épines de la partie antérieure sont disposées en quinconce sur 10 à 12 rangs. Le mâle a 25 millimètres et la femelle 40 millimètres de longueur.

Ce Ver a été trouvé à Rennes, par Dujardin, dans le ventricule succenturié d'un Canard domestique et d'un Canard sauvage. Il y était en assez grande quantité et « tellement engagé dans le tissu épaissi et squirrheux de l'organe qu'il était fort difficile de l'en extraire sans le rompre. Quelques loges étaient occupées seulement par des tubes rem-

plis d'œufs, restes de la décomposition des Helminthes arrivés
au terme de leur développement » (Dujardin). — L'Hystrichis tricolore a été retrouvé deux fois à Venise par Ninni dans
le ventricule succenturié du Canard
domestique (Stossich), deux fois à
Budapest dans les mêmes conditions,
par St. von Rátz.

7 **Hystrichis élégant** (*Hystrichis elegans*
[Olfers]). — Corps blanchâtre, fusiforme,
très épais, atténué aux deux extrémités.
Bouche entourée de six papilles surmon-
tées chacune d'une petite pointe. *Mâle*
long de 26 millimètres, à extrémité
caudale spiralée. *Femelle* longue de 26 à 40 millimètres.

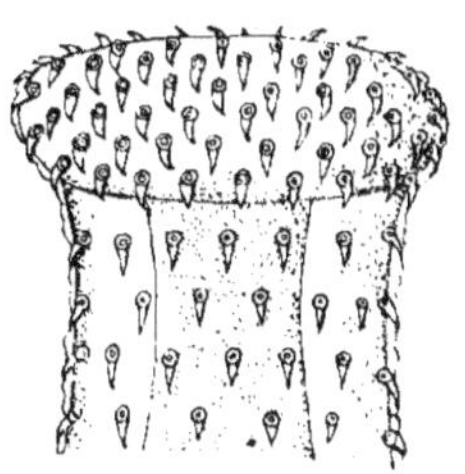

Fig. 68. — *Hystrichis
tricolor*: extrémité cé-
phalique (v. Rätz).

L'Hystrichis élégant se trouve dans des tubercules de l'œ-
sophage ou du ventricule succenturié d'un grand nombre de
Palmipèdes. Jurine l'a ainsi rencontré à Genève dans les
parois de l'œsophage d'un Canard domestique. Chaussat a
fait une observation semblable (Société de biologie, 1849).

8° **Dispharage crochu** (*Dispharagus uncinatus* [Rud.]). — Bouche
munie de deux lèvres avec six papilles ; de chaque lèvre part un
cordon flexueux qui s'étend jusqu'à 2 millimètres de l'extrémité
antérieure. Sur chaque côté du corps se voit une double
série longitudinale de petites épines, qui se prolonge presque
jusqu'à l'extrémité caudale ; en avant, ces séries d'épines se
placent sur la face dorsale, entre les cordons cutanés, et s'ap-
prochent de la bouche (fig. 69). *Mâle* long de 9 à 10 millimètres ;
queue bordée d'ailes étroites, un peu vésiculeuses ; huit papilles
de chaque côté, dont quatre postanales ; deux spicules, l'un grêle
et long, l'autre épais et court. *Femelle* longue de 15 à 18 millimètres ; vulve à 1 millimètre de la pointe caudale (1).

Zürn a rencontré ces Vers en grand nombre dans la

(1) F.-A. Zürn, *Die Krankheiten des Hausgeflügels*, 1882, p. 48. —
O. Hamann, Centralbl. f. Bakter. und Parasitenk., XIV, 1893, p. 555. —
Sturhan, Zeitschr. f. Veterinärkunde, 1903, p. 131.

muqueuse de l'œsophage, du ventricule succenturié et de l'intestin grêle de Canards qui mouraient subitement, après avoir manifesté des symptômes peu caractéristiques : tristesse, plumage hérissé, déglutition impossible (si les Vers étaient fixés à la muqueuse de l'œsophage). Les organes envahis étaient le siège d'une violente inflammation. — Hamann a fait des observations analogues sur une bande de Canards qui mouraient d'inanition. Les Vers étaient logés dans des nodules de la paroi du ventricule succenturié; ces nodules finissaient par obstruer complètement la lumière de l'organe et arrêter le cours des aliments. — C'est très probablement à la même espèce que l'observation de Sturhan se rapporte.

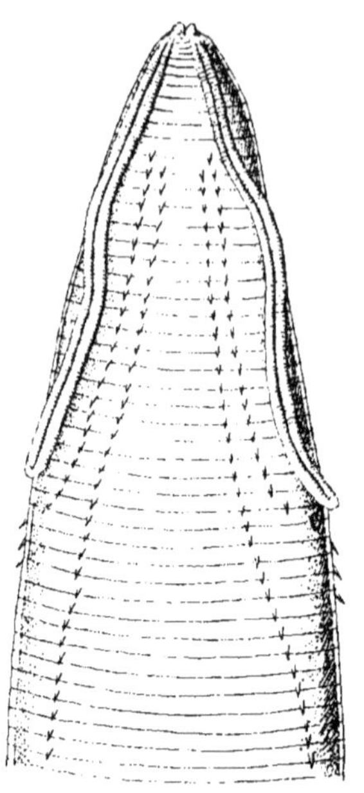

Fig. 69. — *Dispharagus uncinatus* : extrémité antérieure vue par la face dorsale, grossie 60 fois (Schneider).

D'après les expériences de Hamann, les œufs pondus par les Dispharages laissent échapper des embryons qui suivent le cours des excréments et sont répandus dans l'eau. Ils sont pris là par de très petits Crustacés, les Daphnies puces (*Daphnia pulex*), dont ils traversent les parois intestinales pour se loger dans la cavité du corps. Ils deviennent alors des larves de 1^{mm},7 à 2 millimètres de longueur, dont les Canards s'infestent en mangeant des Daphnies. — Hamann conseille, en cas d'enzootie, d'interdire à tous les Canards l'accès des étangs pendant les trois ou quatre mois d'été; c'est ce que dure la vie d'une génération de Daphnies. La mort des Crustacés infestés entraîne celle de leurs parasites, et l'étang se trouve alors purifié.

9⁰ **Tropisure à épines doubles** (*Tropisurus fissispinus* [Dies.]). — Ce Tropisure (Voir p. 100) est caractérisé par la présence d'épines chez le mâle ; elles forment quatre séries longitudinales sur les lignes médianes et latérales ; derrière le cloaque, la série ventrale se divise en deux rangées qui remplacent les papilles ; depuis l'extrémité céphalique jusqu'à l'origine de l'intestin, les lignes submédianes portent des épines fendues. Le mâle est blanc, grêle, long de 3 à 6 millimètres. La femelle est rouge sanguin, sub-globuleuse, longue de 2 millimètres, large de 1 à 3 millimètres.

Ce Ver se rencontre dans le ventricule succenturié du Canard, le mâle dans la cavité de cet organe, la femelle quelquefois fixée à la muqueuse,

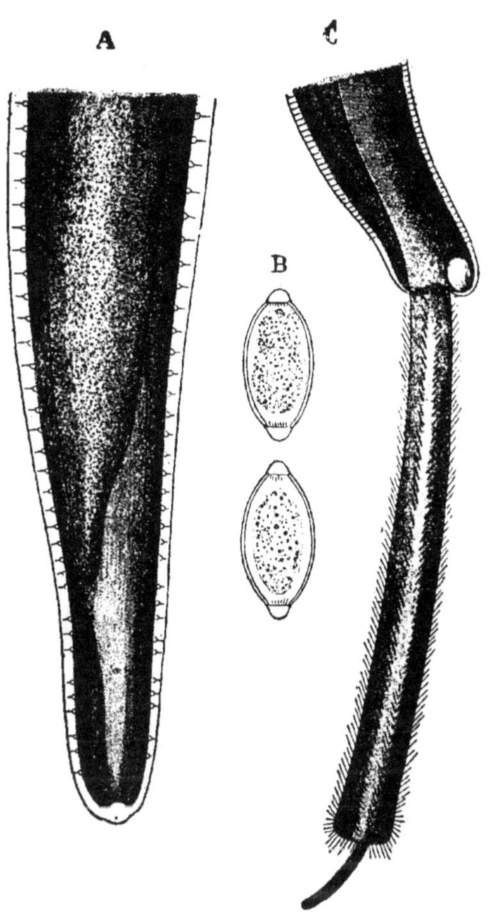

Fig. 70. — *Trichosoma contortum.* — A, extrémité caudale de la femelle ; B, œufs à divers états, recueillis dans l'utérus ; C, extrémité caudale du mâle, avec la gaine et le spicule saillants. Grossissement 300 diamètres (Railliet).

mais le plus ordinairement dans les glandes, où sa présence s'accuse par des taches rouge sanguin (Zürn).

10° **Trichosome contourné** (*Trichosoma contortum* Creplin). — Corps un peu atténué à l'extrémité postérieure. Deux bandes bacillaires : une ventrale, ayant les trois quarts du diamètre du corps ; une dorsale, environ moitié moins large que l'autre. *Mâle* long de 12 à 17 millimètres, la partie postérieure un peu plus de deux fois aussi longue que l'antérieure et présentant deux saillies terminales ; gaine du spicule hérissée de petites soies. *Femelle* longue de 31 à 38 millimètres, la partie postérieure cinq fois aussi longue que l'antérieure. Œufs longs de 48 à 56 µ, larges de 21 à 24 µ (fig. 70).

Ce Nématode, voisin du *Tr. strumosum* du Faisan, a été trouvé dans l'œsophage d'un grand nombre d'Échassiers, Palmipèdes, Passereaux et Rapaces ; tantôt il y est libre, tantôt il est engagé dans et même sous la muqueuse. Railliet et Lucet ont rattaché à sa présence une affection grave qui a sévi sur une bande de jeunes Canards de la race dite de Pékin (1).

Les Trichosomes déterminent un engouement, par surcharge alimentaire, du renflement cervical de l'œsophage qui fait office de jabot ; cet engouement est tout à fait analogue à l'« indigestion ingluviale » des Gallinacés et des Pigeons. Cette affection avait été rapportée à des causes banales, comme une alimentation trop sèche, trop abondante, déglutie trop vite ou indigeste. Les observations de Railliet et Lucet montrent que l'indigestion ingluviale peut, au moins, avoir son origine dans le parasitisme du Trichosome contourné.

En effet, à l'autopsie des Canards qui avaient succombé à cette affection, ces auteurs n'ont pas trouvé d'autre altération que l'extrême distension de l'œsophage dans toute la région cervicale ; il était presque toujours rempli de matières alimentaires. Ses parois étaient amincies à l'extrême et très congestionnées. A l'œil nu ou à la loupe, on voyait sur la muqueuse des lignes blanchâtres ou blanc jaunâtre, parfois un peu en relief. Le microscope montra que ces traînées

_____

(1) A. RAILLIET et A. LUCET. Rec. de méd. vétér., 1890, p. 13.

étaient des galeries sous-muqueuses, occupées en partie
par des Trichosomes, qui les avaient creusées en se déplaçant et en contournant toujours les glandes de l'œsophage.
La plupart des galeries contenaient des œufs de Trichosomes.
Dans l'œsophage d'un Canard, on peut compter plus d'une
trentaine de Vers. Ceux-ci agissent sans doute en déterminant une gêne mécanique, qui entraine l'inertie de l'œsophage puis son engouement, sa dilatation outrée et une
compression du pneumogastrique, d'où résultent des phénomènes d'asphyxie.

Les symptômes de cette helminthiase consistent d'abord
dans un arrêt de la croissance, dans de l'amaigrissement,
de la faiblesse, parfois des crises épileptiformes. Au bout de
cinq à dix jours, l'engouement de l'œsophage commence, il
augmente rapidement et amène la mort en un à deux jours.

Le jeune âge et la race prédisposent à cette trichosomiase :
de jeunes Canards de race commune, élevés dans les mêmes
conditions que les Canards de Pékin, n'ont payé qu'un tribu
insignifiant à cette maladie. D'après ce qu'on sait de l'évolution des Trichocéphales et de celle des Trichosomes
hépatiques des Muridés (Railliet), il est probable que le
Trichosome contourné a un développement direct, sans
hôte intermédiaire.

Comme traitement, on peut conseiller l'emploi des anthelminthiques, qui conviennent contre les Entozoaires intestinaux.

Acanthocéphales. — Trois espèces d'Échinorynques
vivent dans l'intestin du Canard. La plus fréquente est l'Échinorynque polymorphe, la seule à laquelle on ait jusqu'ici
attribué des troubles morbides.

1° **Échinorynque polymorphe** (*Echinorhynchus polymorphus*
Bremser). — Il ne justifie son nom que par la modification qu'il
subit en vieillissant, les crochets du rostre et les épines du corps
tombant et la trompe se transformant en une sphère lisse ;
encore n'est-il pas certain que cette modification ne résulte pas
en partie d'un défaut de conservation.

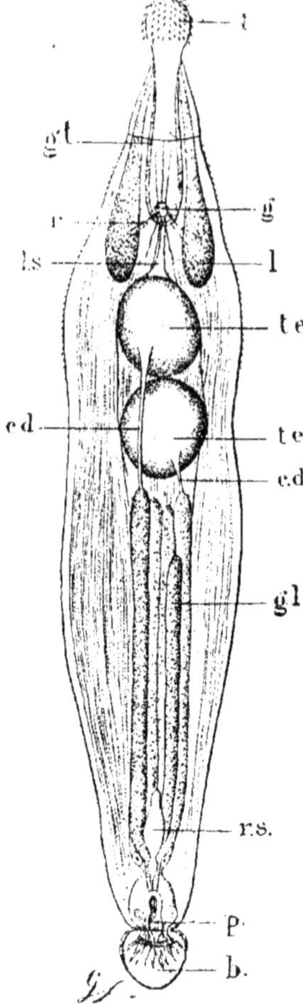

Fig. 71. — *Echinorhynchus polymorphus*, mâle, grossi 20 fois. — *t*, trompe; *gt*, gaine de la trompe; *g*, ganglion nerveux; *l*, lemnisques; *r*, muscles rétracteurs ou rétinacles; *ls*, ligament suspenseur; *te*, *te'*, testicules; *cd*, *cd'*, canaux déférents; *gl*, glandes prostatiques; *rs*, réservoir séminal; *p*, pénis; *b*, bourse caudale (Railliet).

Corps rouge orangé, fusiforme, plus atténué en avant qu'en arrière, avec un (ou deux) rétrécissement vers le milieu. En avant est une trompe ovoïde, armée de 8 à 10 rangées de 8 à 11 crochets chacune; crochets longs de 40 μ. La partie antérieure du corps, en arrière du rétrécissement en forme de cou, est hérissée de petits piquants. Le mâle mesure 4 à 6 millimètres, la femelle 15 à 25 millimètres. Les œufs sont fusiformes, longs de 110 μ, larges de 20 μ et revêtus d'une triple enveloppe.

Ce Ver se rencontre dans l'intestin d'un grand nombre de Palmipèdes. On doit à Greef des recherches précises sur son développement. Les œufs mûrs renferment un embryon rouge orangé, pourvu d'un revêtement épineux et portant en avant une double couronne de crochets. Greef a reconnu la forme larvaire dans la Crevette d'eau douce (*Gammarus pulex*), où on la connaissait déjà sous le nom d'*Echinorhynchus miliarius* Zenker. Von Siebold l'avait aussi vue très souvent enkystée dans les parois intestinales de l'Écrevisse. Greef a retrouvé l'Échinorynque polymorphe adulte dans l'intestin de Canards auxquels il avait fait prendre des Crevettes d'eau douce infestées de ces larves d'Échinorynque.

L'Échinorynque a, d'ordinaire, la trompe enfoncée profondément dans la paroi de l'intestin, et l'on peut, avant d'ouvrir ce canal, reconnaître la présence des parasites par des saillies noduleuses, du volume d'un grain de mil à celui d'un grain de chènevis, que la séreuse présente à leur niveau. « D'après Zürn, il cause parfois de violentes entérites. Gillet de Grandmont a vu, chez un Canard Pingouin, la trompe faire saillie à travers la séreuse et même se fixer sur la mésentère, en se détachant du corps ; l'accumulation des parasites dans l'intestin avait, d'ailleurs, amené un arrêt des matières alimentaires. En 1888, au jardin zoologique de Bâle, on a vu périr un grand nombre de Palmipèdes par suite de l'inflammation intestinale provoquée par ces Vers » (Railliet).

Gherardini (1) rapporte que, de deux élevages de Canards comprenant l'un 30 à 40 têtes, l'autre 25 à 30, le premier a été complètement détruit en l'espace d'un mois et l'autre très décimé par l'effet de cette helminthiase. Les malades succombaient à la diarrhée, à la maigreur et à l'anémie. L'intestin était le siège d'une violente inflammation catarrhale et contenait 85 à 125 Vers, la plupart fixés à la muqueuse et groupés surtout dans le duodénum. La trompe d'un Échinorynque avait complètement traversé la séreuse. La pénétration de la trompe était le plus souvent limitée à la muqueuse ; mais les plus gros Vers, les femelles, intéressaient les premières couches de la musculeuse. Les altérations de l'intestin expliquent les troubles digestifs qui ont eu pour conséquence de l'anémie et de l'auto-intoxication. — Klee avait rapporté une observation analogue (1906).

2° **Échinorynque filicol** (*E. filicollis* Rud.). — Corps blanc et long de 7 à 8 millimètres (mâle), ou blanc jaunâtre et long de 13 à 30 millimètres (femelle), fusiforme, à extrémité postérieure souvent presque tronquée. Trompe armée de 216 crochets en moyenne, longs de 23 à 31 μ, disposés en 18 rangées de 11 à 13 chacune. Cou grêle et inerme. Partie antérieure du corps hérissée de piquants. OEufs ellipsoïdes, longs de 60 à 70 μ, larges de 20 μ et

(1) P. Gherardini. *Il Moderno Zooiatro*, 1907, p. 457.

revêtus d'une triple enveloppe. — Se rencontre chez plusieurs Palmipèdes sauvages. Max Braun l'indique chez le Canard domestique.

3° **Échinorynque sphérocéphale** *E. sphærocephalus* (Bremser). — Corps long de 6 à 20 millimètres, cylindrique ou présentant deux renflements. Trompe globuleuse armée d'environ 16 rangées de crochets. Cou filiforme, inerme. Partie antérieure du corps hérissée de piquants. Œufs arrondis, oblongs. — Trouvé par Natterer dans l'intestin de plusieurs Oiseaux aquatiques, par Gurlt dans celui du Canard domestique.

Sangsues. — La **Sangsue marquetée** (*Hemiclepsis tessellata* O.-F. Müller), répandue dans une grande partie de l'Europe et même en Amérique, mais peu commune en France, se fixe volontiers sur le corps des Échassiers et des Palmipèdes qui vivent dans les étangs. Elle pénètre même parfois dans les cavités naturelles pour atteindre les muqueuses. Weltner (1887) rapporte que, dans une ferme de Wanzenau (près de Strasbourg), une bande d'Oies et une bande de Canards furent presque détruites par cette Sangsue. Les Oiseaux atteints se montraient tourmentés et maigrissaient rapidement ; à l'autopsie, on trouvait un certain nombre de Sangsues marquetées fixées dans l'œsophage. Weltner croit que ces Vers, recherchés comme nourriture par les Palmipèdes, n'avaient pas été déglutis assez vite et s'étaient attachés au passage.

Art. VIII. — Oie.

Les parasites du tube digestif de l'Oie appartiennent aux mêmes groupes que ceux du Canard et la plupart aux mêmes espèces.

Coccidies. — Zürn a décrit une entérite coccidienne des Oies semblable à celle des Canards (Voir p. 150). — Biernacki (1) a observé une coccidiose intestinale qui, en quatre jours, a fait périr 100 Oies sur un troupeau de 320.

(1) BIERNACKI. *Veröffentlichung... der Tierärzte Preussens* f. 1901. II° partie, p. 25.

Les malades étaient languissants, privés d'appétit, mais très altérés et atteints de diarrhée profuse, parfois sanguinolente. A l'autopsie, on trouvait le contenu de l'intestin en partie blanc grisâtre sale, en partie sanguinolent, fluide, fétide et tenant en suspension des nodules grisâtres, qui pouvaient atteindre le volume d'un grain de chènevis. La muqueuse, parsemée aussi de nodules semblables, était ulcérée par places. Dans le contenu de l'intestin et sur la muqueuse se trouvaient de nombreuses Coccidies, qui ont été rapportées à *Eimeria avium* (1). L'addition de sulfate de fer et de glycérine à l'eau de boisson a donné de bons résultats.

Flagellés. — L'Oie est citée parmi les hôtes possibles du *Trichomonas Eberthi*; ce serait un habitant inoffensif de l'intestin grêle.

Cestodes. — On a signalé sept espèces de Cestodes (dont six *Hymenolepis*) dans l'intestin de l'Oie domestique. Toutes ont le rostre armé d'une couronne simple de crochets à manche long (fig. 74) et les pores génitaux unilatéraux.

1° **Ténia lancéolé** (*Hymenolepis lanceolata* [Bloch]). — Longueur: 30 à 130 millimètres; largeur: 5 à 18 millimètres. Tête très petite, globuleuse; rostre cylindrique, un peu renflé au sommet; huit crochets longs de 31 à 35 μ (n° 1). Cou très court, rétractile, ainsi que la tête, dans la partie antérieure de la chaîne. Premiers anneaux très courts, les suivants un peu plus longs et de plus en plus

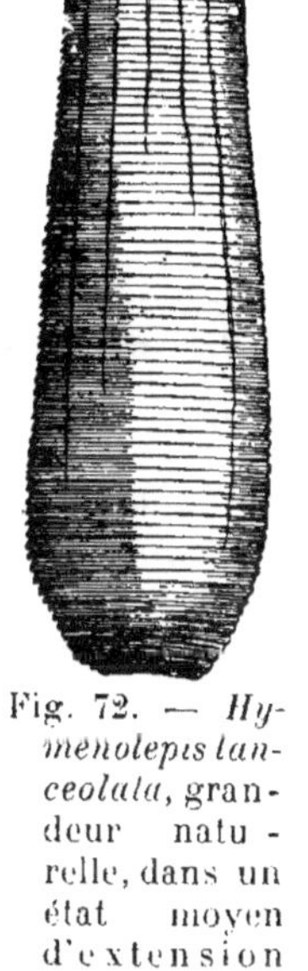

Fig. 72. — *Hymenolepis lanceolata*, grandeur naturelle, dans un état moyen d'extension (Railliet).

(1) Il s'agissait peut-être d'*Eimeria truncata*, qui détermine une coccidiose rénale (Voy. p. 221) et que Railliet et Lucet ont trouvé aussi dans l'intestin.

larges, sauf à l'extrémité postérieure, où ils se rétrécissent, de sorte que l'ensemble du Ver est lancéolé.

C'est le Ténia le plus commun chez l'Oie; on l'a trouvé dans diverses contrées de l'Europe. J'en possède deux exemplaires recueillis au Tonkin.

2° **Ténia sétigère** *Hymenolepis setigera* Frölich . — Longueur: 200 millimètres; largeur: 1 à 3 millimètres. Tête subglobuleuse: dix crochets longs de 35 à 43 µ 40 à 60 µ d'après Feuereisen n° 2 ; ventouses grandes, elliptiques. Cou très court. Premiers anneaux très courts, les suivants trapézoïdes, parcourus par une bande longitudinale obscure. Pores génitaux situés vers l'angle antérieur de l'anneau, souvent indiqués par un pénis saillant, épais, hérissé d'épines.

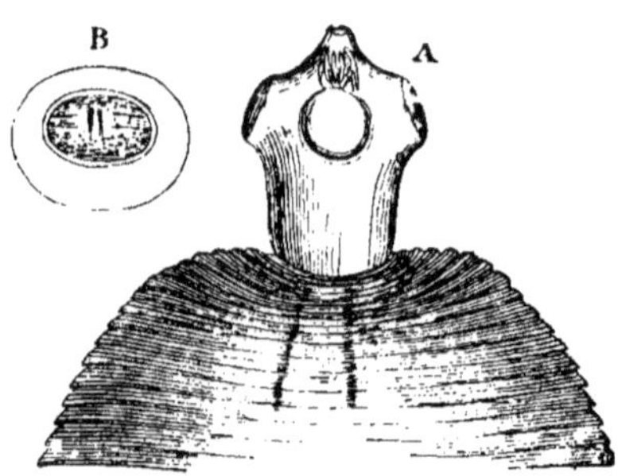

Fig. 73. — *Hymenolepis lanceolata.* — A. extrémité céphalique, grossie 100 fois ; B. œuf, grossi 300 fois (Railliet).

Assez commun dans l'intestin de l'Oie: Allemagne, France, Danemark, Suède. Irlande. Son Cysticercoïde vit dans le *Cyclops brevicaudatus.*

3° **Ténia grêle** *Hymenolepis gracilis* . — Plus commun chez l'Oie que chez le Canard Voir p. 151 .

4° **Ténia fascié** *Hymenolepis fasciata* Rud. . — Longueur: 60 à 160 millimètres; largeur: 1 à 2 millimètres. Tête hémisphérique, comprimée: rostre long, épais, cylindrique; huit crochets longs de 57 à 60 µ n° 3). Cou très long. Anneaux beaucoup plus larges que longs, épaissis au milieu par une bande longitudinale obscure, transparents sur les bords, plus larges dans leur milieu, ce qui donne à la chaîne un aspect crénelé.

Trouvé en Allemagne, en Danemark, en Bohême. Sa forme larvaire est un Cysticercoïde que Mrázek a rencontré dans des Cyclopes *Cyclops agilis* .

5° **Ténia sinueux** (*Hymenolepis sinuosa*). — Dujardin dit avoir assez souvent rencontré chez l'Oie domestique ce parasite du Canard (Voir p. 152).

6° **Ténia ténuirostre** (*Hymenolepis tenuirostris* Rud.). — Longueur : 100 à 250 millimètres ; largeur : 1 à 3 millimètres. Tête subglobuleuse ; rostre mince, subclaviforme ; dix crochets longs de 20 à 23 μ (n° 4) ; ventouses circulaires. Cou assez long. Premiers anneaux très étroits et très courts ; les suivants plus longs, avec les angles postérieurs saillants.

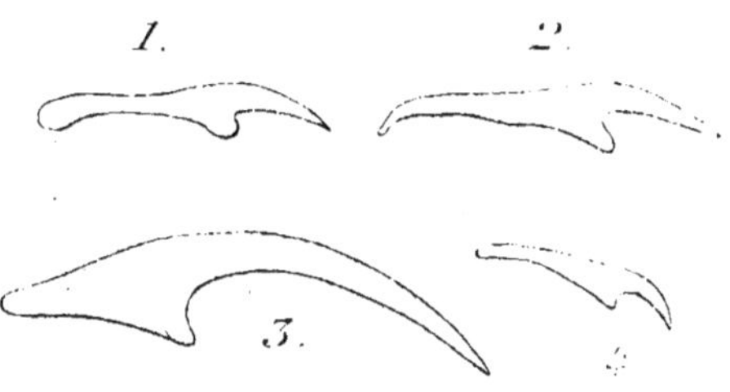

Fig. 74. — Crochets de Ténias de l'Oie. — 1, *Hymenolepis lanceolata* ; 2, *Hym. setigera* ; 3, *Hym. fasciata* (grossis 690 fois ; Krabbe) ; 4, *Hym. tenuirostris*. Cysticercoïde (Mrázek).

Vit dans l'intestin de divers Lamellirostres. Bonnigal et Raillliet l'ont trouvé chez une Oie domestique. Son Cysticercoïde se développe aussi dans de petits Crustacés (*Cyclops agilis*, *C. pulchellus*, *Gammarus pulex*, *Diaptomus cæruleus*).

7° **Ténia bandelette** (*Fimbriaria fasciolaris*). — Ce parasite du Canard domestique a été trouvé une fois chez l'Oie par Zeder.

PATHOLOGIE (1). — Le Ténia lancéolé, le plus commun dans l'intestin de l'Oie, peut s'y trouver en quantité considérable. Frisch, qui l'a découvert en 1727, le considérait comme la cause d'une véritable épizootie.

C'est très probablement la même espèce que Pflug a

(1) J.-L. FRISCH, Miscell. Berolinensia, II, 1727, p. 42. — G. PFLUG, Wochenschrift f. Thierheilkunde, 1863, p. 5. — A. LUCET, Rec. de méd. vétér., 1888, p. 540 ; 1892, p. 351. — ELLINGER, Berliner tierärztl. Wochenschr., 1894, p. 448. — NEVERMANN, Deutsche tierärztl. Wochenschr., 1905, p. 498. — SALLINGER, Wochenschr. f. Tierheilk., 1907, n° 31.

rencontrée en très grand nombre chez des Oies, dont le téniasis, à évolution rapidement mortelle, s'accusait par de la paralysie des membres et la perte de l'appétit, avec de la constipation.

D'après Lucet, les symptômes du téniasis de l'Oie sont : marche titubante, puis impossible ; maigreur de plus en plus accentuée ; le plus souvent perte de l'appétit ; diarrhée intense, jaunâtre, fétide et contenant de nombreux œufs de Ténia ; de temps en temps quelques petits cris plaintifs ; mort en cinq à six jours. La mortalité peut s'élever de 20 à 30 p. 100 et même davantage. — Ellinger ajoute, à la plupart de ces symptômes, des attaques épileptiformes avec chute sur le dos ; mais, d'après sa relation, il semble bien que le téniasis ait été compliqué de coccidiose rénale (Voir *Maladies de l'appareil génito-urinaire*).

Le téniasis, comme la plupart des affections parasitaires, sévit de préférence sur les jeunes sujets.

Les lésions sont celles de l'anémie et de l'entérite : intestin épaissi, muqueuse piquetée de rouge, mucus abondant, etc. Les parasites que l'on rencontre dans ces cas pathologiques sont le Ténia lancéolé et le Ténia sétigère, seuls ou associés ; souvent ils sont encore fixés à la muqueuse au moment de l'autopsie, quand celle-ci n'est pas tardive.

Leur nombre peut être considérable. Lucet a trouvé une fois 600 exemplaires de Ténia sétigère. Dans une autre autopsie, il y en avait 300 répartis dans toute la longueur de l'intestin, plus 174 Ténias lancéolés, dont 154 accumulés sur une longueur de 20 centimètres.

La prophylaxie consisterait à interdire aux Oies l'accès des mares, où se trouvent les petits Crustacés dans lesquels se passe la phase larvaire des Ténias.

Les anthelminthiques sont à recommander. Lucet a prescrit l'emploi de pâtées faites avec du lait, du riz cuit, de la mie de pain bouillie, le tout mélangé d'ail pilé et d'une poudre comprenant feuilles d'absinthe, fenouil, gingembre, gentiane et fougère mâle. — Nevermann s'est bien trouvé de l'administration de 4 grammes de poudre de noix d'arec incorporée dans du beurre.

Trématodes. — Trois espèces de Douves ont été trouvées dans l'intestin de l'Oie. Ce sont la Douve hérissée (*Echinostomum echinatum*), la Douve conoïde (*Ech. conoideum*) et la Douve verruqueuse (*Nocotyle verrucosa*), toutes trois déjà indiquées à propos des Parasites intestinaux de la Poule et du Canard (p. 122 et 154). Elles sont rares et peu importantes. Au musée de Vienne, sur 139 Oies, la Douve hérissée n'a été trouvée que deux fois.

Nématodes. — Six espèces de Nématodes ont été rencontrées dans le tube digestif de l'Oie.

1° **Hétérakis dissemblable** (*Heterakis dispar*). — Ce Ver, décrit parmi les Parasites intestinaux du Canard (p. 156), est plus commun chez l'Oie. Il a d'abord été trouvé en Allemagne par Frölich, par Schrank et par Zeder, dans les cæcums des Oies grasses, rarement chez les Oies au pâturage.

Lucet a décrit (1) une « typhlite vermineuse » due à ce parasite. La maladie s'accusait par les symptômes communs aux helminthiases intestinales : diarrhée jaunâtre ou blanchâtre et ordinairement fétide; mauvais état général, maigreur; marche titubante, difficile, puis presque impossible, enfin présence de nombreux œufs d'Hétérakis dans les excréments examinés au microscope. A l'autopsie, les cæcums étaient doublés ou triplés de volume, remplis de matières fécales liquides et fétides, congestionnés et bourrés d'Hétérakis dissemblables, isolés ou réunis par amas plus ou moins gros. En deux jours, sur une trentaine de sujets, six sont morts. L'un d'eux hébergeait dans ses deux cæcums 547 Hétérakis. — Un traitement efficace a consisté dans l'administration de pâtées composées de pain bouilli, de riz cuit, de laitage, d'ail pilé, de feuilles d'absinthe et de menthe hachées, auxquelles on ajoutait une poudre ver-

(1) A. Lucet, Recueil de méd. vétér., 1896, p. 289.

mifuge formée de gingembre, gentiane, fenouil, anis et fougère.

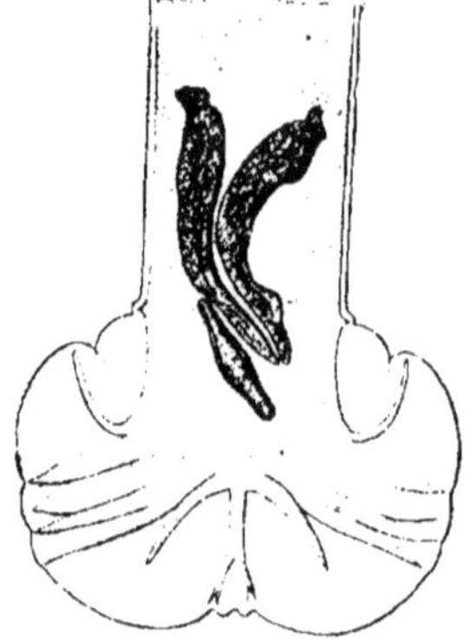

Fig. 75. — *Strongylus tenuis*, mâle : extrémité caudale, grossie 150 fois (Railliet).

2° **Hétérakis vésiculeux** *Heterakis vesicularis*. — Le petit Hétérakis de la Poule a été trouvé aussi en France dans les cæcums de l'Oie par Railliet et Lucet.

3° **Strongle ténu** *Strongylus tenuis* Mehlis. — Corps capillaire, très atténué en avant, comme denté sur les bords par les saillies des anneaux cuticulaires. Bouche munie de trois papilles très petites. *Mâle* long de 5 millimètres à 6mm,5 ; bourse caudale moyenne, à deux lobes réunis par un petit lobe médian, à côtes nombreuses, dont une de chaque côté se recourbe en crochet en avant ; deux spicules courts, tordus, avec une pièce accessoire. *Femelle* longue de 7mm,3 à 9 millimètres ; queue aiguë ; vulve vers le septième postérieur du corps.

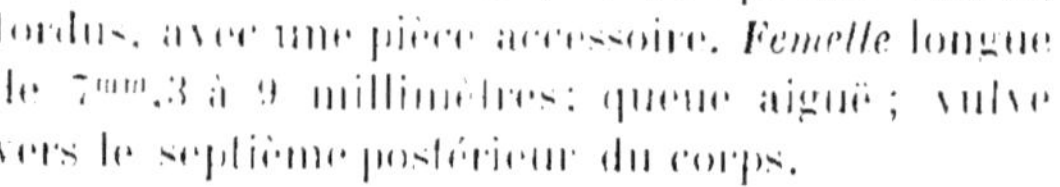

Cette espèce habite les cæcums de l'Oie cendrée et de l'Oie domestique. Railliet et Lucet l'ont recueillie chez des Oies élevées dans le Loiret.

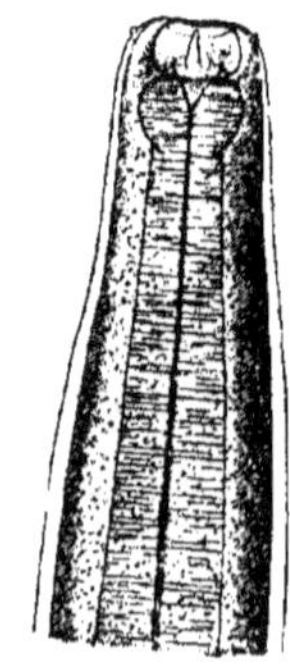

Fig. 76. — *Sclerostomum anseris* : extrémité céphalique, grossie 200 fois (Railliet).

4° **Sclérostome de l'Oie** *Sclerostomum anseris* Zeder. — Corps grêle, atténué aux extrémités, blanc jaunâtre, rayé d'arêtes longitudinales bien espacées. Extrémité céphalique un peu renflée et garnie de papilles. Bouche arrondie, suivie d'une courte capsule buccale, qui porte à son fond des saillies coniques. *Mâle* long de 10 à 16 millimètres ; bourse caudale large, trilobée, à côtes séparées ; deux spicules courts, plats, fendus à l'extrémité, avec une pièce accessoire. *Femelle* longue de 12 à 22 millimètres ; queue rétrécie en pointe mousse ; vulve vers le dixième postérieur du corps.

Ce Ver se trouve sous la muqueuse du gésier, du ventricule succenturié, de l'œsophage chez divers Anatidés, en particulier chez l'Oie domestique. Railliet et Bouffard l'ont recueilli en abondance sur de jeunes Oisons, dont la mort paraissait devoir lui être attribuée.

5° **Dispharage crochu** (*Dispharagus uncinatus*). — Ce Ver, parasite du Canard (Voir p. 157), avait été trouvé par Klug, à Berlin, dans des tubercules œsophagiens de l'Oie domestique. Eisenblätter a vu périr en trois jours plus de la moitié d'un troupeau de soixante Oies, sous l'influence de ce Dispharage.

6° **Trichosome des Canards** (*Trichosoma anatis* [Schrank]). — Corps peu renflé en arrière. Bandes bacillaires latérales, ayant en largeur le tiers du diamètre du corps. *Mâle* long de 11 à 13 millimètres; spicule à gaine lisse.

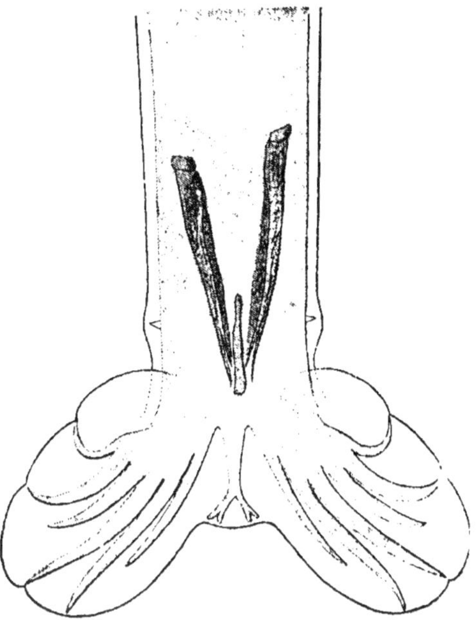

Fig. 77. — *Sclerostomum anseris*, mâle : extrémité caudale, grossie 100 fois (Railliet).

Femelle longue de 21 à 28 millimètres, dont 8 à 11 millimètres pour la partie antérieure.

Ce Ver, qui vit dans les cæcums de divers Anatidés sauvages, se trouve aussi chez l'Oie domestique. Au musée de Vienne, on l'a rencontré dans les cæcums de 18 Oies sur 139. Kowalewski l'a vu dans l'intestin grêle.

Acanthocéphales. — L'Échinorynque polymorphe

(*Echinorhynchus polymorphus*) a été trouvé par Frölich dans l'intestin grêle de l'Oie domestique; il y est moins fréquent que chez le Canard (Voir p. 161).

Art. IX. — Cygne.

Deux Cestodes, un Trématode, trois Nématodes et un Acanthocéphale sont attribués au Cygne domestique comme parasites du tube digestif.

Cestodes. — Le Cygne domestique ne paraît pas avoir donné lieu, jusqu'à présent, à des observations authentiques de Ténias. Von Linstow lui attribue l'*Hymenolepis setigera* (Voir p. 166); mais il s'agit en réalité du Cygne sauvage. Il en est très probablement de même pour l'*Hymenolepis æquabilis* (Rud.), qu'il lui attribue aussi.

Trématodes. — La Douve hérissée (*Echinostomum echinatum*), parasite intestinal de la Poule, du Canard et de l'Oie, a été trouvée par Bellingham dans l'intestin du Cygne domestique.

Nématodes. — **Hystrichis du Cygne** (*Hystrichis cygni* Molin). — On ne connaît que la femelle. Corps long de 30 millimètres, irrégulièrement renflé au milieu et en arrière, pourvu de petites épines en avant: en outre, le renflement céphalique, qui est plus large que long, est garni de vingt séries de grands crochets à base large. Bouche circulaire, protractile et entourée d'une couronne de petites épines.

Ce Ver a été trouvé à Padoue, par Molin, chez le Cygne (*Cygnus olor*) entre les tuniques externes du ventricule succenturié, dans des vésicules remplies d'un liquide jaune. Il s'agit probablement du Cygne sauvage et non du Cygne domestique.

Dispharage crochu (*Dispharagus uncinatus*). — Ce parasite du Canard et de l'Oie a été trouvé aussi par R. Klee à l'autopsie de deux Cygnes, dans la muqueuse de la partie postérieure de l'œsophage et du jabot. Il était enfermé dans des nodules du volume d'un pois ; le jabot contenait environ 500 Dispharages. Les points récemment parasités formaient de petites cavités remplies de sang ; les foyers plus anciens contenaient des Vers nombreux au sein d'une masse caséeuse.

Filaire du Cygne (*Filaria cygni* Gmelin). — On nomme ainsi des Vers recueillis par Redi, au nombre de plus de 200, dans la cavité abdominale d'un Cygne très maigre ; il en existait aussi une grande quantité dans l'intestin et dans les cæcums. Ces Vers étaient blancs, très minces et mesuraient 20 à 25 centimètres de longueur.

Acanthocéphales. — L'**Échinorynque polymorphe** (*Echinorhynchus polymorphus*), trouvé chez un grand nombre de Palmipèdes, en particulier chez le Canard et chez l'Oie (Voir p. 161), a été rencontré aussi dans l'intestin grêle du Cygne domestique par Bellingham, par Walley (en grand nombre) et par Fuhrmann.

CHAPITRE IV

PARASITES DU FOIE

Le foie des Oiseaux domestiques est rarement pénétré par les parasites. Ce que l'on connaît de ceux-ci se résume dans les données suivantes.

Amibe. — Il suffit de rappeler ici l' « entéro-hépatite infectieuse » des Dindons, attribuée à l'*Amœba meleagridis* et dont il a été question aux parasites de l'intestin (Voir p. 132).

Flagellés. — *Cercomonas hepatica* Rivolta. — Corps rond, ovale ou anguleux, très mobile ou immobile, de 6 à 8 μ, 5 de diamètre, pourvu d'un ou deux flagelles, renfermant un protoplasme granuleux, contractile, des vacuoles, deux noyaux et présentant une ligne interne transversale.

Trouvé par Rivolta (1) chez des Pigeonneaux, dont le foie, plus gros et plus consistant qu'à l'état normal, était parsemé de nodules jaunâtres, d'un volume variant de celui d'une ponctuation à celui d'une graine de vesce ou d'une petite noisette (« hépatite caséeuse »).

Ils étaient répandus dans tout l'organe, mais confluents surtout sur ses bords. Le sac aérien voisin était hyperémié et recouvert d'un exsudat gélatineux jaunâtre. De la pulpe hépatique renfermant de ces Infusoires encore vivants fut administrée à un jeune Pigeon. Six jours après, le foie était sain, mais l'intestin grêle contenait un grand nombre de corps celluleux, de forme variable, avec un noyau granu-

(1) RIVOLTA. Giornale di Anatomia, Fisiologia et Patologia degli animali, 1878. p. 149.

leux à sa périphérie ; pas de flagelle. Cette expérience ne comporte pas de conclusion.

Le même parasite, accompagné de lésions semblables, a été trouvé à Cape Town, par Jowett, dans le foie de deux Pigeonneaux âgés de deux semaines (1).

Échinocoque. — L'Échinocoque (*Echinococcus polymorphus* Dies.) est la forme larvaire, le Cystique d'un très petit Ténia du Chien (*Tænia echinococcus* Sieb.). L'Échinocoque se développe dans la plupart des organes de Mammifères très divers, mais particulièrement chez le Bœuf, le Mouton, le Porc, le Cheval, l'Homme, etc. Le foie est son siège de prédilection. Il n'a été que très rarement signalé chez des Oiseaux.

On l'aurait rencontré dans le foie d'un Goura et d'un Paon spicifère. Le Dindon figure parmi ses hôtes, pour deux cas, l'un du foie, l'autre du poumon.

A l'autopsie d'un Dindon en bon état de santé et d'embonpoint moyen, Leonardi (2) a trouvé la cavité abdominale occupée en grande partie par le foie devenu très volumineux et pesant environ 350 grammes. Sa masse était constituée presque exclusivement par d'innombrables kystes d'Échinocoques uniloculaires, dont le volume variait entre celui d'un pois et celui d'une grosse noix. La surface de l'organe était bosselée par ces kystes, qui étaient serrés les uns contre les autres et accolés comme des grains de raisin. Ils étaient disséminés dans les lobes droit et gauche, sur les bords aussi bien que sur les deux faces et dans la profondeur de l'organe. Le parenchyme hépatique était réduit à des travées minces, conservées entre les kystes. Le liquide qui remplissait ceux-ci contenait des crochets d'Échinocoques, quelques scolex, des globules de graisse, des corpuscules calcaires et des cristaux d'acide urique.

(1) W. JOWETT, Journal of comparative pathology and therapeutics, XX, 1907, p. 122.

(2) C. LEONARDI, Bollettino de naturalista.., Siena, 1896, p. 133.

Trématodes (1). — Dans les canaux hépatiques ou dans la vésicule biliaire du Canard domestique, Kowalewski a trouvé en Pologne les trois espèces suivantes de Douves :

1° **Douve semblable** *Opisthorchis simulans* Looss. — Ver très long 14 millimètres, très étroit, rubanaire ; tégument rugueux par suite de la présence de nombreux granules ou baguettes très courtes.

2° **Douve jaunâtre** *Metorchis xanthosomus* Crepl. . — Corps plat, atténué en avant, long de 4 millimètres, large de 2 millimètres vers le tiers postérieur.

3° **Douve polonaise** *Bilharziella polonica* Kow.. — Corps allongé, étroit, très atténué en avant, la moitié antérieure plus étroite que la postérieure, long de 4 millimètres et large de 0^{mm},5 chez le mâle ; long de 2 millimètres et large de 0^{mm},25 chez la femelle. Ventouse antérieure terminale.

Cette Douve ou Bilharzielle a été trouvée en Pologne dans le sang d'un assez grand nombre d'espèces de Canards sauvages. Chez le Canard domestique, c'est seulement dans la vésicule biliaire qu'elle a été rencontrée. Elle est surtout intéressante par ses rapports avec les Bilharzies (*Schistosomum* Weinl.). Comme chez les Bilharzies, les sexes sont répartis entre deux individus ; mais, dans *B. polonica*, le mâle et la femelle sont indépendants, tandis que, dans les Bilharzies, la femelle est toujours retenue dans la face ventrale du mâle recourbée en gouttière. L'espèce la plus fameuse est la Bilharzie hématobie, qui se rencontre chez l'Homme, surtout en Égypte, a pour habitat principal la veine porte et ses branches, et détermine, par le transport de ses œufs dans divers organes, des lésions parfois très graves (*bilharziose* ou *schistosomiase*).

(1) BLAVETTE dit avoir rencontré dans le foie d'une Poule trois Distomes hépatiques (*Fasciola hepatica* L.) et deux Douves dans celui d'une autre Poule. Il y a eu sans doute erreur de détermination : car la Douve hépatique, si commune dans le foie du Mouton, n'a été trouvée que chez des Mammifères. Rec. de méd. vétér. prat., 1840, p. 346.

Nématodes. — A l'autopsie de deux Pigeons dont l'intestin était rempli d'*Heterakis columbæ*, Bedel (1) a trouvé des exemplaires de ce Ver dans le foie. Dans un cas, l'organe était volumineux et criblé de nodules variant de la grosseur d'une tête d'épingle à celle d'un haricot ; un bon nombre de ces nodules étaient calcifiés ; d'autres renfermaient chacun deux Hétérakis femelles. Dans le second cas, un Hétérakis était logé sous la capsule d'enveloppe du foie ; quatre autres étaient dans la substance même de l'organe, si adhérents au parenchyme que des fragments de celui-ci sont restés attachés à leur corps.

(1) Bedel. Bull. de la Soc. centr. de méd. vétérinaire, 1902, p. 147.

CHAPITRE V

PARASITES DE L'APPARIEL RESPIRATOIRE

L'appareil respiratoire des Oiseaux et les réservoirs aériens qui en dépendent sont souvent envahis par des parasites. La communication large, constante et nécessaire de cet appareil avec l'atmosphère permet aux innombrables germes aériens de pénétrer jusqu'en sa profondeur. Des parasites à l'état larvaire ou de dimensions très réduites peuvent s'y introduire aussi lors de la préhension des aliments et des boissons qui leur servent d'abri ou de véhicule transitoire; ils arrivent par les narines ou par la cavité buccale, grâce aux communications de celle-ci avec le vestibule des voies respiratoires. Les parasites parviennent encore aux poumons en partant de l'estomac ou de l'intestin, dont ils n'ont en quelques points qu'à traverser les parois. Peut-être aussi certains sont-ils transportés passivement par les vaisseaux qu'ils ont rencontrés dans leurs migrations actives. L'atmosphère de l'appareil respiratoire doit être une des conditions qui ont déterminé l'habitat de plusieurs de ses parasites.

Le poumon est rarement envahi. La trachée, les bronches et les sacs aériens le sont beaucoup plus souvent. Ces organes supportent, d'ailleurs, assez bien un parasitisme modéré. Les réactions inflammatoires sont faibles, et les troubles consécutifs à l'action des parasites sont surtout un effet de la gêne mécanique que ceux-ci apportent à la respiration.

Les parasites de l'appareil respiratoire sont végétaux ou animaux.

Les parasites végétaux appartiennent à la classe des Champignons *Aspergillus*.

Les parasites animaux sont : 1° des formes larvaires de Cestodes (*Dithyridium*); 2° des Trématodes (*Typhlocœlum, Cyclocœlum*); 3° des Nématodes (*Syngamus*); 4° des Sangsues; 5° des Acariens (*Sternostomum, Cytodites*). Ils seront présentés ici selon cet ordre.

Art. I. — **Aspergillose** (1).

De nombreuses observations établissent que certaines Moisissures, appartenant au genre *Aspergillus* Micheli, peuvent pénétrer, se développer et végéter dans l'appareil respiratoire des Oiseaux, exceptionnellement dans celui des Mammifères, et y provoquer des altérations graves. Selon le siège que ces Moisissures occupent, on a affaire à des *bronchomycoses*, à des *pneumomycoses*, à des *cytomycoses* (mycoses des sacs aériens), etc. (2).

Les *Aspergillus* sont des Champignons de l'ordre des *Ascomycètes*. Cet ordre est caractérisé par un appareil végétatif (thalle ou mycélium) cloisonné et par la reproduction au moyen de spores formées par division partielle à l'intérieur de cellules-mères

---

(1) Pour la bibliographie, consulter : W. Dubreuilh. Arch. de méd. expérimentale, 1891, p. 428 et 516. — A. Lucet, *De l'Aspergillus fumigatus chez les animaux domestiques et dans les œufs en incubation.* 1897. — L. Rénon, *Étude sur l'aspergillose chez les Animaux et chez l'Homme,* 1897. — T.-C. Macé, Arch. de parasitologie. VII, 1903, p. 363. — F. Guéguen. *Les Champignons parasites de l'homme et des animaux.* 1904, p. 173.

(2) On a décrit aussi des cas de *mucorinose,* attribués à une autre Moisissure, le *Mucor racemosus* Fresenius, de l'ordre des Oomycètes. Ce Champignon est fréquent sur les substances en voie de décomposition, surtout sur des produits d'origine végétale (pain. matières sucrées), sur le fumier, sur des substances animales (viande, cadavres d'insectes, etc.). Les premiers cas de mucorinose sont dus à Bollinger (1880). Il dit avoir observé quinze cas de mycose des sacs aériens chez des Oiseaux, dont cinq Pigeons et quatre Poules. Dans quelques cas, le Champignon a été déterminé par le mycologue Harz comme *Mucor racemosus.* Mais des essais récents d'inoculation, avec un *Mucor racemosus* type, ont tous été négatifs. Des erreurs de détermination ont été probablement commises par les auteurs qui ont rapporté des cas de mucorinose.

(*asques*) groupées presque toujours dans des appareils spéciaux (*périthèces*).

La famille des *Périsporiacées*, à laquelle le genre *Aspergillus* appartient, est caractérisée, dans l'ordre, par la présence d'un périthèce complètement fermé, à paroi dense et dont la destruction ou la déchirure est nécessaire pour la mise en liberté des asques et, avec elles, des spores (*ascospores*). Les Périsporiacées se reproduisent surtout, et parfois exclusivement, par des cellules globuleuses libres (*conidies*), groupées à la surface de renflements spéciaux.

Les *Aspergillus* sont doués d'une grande puissance de végétation. Ils sont constitués par des filaments (*hyphes*) de mycélium incolores, à parois minces et transparentes, partagés par des cloisons qui sont inégalement espacées et émettant des ramifications latérales de même nature. Ces filaments forment à la surface de leur substratum une couche enchevêtrée, qui prend dans ses parties superficielles l'aspect d'un duvet. De ce mycélium s'élèvent des filaments fertiles, rarement cloisonnés, qui se renflent en tête à leur sommet. Ce renflement se couvre, par bourgeonnement, de rameaux courts (*stérigmates*), terminés chacun par un chapelet de conidies, dont l'ensemble forme une sorte de capitule, qui a été comparé à un goupillon (*Aspergillus*). Les périthèces, qui n'ont encore été observés que dans un petit nombre d'espèces, sont représentés par de petits grains arrondis et durs, au centre desquels se développent des asques ovales, quatre ou huit spores lenticulaires.

Plusieurs espèces d'*Aspergillus* ont été indiquées comme trouvées dans l'appareil respiratoire des Oiseaux ; mais au moins pour ce qui concerne les Oiseaux domestiques, il semble bien établi que tous les cas d'aspergillose sont dus à la même espèce : *Aspergillus fumigatus* Fresenius.

L'*Aspergillus fumigatus* forme un duvet peu serré, verdâtre, souvent bleuâtre ou gris. Les filaments ou hyphes ont 2 à 3 μ de diamètre et présentent sur leur longueur des renflements de 8 à 30 μ de diamètre. Les appareils conidiens sont dressés, longs de 100 à 300 μ, sur 5 à 6 μ à la base, et se renflent graduellement au sommet en une tête sphéroïdale, un peu allongée, de

10 à 40 μ, couverte, dans les deux tiers supérieurs, de stérigmates
fuligineux, de 6 à 15 μ de longueur, parfois plus courts au voisinage du sommet. Conidies rondes ou ovales, de 2 à 3 μ, ordinairement bronzées, se détachant aisément du conidiophore, sur
lequel les stérigmates restent fixés. Les périthèces sont encore
peu connus. La température de 37° est
la plus favorable au développement de
l'espèce.

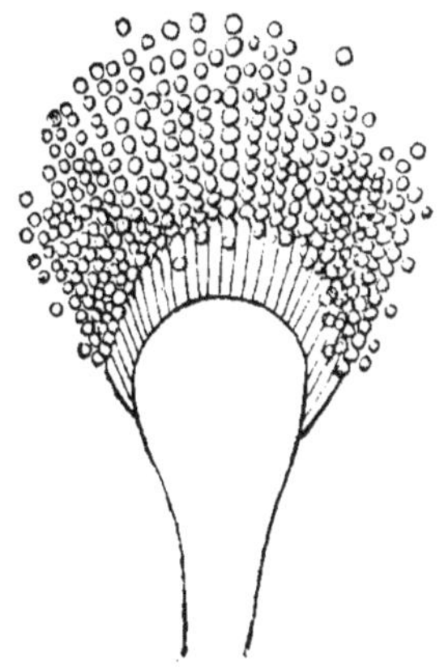

Fig. 78. — *Aspergillus
fumigatus*, appareil co-
nidien.

La première observation de pneumomycose a été faite en 1815 par
Mayer sur un Geai. Elle a été suivie
d'un grand nombre d'autres, qui se
répartissent dans tous les ordres de
la classe des Oiseaux. En ce qui concerne les espèces domestiques, la
Pintade et le Paon sont les seules
qui jusqu'à présent n'en aient pas
fourni de cas. L'aspergillose a été,
en effet, constatée chez la Poule,
par Rousseau et Serrurier (1841),
Bollinger (1881), Perroncito (1883 ;
chez le Faisan, par Ch. Robin (1853), Rivolta (1887), Lucet
(1894), Perroncito (1896); chez le Dindon, par Lignières et
Petit (1898); chez le Pigeon, par Rousseau et Serrurier (1841),
Bonizzi (1876), Generali (1879), Bollinger (1881), Kitt (1881),
Dieulafoy, Chantemesse et Widal (1889), Renon (1893) ;
chez le Canard, par Hayem (1873) ; chez l'Oie, par Rein-
hardt (1842), Lucet (1894); chez le Cygne, par Jäger (1816),
Zschokke (1887), Liénaux (1894).

La fréquence relative de l'aspergillose chez les Oiseaux,
comparés aux Mammifères, est évidemment subordonnée à la conformation de l'appareil respiratoire des
premiers, où la présence de sacs aériens offre aux Moisissures une surface favorable à leur végétation. Le séjour
dans des lieux clos (poulaillers, pigeonniers) offre au développement des Moisissures ses meilleures conditions et
entre pour une part importante dans l'étiologie ; c'est pour

ce motif que les cas d'aspergillose observés sur des espèces non domestiques ont tous été fournis par des Oiseaux captifs. Le gavage est aussi une circonstance occasionnelle d'infestation : c'est ce qu'on peut observer sur des Pigeons, lorsque des aliments font fausse route et s'engagent dans la trachée, pour gagner de là, par parcelles, les bronches et les sacs aériens. Le jeune âge pourrait être une condition prédisposante : Mégnin dit que l'aspergillose des voies respiratoires peut sévir à l'état épidémique sur les Poussins ; ils succombent en deux ou trois jours. Enfin, d'après Generali, les races fines et délicates de Pigeons seraient plus exposées que les races communes aux pneumomycoses et aux mycoses des sacs aériens.

L'*Aspergillus fumigatus* est un Champignon très répandu dans la nature. Il se développe et fructifie dans une infinité de milieux. Aussi ses spores se trouvent-elles à profusion sur les fourrages et sur les pailles ; elles offrent une résistance très grande aux agents atmosphériques. Chez les Oiseaux, la contamination se fait surtout par des graines chargées de spores. Le passage de celles-ci dans les voies aériennes est favorisé par la sécheresse des graines.

Il est possible que, dans certains cas, l'*Aspergillus* s'établisse seulement dans les organes respiratoires affaiblis déjà par quelque maladie ; mais, en général, il est véritablement et primitivement pathogène. Les spores, convoyées par les aliments, trouvent sur les muqueuses des voies respiratoires un milieu humide et chaud qui leur est favorable ; elles y développent un mycélium dont la présence provoque des phénomènes inflammatoires. Cette conclusion ressort de nombreuses études, instituées d'abord par Schütz et reprises principalement par Lucet et par Rénon. Elles démontrent que l'*Aspergillus fumigatus* végète parfaitement à la température du corps des Oiseaux (40-42°) ; le développement des spores s'effectue bien à 37-38° et même à 40°.

Les expériences de Dieulafoy, Chantemesse et Widal (1890), celles de Lucet, de Rénon, etc., éclairent encore le rôle pathogène d'*Aspergillus fumigatus*. Les spores d'une culture faite avec ce Champignon prélevé sur le poumon d'un Pigeon malade sont injectées dans la veine axillaire de Pigeons sains. Elles provoquent une pseudo-tuberculose hépatique et pulmonaire, mortelle en trois à quatre jours. Injectées dans la trachée, elles tuent les animaux en un temps plus long, variant de dix à vingt jours suivant la dose. Les lésions prédominent alors dans le poumon, où les tubercules agglomérés peuvent simuler des blocs d'infiltration pneumonique ou former des masses caséeuses. Les troubles histologiques sont de tous points comparables à ceux de la tuberculose bacillaire. Les coupes montrent des nodules tuberculeux entourés de cellules géantes.

Les nodules les plus jeunes sont formés par une agglomération de cellules leucocytiques ou épithélioïdes autour d'un ou de plusieurs filaments mycéliens. Les granulations plus anciennes présentent à leur centre un feutrage de mycélium, dont les rameaux sont plus vivants à la périphérie qu'au centre. En certains cas, le tubercule n'est représenté que par une grande cellule géante, dont le protoplasme contient une ramification de mycélium tantôt vivante, tantôt altérée, moniliforme et comme digérée par la phagocytose. Quelques tubercules atteignent l'évolution fibreuse ; leur centre n'est plus représenté que par un protoplasme fibrillaire qui ne contient que des vestiges de Champignon, ou même ne renferme plus rien, comme si le tubercule avait tout à fait détruit le parasite.

L'*Aspergillus fumigatus* a néanmoins sur l'organisme un mode d'action tout autre que celui des Bactéries. Celles-ci agissent surtout par l'intermédiaire de leurs toxines. L'*Aspergillus* opère par sa seule présence ; il ne paraît pas former de produits dont l'injection expérimentale soit toxique. On a affaire à une infestation, non à une infection ; il ne semble pas qu'un foyer voisin ou éloigné puisse naître d'un foyer d'aspergillose, dans les interstices des tissus tout au moins. Cette reproduction ne se fait qu'à la surface des muqueuses ou dans les cavités libres.

Les symptômes de l'aspergillose des voies aériennes consistent d'abord dans une accélération de la respiration, dans un catarrhe plus ou moins grave de la trachée et des bronches, dans un ronchus qui se fait entendre surtout à l'expiration. Puis la respiration devient de plus en plus pénible, suffocante, le ronchus plus fort, enroué, ronflant, comme dans la diphtérie. Il y a de la fièvre, la température du corps s'élève, l'appétit a diminué ou tout à fait disparu ; la soif est, au contraire, augmentée. Les malades restent solitaires, sont faibles, mous ; les ailes sont tombantes, les plumes hérissées, les paupières demi-closes, la tête abaissée, l'aspect somnolent. L'amaigrissement vient plus ou moins vite, et une diarrhée colliquative finit par emporter les sujets au bout d'une ou de plusieurs semaines, même de deux mois. Dans la mycose des sacs aériens, le marasme est parfois le seul signe de la maladie.

Les lésions siègent dans la trachée, les bronches, les poumons, les divers sacs aériens, rarement dans les cavités nasales ou dans les sinus aériens des os. Ce sont des tubercules ou des formations membraneuses, planes ou discoïdes, de 3 à 10 millimètres d'épaisseur, jaune sale ou verdâtre, d'abord molles, puis plus consistantes et en forme d'exsudat fibrino-purulent. Les lésions discoïdes, de teinte verte ou bleuâtre, rappellent tout à fait les cercles de moisissure qui se développent accidentellement sur les milieux de culture artificiels employés dans les laboratoires. Parfois les cavités aériennes sont plus ou moins obstruées par ces formations, alors plus épaisses et fermes. Elles peuvent subir une dégénérescence caséeuse ou calcaire. Dans leur épaisseur, mais surtout à leur surface ou dans leurs couches superficielles, on trouve le mycélium et l'appareil conidien d'un *Aspergillus*. L'exsudat est constitué par de la fibrine, englobant et de nombreux leucocytes, dont une grande partie sont infiltrés de graisse, et une infinité de microcoques. Dans les poumons, il se forme des tubercules, agglomérés ou disséminés, et l'organe présente l'aspect de la pneumonie caséeuse ou de la phtisie à tubercules crus. Perroncito a trouvé une fois l'affection localisée à la membrane des sacs thoraciques et au péritoine : les lésions consistaient en des tubercules ayant au plus le volume d'une tête d'épingle et rappelant tout à fait ceux de l'acariase due au *Laminosioptes cysticola*. Leur centre renfermait un mycélium d'*Aspergillus*.

Chez les jeunes Pigeons, les lésions de l'aspergillose sont le plus souvent généralisées au poumon et au foie, plus rarement à l'œsophage, à l'intestin, aux reins ; elles sont parfois localisées à la cavité buccale, qui est rarement indemne. Au plancher buccal la lésion prend la forme d'un nodule blanchâtre, d'apparence caséeuse, du volume d'un pois à celui d'une petite noisette. Dans le poumon, ce sont des tubercules miliaires, transparents ou opaques, isolés, disséminés ou agglomérés en masses caséeuses, à la façon des tubercules de Laennec. Mais, au lieu des bacilles de la tuberculose, ces tumeurs contiennent à leur centre le mycélium d'un Champignon que les cultures dénoncent comme celui de l'*Aspergillus fumigatus* (Dieulafoy, Chantemesse et Widal, 1890).

L'aspergillose est fréquente chez les Pigeons d'Italie vendus aux halles de Paris. Un grand nombre d'entre eux présentent de volumineuses tumeurs mycosiques disséminées. La forme buccale avait été déjà vue chez une Poule par Rivolta et Delprato. Sa localisation au bec du Pigeon lui donne une importance particulière. Selon Dieulafoy, Chantemesse et Widal, les « gaveurs de Pigeons » doivent probablement à la contagion la maladie chronique du poumon dont ils sont atteints à la longue. Dans certains établissements de Paris, ces hommes gavent par jour plusieurs milliers de Pigeons en se remplissant la bouche d'un mélange d'eau et de grains, puis en appliquant leurs lèvres sur le bec ouvert de l'Oiseau pour y chasser par expiration une partie du mélange. Il est probable qu'ils puisent ainsi des germes d'*Aspergillus* soit à la surface des graines dont ils s'emplissent la bouche, soit au contact direct de la tumeur buccale des Pigeons. Les expériences de culture et d'inoculation faites avec les crachats de gaveurs malades confirment cette explication.

La prophylaxie de cette affection, qui peut se montrer sous la forme épizootique, consistera évidemment dans une propreté rigoureuse des poulaillers, pigeonniers, etc., dans leur désinfection à l'eau bouillante, dans la destruction de toutes les matières envahies par les Moisissures.

La maladie est ordinairement mortelle. On peut cependant, au début, retirer des avantages de l'emploi des vapeurs de goudron. On prend un demi-litre d'eau, on y verse une cuillerée de goudron végétal, puis on y plonge, en l'agitant, un morceau de fer rougi au feu. Ces vapeurs ne doivent pas être assez épaisses pour devenir irritantes.

ART. II. — **Dithyridies du poumon.**

En novembre 1901, M. Sabatté, vétérinaire à Toulouse, m'a donné le cadavre d'une Poule, sur lequel on voyait, à la face inférieure du poumon et dans les réservoirs diaphragmatiques antérieurs et postérieurs, environ 150 corpuscules globuleux ou ovoïdes, de 3 à 4 millimètres de diamètre; les uns étaient libres, les autres adhéraient légèrement aux tissus voisins par quelques lamelles conjonctives. Dans le tissu pulmonaire, surtout vers la face supérieure de l'organe, dans les muscles intercostaux et sus-sternaux, se trouvaient quelques corpuscules semblables.

Ces corpuscules consistaient chacun en un kyste assez transparent, dont la membrane, fournie par l'animal parasité, était remplie d'un liquide incolore, au sein duquel était plongé un parasite; celui-ci présentait tous les caractères des *Dithyridium* Rud.

Les *Dithyridium* sont des Cestodes larvaires, qui n'ont pu encore être rattachés à des formes adultes déterminées. On en a trouvé chez un assez grand nombre de Mammifères, d'Oiseaux, de Reptiles. Tous les *Dithyridium* ont entre eux de très grandes ressemblances, et ce n'est que par leur évolution ultérieure qu'on pourra les déterminer spécifiquement. Ceux de la Poule peuvent être rapportés à *Dithyridium variabile* (Dies.), qui a été trouvé chez plusieurs espèces d'Oiseaux.

La Dithyridie de la Poule a un corps blanc laiteux, de $1^{mm},5$ à $2^{mm},5$ de longueur, tantôt aussi large que long, tantôt plus long que large, et pres-que toujours un peu moins épais que large. Il est festonné sur les côtés par des plis recourbés les uns vers l'extrémité antérieure, générale-ment plus large, les autres vers la postérieure ; chaque extrémité pré-sente en son milieu une fente ob-tuse. Le corps est rempli de granu-lations calcaires, réfringentes, ex-trêmement abondantes. Mis dans de l'eau à 35-40°, il se contracte soit en longueur, soit en largeur, s'étend et devient trois à quatre fois plus long ; les plis se redressent un peu et peuvent même disparaître vers

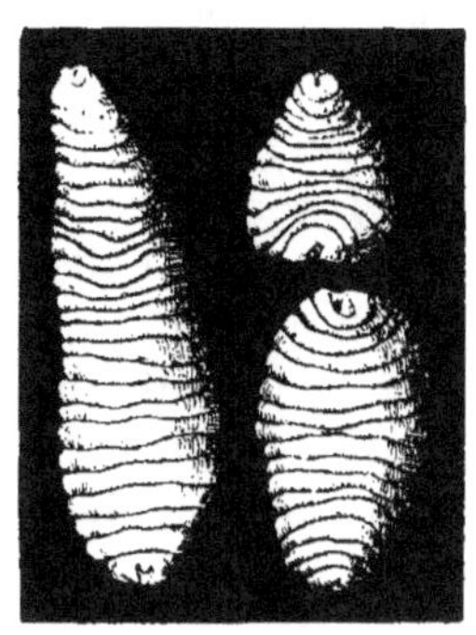

Fig. 79. — *Dithyridium variabile*, de la Poule, grossis 10 à 12 fois (Orig.).

l'extrémité postérieure. Ces manifestations vitales per-sistent jusqu'à quarante-huit heures après la mort de l'hôte. A l'extrémité antérieure, on aperçoit au microscope un scolex de Cestode invaginé, placé un peu sur le côté ; ce scolex est presque impossible à évaginer par pression mé-thodique ; il ne peut guère être libéré que par la dissection. On le voit formé d'une petite tête globuleuse ou tétragone, de 300 à 450 µ de diamètre, dépourvue de crochets, un peu déprimée à son sommet et munie de quatre ventouses. Ces ventouses sont distribuées symétriquement à la péri-phérie, mesurent 110 à 150 µ de diamètre et sont pourvues d'une ouverture en forme de fente longitudinale.

Il ne semble pas que la Dithyridie, même abondante, compromette sérieusement la santé de son hôte.

C'est très probablement le même parasite dont C. Baillet a trouvé trois exemplaires dans le péritoine d'une Poule (1866) et que G. Alessandrini, qui l'a bien décrit, a vu à la surface du poumon d'un Oiseau de même espèce (1907).

L'exemple que j'ai rapporté et ceux qui sont fournis par diverses espèces Oiseaux montrent que les Dithyridies peuvent se trouver entre les muscles et dans le tissu conjonctif. C'est très probablement une Dithyridie en état d'extrême extension que H.-B. Lathrop a trouvée (1899) chez un Poulet dans un muscle intercostal, et qu'il a considérée comme un Ténia.

Faute de détails donnés par l'auteur, on ne sait que penser du parasite trouvé par von Siebold (1837), dans le poumon d'un Dindon; il l'a assimilé à l'Échinocoque, si fréquent dans les poumons et le foie du Bœuf, du Mouton et du Porc, et très connu chez l'Homme sous le nom de « kyste hydatique ».

<h2 style="text-align:center">Art. III. — Distomatoses.</h2>

Sous le nom de « monostomose suffocante des Canards (1) », Magalhães a fait connaître une affection observée à Rio de Janeiro et consistant en des accidents de suffocation qui entraînaient la mort à bref délai, parfois même subitement chez des Canards domestiques : la trachée, les bronches et jusqu'aux poumons étaient envahis par de nombreuses Douves. Ces Vers paraissent devoir être rapportés au genre *Typhlocœlum* (p. 97) et méritent le nom de *T. obovale* Nu.

Ils mesurent 12 millimètres de longueur sur 5 millimètres de largeur. Leur corps est mince, ovale, plus large en avant qu'en arrière, convexe à la face dorsale, concave à la face ventrale, qui montre un réseau à mailles larges. Vivants, ils sont jaune rougeâtre; ils deviennent jaune brunâtre après la mort. Bouche subterminale, en relation avec une ventouse sphérique et forte. Œufs ovoïdes, jaune d'ambre, longs de 154 μ, larges de 90 μ (2).

(1) P. S. DE MAGALHÃES. Archives de parasitologie, II, 1899, p. 258.
(2) C'est probablement au *Typhlocœlum obovale* qu'il faut rapporter les Monostomidés trouvés par Mégnin dans la trachée d'une Oie cabouc de Madagascar. L'Éleveur, 1891, p. 22.

On nomme cellule sous-oculaire (*Cella infra-ocularis* Nitzsch), ou sinus sous-orbitaire, une cavité spéciale de la tête des Oiseaux, qui est très grande chez les Palmipèdes ; située entre l'œil, le front et le bord latéral de la mandibule supérieure, elle est limitée en dehors par des parties molles seulement. Elle communique avec les cavités nasales et, chez l'Oie domestique, donne quelquefois asile à des Douves.

Ces Vers, qui avaient été rapportés à la Douve changeante (Voir p. 137), constituent en réalité une espèce distincte, la **Douve courbée** (*Cyclocœlum arcuatum* Brandes). C'est un Ver long de 14 à 20 millimètres, large de 3 à 4 millimètres, à bords latéraux recourbés vers la face ventrale, à ventouse subterminale grande et sphérique. Œufs elliptiques, allongés, brun foncé.

La Douve courbée, qui paraît inoffensive, a été trouvée dans les sinus sous-orbitaires de l'Oie domestique par von Siebold, Diesing et Zürn.

Art. IV. — **Sangsues**.

D'anciens ouvrages de fauconnerie ont signalé la possibilité de l'introduction des Sangsues dans les cavités nasales et la gorge d'Oiseaux qui fréquentent des eaux limoneuses. — Rudolphi cite une observation publiée dans le *Journal économique de Halle* (1819) ; elle concerne une mortalité des Oies fréquente de juillet à octobre et causée par des Sangsues qu'on trouvait dans la profondeur des cavités nasales. On en a vu jusqu'à 30 et 50 dans une seule tête ; contractées, elles avaient le volume d'un grain de mil ; en extension, elles atteignaient jusqu'à 5 centimètres. Il s'agit évidemment de jeunes Sangsues et non de Douves, comme Rudolphi l'avait cru (Railliet).

Nous avons déjà rapporté (p. 164) le cas de Weltner relatif à des Sangsues marquetées (*Hemiclepsis tessellata*), trouvées dans l'œsophage d'Oies et de Canards. La même espèce a déterminé la mort par étisie et asphyxie d'un jeune Canard, à l'autopsie duquel Mégnin découvrit dans la trachée, le larynx et les cavités nasales plusieurs Sangsues de taille variée, comme celles de Halle, et fixées à la muqueuse (1905).

Art. V. — **Syngamoses**.

Les voies respiratoires des Oiseaux domestiques peuvent être occupées par des Nématodes, dont la présence détermine les symptômes d'une trachéo-bronchite. Ces Vers appartiennent au genre **Syngame** (*Syngamus* Sieb.), de la famille des Strongylidés (Voir p. 98). Les espèces de Syngames sont peu nombreuses et habitent la trachée et les bronches d'Oiseaux et de Mammifères. Ces Strongylidés présentent les caractères suivants :

Tête épaisse ; bouche assez étroite, suivie d'une capsule buccale chitineuse. *Mâles* relativement petits, pourvus de deux spicules égaux et d'une bourse caudale soutenue par des côtes. *Femelles* munies de deux ovaires ; vulve située dans la partie antérieure du corps. — L'accouplement, qui est permanent dans la principale espèce (σύν, γάμος, mariage), a lieu à angle aigu, ce qui a fait prendre quelquefois les individus ainsi réunis pour des Vers à deux têtes.

Deux espèces se rencontrent chez les Oiseaux domestiques : le Syngame trachéal chez les Gallinacés ; le Syngame bronchial chez les Palmipèdes.

§ 1. — **Syngamose des Gallinacés** (1).

Syngame trachéal (*Syngamus trachealis* Sieb.). — Ver cylin-

(1) A. WIESENTHAL, Medical and physical Journal, II, 1799, p. 204. — G. MONTAGU, Transact. of the Wernerian nat. hist. Society, I, 1811, p. 194. — T.-S. COBBOLD, *Entozoa*, 1864, p. 84. — R. LEUCKART, *Bericht* de 1868-69, p. 83 ; de 1870-71, p. 67. — LIARD, Journ. de méd. vétér. milit., VII, 1868, p. 272. — THIERRY, Journ. de méd. vétér., 1869, p. 498. — J. CLOUET, Bull. Soc. des amis des sc. nat. Rouen (1870-71), 1872, p. 49. — E. EHLERS, Sitzber. d. phys. med. Soc. Erlangen (1871-72), 1872, p. 43. — CRISP, Philosoph. Transact., 1872, p. 272. — E. PERRIER, Bull. Soc. d'acclimat. (3), II, 1875, p. 586. — MOREAU, *ibid.*, p. 639. — MÉGNIN, Bull. de la Soc. cent. de méd. vétér., 1878, p. 234 et 242. — RENNE, Jahresber. d. Westph. Prov.-Ver. f. Wissensch. u. Künstl. Munster, 1880, p. 11. — LOISNEL, Bull. Soc. des amis des sc. Rouen (1879), 1880, p. 133. —

droïde, coloré en rouge par
le liquide interposé entre
ses organes. Extrémité antérieure large et tronquée.
Bouche circulaire, suivie
d'une capsule hémisphé-
rique, dont le fond porte
six ou sept lames chiti-
neuses, tranchantes, lan-
céolées, rayonnant autour
de l'orifice œsophagien, et
dont le bord est épais, re-
troussé et découpé en six
festons symétriques que
quatre lobes membra -
neux entourent. *Mâle* long
de 2 à 6 millimètres, à
bourse caudale tronquée
obliquement, soutenue par
douze côtes et soudée au-
tour de la vulve. *Femelle*
longue de 5 à 20 millimètres,
amincie en avant, irrégu-
lièrement renflée quand
elle est remplie d'œufs ;
vulve saillante vers le quart
ou le cinquième antérieur
du corps. Œufs ellipsoïdes,
operculés, longs de 85 µ,
larges de 50 µ. — Un carac-

J. Chatin, C. R. Soc. de biol.
(7), II, 1880, p. 394. — Mégnin.
Rec. de méd. vétér., 1882, pp.
990, 1045.—Mégnin, L'Éleveur,
1890, *passim*. — Salmon et
Walker, Second annual Rep.
of the bureau of anim. industry, 1885, p. 274. — R. Klee,
Deutsche thierärztl. Wochenschrift, 1899, p. 465.—A. Railliet, C. R. Soc. de biol., 1901,
p. 207.

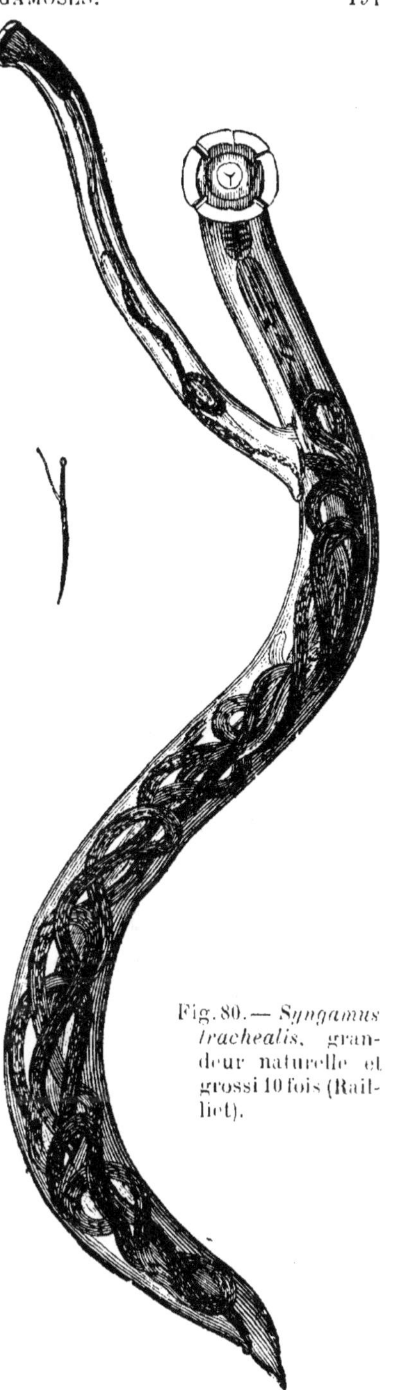

Fig. 80.— *Syngamus
trachealis*, gran-
deur naturelle et
grossi 10 fois (Rail-
liet).

tère remarquable de ces Syngames consiste dans la permanence de l'accouplement : de plus, l'union du mâle et de la femelle est si intime qu'on ne peut les séparer sans déchirer les téguments (sauf, cependant, chez les individus jeunes, d'après Cobbold).

Le Syngame trachéal est connu des faisandiers sous les noms de « Ver rouge » et de « Ver fourchu ». Il vit dans la trachée et les grosses bronches de la plupart des Gallinacés domestiques : Faisan commun, Faisan doré, Poule, Dindon, Paon (1). On l'a signalé aussi chez des Gallinacés sauvages (Coq de bruyère, Perdrix grise, Lophophores), des Passereaux (Pie, Corneille mantelée, Choucas des tours, Chocard des Alpes, Étourneau, Martinet), des Grimpeurs (Pic vert, Pic cendré) et même des Rapaces (Chevêche commune). En ce qui concerne les autres hôtes indiqués, tels que des Palmipèdes et des Échassiers, il s'agissait probablement d'espèces différentes.

Historique. — La syngamose des Gallinacés a été signalée pour la première fois (1799) par Wiesenthal, qui l'observa à Baltimore (États-Unis), sur des Poules et des Dindons. George Montagu, en 1806, 1807 et 1808, la vit aussi sévir à l'état épizootique sur des Poulets, des Faisandeaux et des Perdrix, en Angleterre, où il se peut qu'elle ait été importée d'Amérique. Depuis, elle a été constatée à maintes reprises en Amérique, en Angleterre, en France, en Allemagne et en Italie. Bellingham et Railliet l'ont observée aussi sur le Paon. Ce n'est guère que depuis une quarantaine d'années qu'elle figure dans les publications françaises. Nos connaissances sur le développement du Syngame sont dues à Leuckart, Ehlers, Mégnin, Walker, Railliet.

Symptômes. — Les Oiseaux atteints de syngamose se reconnaissent à « une sorte de toux, sifflante et brusque, tenant de l'éternuement, qui affecte plus ou moins les jeunes

(1) R.-P. Rossi dit avoir trouvé le Syngame trachéal chez des Pigeons, dans la trachée en même temps que dans l'œsophage. Mais ce fait ne paraît pas établi suffisamment. Clinica veterinaria, 1906, p. 73.

sujets. Ceux qui sont plus gravement malades bâillent et
ouvrent le bec en allongeant le cou par un mouvement particulier, indice de la gêne qu'ils éprouvent. Enfin les plus
malades ont le bec rempli d'une salive mousseuse, dont ils
ne peuvent se débarrasser » (Mégnin). Le nom de *gapes*
(bâillements), donné à la syngamose en Angleterre et aux
États-Unis, en rappelle le signe principal. Dans les premiers
temps de l'affection, la faim est souvent vorace; mais, bien
que les malades mangent deux ou trois fois autant qu'un
sujet sain, ils vont toujours maigrissant. Vers la fin, l'appétit diminue, les Oiseaux sont tristes, ont le plumage hérissé
et présentent tous les signes d'une cachexie, qui, à défaut
de l'asphyxie, détermine la mort. Celle-ci survient parfois
subitement, quand les Vers sont nombreux dans la trachée.
D'après Renne, il y aurait un emphysème sous-cutané de la
région du cou et de la poitrine.

Lorsque les symptômes sont peu prononcés, le diagnostic peut être établi par l'examen microscopique des
mucosités apportées au bec par les quintes de toux : on y
trouve des œufs de Syngame en abondance. Ces mucosités
étant souvent dégluties, les œufs du parasite se retrouvent
dans les excréments. Chez les Oiseaux jeunes, on peut aussi
plumer la partie antérieure du cou et attirer ensuite la
trachée dans un pli de la peau, que l'on explore par transparence à la lumière du soleil ou d'une lampe : cette ma-
nœuvre permet d'apercevoir les Vers dans le conduit
aérien. Chez les Oiseaux âgés, Klee recommande l'examen
de la fente laryngienne pendant que l'on comprime l'extrémité supérieure de la trachée.

La guérison spontanée est exceptionnelle, surtout chez
les jeunes sujets. Un éleveur du Somersetshire écrivait à
Youatt que les Poulets peuvent résister à la maladie quand
les plumes de la tête et du cou commencent à se développer.
Le Syngame trachéal détermine souvent des épizooties
très meurtrières : Wiesentha la estimé les pertes de ce fait
aux quatre cinquièmes de la population galline dans les
localités envahies, Crisp à un demi-million le nombre des

Poulets détruits chaque année en Angleterre, et Mégnin dit que, dans une faisanderie de Rambouillet, on a compté jusqu'à 1200 victimes par jour.

Lésions. — A l'autopsie des Gallinacés qui ont succombé à cette affection, on trouve les Syngames répandus dans la trachée, principalement près de sa division en bronches, parfois à l'origine de celles-ci. Ils sont plus ou moins enveloppés de mucus spumeux. La plupart adhèrent tellement à la muqueuse par leur capsule buccale, qu'ils se laissent déchirer plutôt que de lâcher prise ; leur point d'implantation forme souvent une petite tumeur remplie de pus jaunâtre et caséeux. Cet abcès peut se développer assez pour obstruer la trachée ; un seul couple suffit alors pour provoquer l'asphyxie. Le nombre des couples trouvés sur un même sujet est d'ailleurs variable. Deux ou trois peuvent tuer un Faisandeau de quatre à six semaines ; il en faut vingt-cinq à trente pour asphyxier un Faisan adulte. Outre la force de résistance que l'âge donne, les différences tiennent peut-être aussi à celles du diamètre de la trachée (Mégnin).

Étiologie, mode d'infestation. — Le Syngame trachéal, qui est peut-être originaire de l'Amérique du Nord, a été souvent observé aux États-Unis, en Angleterre, en France, en Allemagne, en Italie. Magalhães l'a trouvé chez une Poule à Rio de Janeiro.

La syngamose des Gallinacés ne sévit guère que sur les jeunes sujets. Certains éleveurs assurent que les Oiseaux gras et en bonne condition sont attaqués les premiers. On voit la maladie apparaître surtout pendant certaines années, sans que des circonstances précises permettent d'expliquer son extension. Il faut sans doute attribuer à des Oiseaux sauvages la propagation inattendue des Syngames. En Italie, par exemple, Pichi a reconnu que les Étourneaux de la plaine de Parme sont infestés de Syngames dans la proportion de 15 p. 100. En France, d'après les recherches de Railliet, ce rôle de propagateur reviendrait surtout à la Pie. Lors d'une épidémie localisée dans une grande faisanderic, Klee a constaté que 50 p. 100 des Corbeaux du voisinage hébergeaient le Syngame trachéal, et il les considère comme ayant importé la maladie.

Les œufs du Syngame acquièrent un degré varié de développement dans les utérus de la femelle selon l'âge et la taille de celle-ci. Quand elle a 20 à 22 millimètres de longueur, l'embryon est complètement formé (Cobbold, Mégnin). On a admis que ces œufs ne sont pas pondus, mais ne peuvent sortir du corps de la femelle que par le fait d'une déchirure qui, dans les conditions ordinaires, résulte de la décomposition cadavérique. Toutefois , Railliet a constaté que la femelle peut laisser sortir par la vulve des œufs contenus dans le vagin ; ils s'échappent en soulevant le lobe médian ou postérieur de la bourse

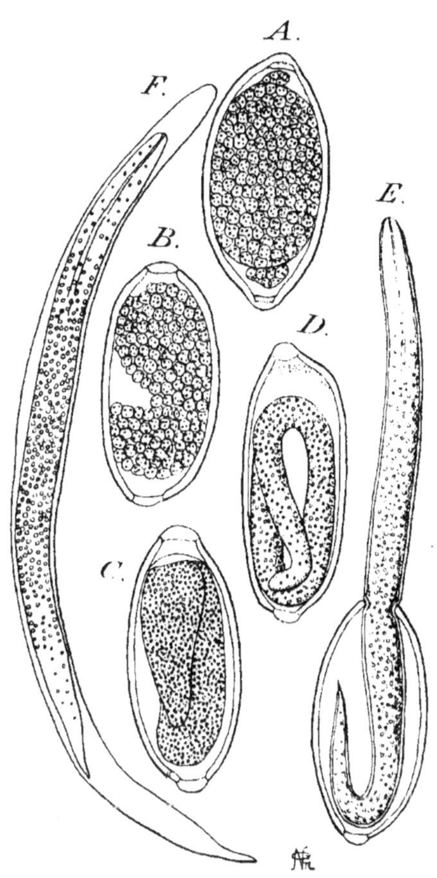

Fig. 81.— Évolution du *Syngamus trachealis*. — A, œuf contenant une morula : B, morula échancrée ; C, ébauche de l'embryon ; D, embryon complètement développé ; E, éclosion ; F, larve en mue (ou encapsulée) (Railliet, inédit).

caudale du mâle. Au surplus, en évitant les autopsies tardives, Railliet n'a trouvé dans le vagin que des œufs non embryonnés, mais simplement en voie de segmentation.

Les œufs, embryonnés ou non, se répandent sur le sol humide, dans les flaques d'eau, y évoluent et peuvent éclore au bout de sept à quarante jours selon la température. L'embryon libre mesure 280 μ. de long sur 13 μ. de diamètre. Ehlers a montré qu'il n'a pas besoin d'hôte intermédiaire pour se transformer en Ver adulte : chez des Oiseaux auxquels il avait fait ingérer des œufs embryonnés, il a trouvé, au bout de douze jours, des individus accouplés et, après dix-sept jours, des femelles remplies d'œufs. Walker a reconnu que les embryons ingérés avec la terre par les Lombrics restent vivants dans le tube digestif de ces Vers et que, par l'ingestion de ceux-ci, les Oiseaux contractent la syngamose. Enfin Mégnin a donné la gape à une Perruche en lui faisant prendre une certaine quantité de Syngames recueillis sur des Faisans. Or, on constate que les Oiseaux malades rejettent souvent, dans des accès de toux, des Vers dont leurs compagnons de basse-cour s'emparent avec avidité. C'est évidemment là un mode de propagation de la syngamose. Railliet a, d'ailleurs, vérifié que l'embryon peut poursuivre directement son évolution dans l'organisme qu'il a réintégré soit avant, soit après l'éclosion.

On ignore la voie suivie par les embryons pour atteindre l'appareil respiratoire. Peut-être restent-ils adhérents à l'arrière-bouche après la déglutition, pour gagner ensuite directement la trachée. Cette hypothèse ne convient que pour ceux qui ont été ingérés après leur éclosion. D'après ses expériences, Walker admet que les embryons se fixent d'abord dans l'œsophage et le jabot; les autres y remonteraient après avoir éclos dans l'estomac. Les jeunes Vers traverseraient ensuite les parois de l'œsophage pour atteindre le poumon, où Walker dit en avoir trouvé ; ils remonteraient enfin dans la trachée pour réaliser leur maturité sexuelle et ne se répandraient dans les bronches qu'en cas de grande affluence.

PROPHYLAXIE ET TRAITEMENT. — Isoler les Oiseaux malades ; faire émigrer sur un terrain vierge ceux qui sont

sains ; enterrer profondément, brûler même les cadavres
des Oiseaux morts ; désinfecter le sol des parquets des fai-
sanderies ou des poulaillers en l'arrosant avec une dissolution
(1 p. 1 000) d'acide sulfurique, ou plutôt en y répandant du
sel marin dénaturé (250 grammes par 100 mètres carrés);
donner des aliments et des boissons purs de tout contage,
ou même ajouter à l'eau de boisson $1^{gr},3$ de salicylate de
soude par litre : tels sont les moyens préventifs recommandés (Mégnin). Il faut s'attacher surtout à obtenir, par la
sécheresse du sol, la mort des œufs de Syngames ou des
embryons déjà éclos.

Comme traitement curatif, Wiesenthal a rapporté qu'aux
États-Unis on introduit dans la trachée une plume ébarbée
jusque près de la pointe, et on la fait pivoter pour détacher
les Vers. C'est un moyen insuffisant et dangereux : il ne
peut aboutir qu'à l'extraction d'un petit nombre de parasites
attachés aux parties supérieures de la trachée et, par
exception, peu adhérents; il détermine des suffocations et
est susceptible de provoquer une mort soudaine. Certains
gardes forestiers ont perfectionné ce procédé en employant
pour écouvillon le sommet d'une tige de paturin des prés
après avoir enlevé les épillets de l'épi.

A l'exemple de Cobbold, on pourrait, en cas d'asphyxie
imminente, faire une incision à la trachée pour en retirer
les Vers.

Montagu a obtenu des succès avec un remède vulgaire en
Angleterre et qui consiste à délayer avec de l'urine, au lieu
d'eau, les graines dont on nourrit les Oiseaux malades.

L'*ail* a été employé aussi avec beaucoup de succès par
Montagu d'abord, puis par Mégnin. Montagu donnait
comme boisson, au lieu d'eau, une infusion de rue et d'ail.
Mégnin distribuait comme aliment un mélange d'œufs durs,
cœur de bœuf bouilli, mie de pain rassis, salade, le tout
haché, pilé et bien mélangé, avec de l'ail pilé, dans la proportion d'une gousse pour six Faisandeaux par jour.

Mégnin se félicite aussi de l'emploi de l'*Asa fœtida* en
poudre avec parties égales de racine de gentiane pulvérisée,

le tout incorporé à la pâtée des Faisans, dans la proportion de 0^{gr},50 par tête et par jour. Il mêlait à 1 litre de boisson une solution de 1 gramme d'acide salicylique dans 100 grammes d'eau.

C'est en s'éliminant par les voies respiratoires que les principes volatils de l'ail et de l'*asa fœtida* vont agir comme toxiques sur les Vers rouges de la trachée.

Mégnin recommande encore la fumigation d'acide sulfureux ; par les accès de toux qu'elle provoque, les Vers sont rejetés. Ce moyen exige une surveillance attentive pour éviter la suffocation des malades, que l'on a enfermés dans un petit local.

Un fermier anglais dit avoir rarement perdu un sujet atteint, grâce à la fumée de tabac. Il place les Poulets dans un vulgaire picotin, qu'il recouvre d'une toile ; déposant alors un peu de tabac au fond d'une pipe, il l'allume, puis remplit modérément la pipe, qu'il introduit dans le picotin, et il souffle doucement par le tuyau jusqu'à ce que les Poulets tombent presque inanimés. Il les remet alors à l'air libre, et ils ne tardent pas, dit-il, à recouvrer la santé (Railliet).

Un éleveur allemand avait conseillé d'injecter avec précaution dans la trachée, au moyen d'un fétu de paille, quelques gouttes d'une solution alcoolique d'acide salicylique à 8 ou 10 p. 100 (1882). Les injections trachéales doivent prendre le pas, en raison de leur efficacité, sur les divers procédés indiqués ci-dessus. Leur technique a été instituée par Mouquet et Cordier et a donné, entre leurs mains, d'excellents résultats, qui ont été confirmés en Allemagne par J. Müller (1).

Avec une petite seringue à oreilles, à aiguille forte et courte (genre Pravaz), on injecte dans la trachée 1 centimètre cube d'une solution de salicylate de soude à 5 p. 100. Une seule personne suffit pour cette opération et peut, avec quelque habitude, traiter jusqu'à cent malades dans une

(1) CORDIER, Revue des sciences naturelles appliquées, 1894, I, p. 500.
— J. MÜLLER, Internationalen Thiermarkt. 1897.

matinée. L'Oiseau étant maintenu, le cou étendu, entre les deux jambes de l'opérateur et la trachée étant fixée entre le pouce et l'index de la main gauche, la main droite armée de la seringue fait pénétrer, de haut en bas, le liquide vermicide dans le conduit aérien. Avant de presser le piston de la seringue, il faut s'assurer que la canule joue bien dans la trachée, afin d'éviter de faire une injection hypodermique, post-trachéale ou sous-muqueuse. Chez les jeunes Oiseaux, il est assez difficile, aux personnes inhabiles, d'introduire la canule dans la trachée, dont la paroi est très mince ; aussi convient-il parfois, selon Müller, de mettre l'organe à découvert par une courte incision de la peau. Ce traitement n'a donné, sur des centaines de Poulets malades et dans un élevage de milliers de Faisans, qu'une proportion insignifiante d'échecs, qui peuvent être attribués à une cause étrangère. La dépense revient à environ 0 fr. 05 par tête. Klee a modifié la technique des injections trachéales en introduisant une sonde mousse dans le larynx et de là dans la trachée.

§ 2. — **Syngamose des Palmipèdes** (1).

Syngame bronchial (*Syngamus bronchialis* Mühlig). — Corps rouge, cylindrique, atténué aux deux extrémités, mais plus brusquement en avant. Extrémité antérieure tronquée. Bouche circulaire, soutenue par une capsule buccale cyathiforme, dont le fond porte six ou sept lames rayonnantes et dont le bord antérieur est découpé en cinq ou six festons ; une expansion cuticulaire à six festons entoure la bouche. *Mâle* long de 4 millimètres à 5^{mm},8, à bourse caudale entière et à dix côtes, les deux postérieures bi ou tridigitées, naissant d'un tronc à peu près aussi long qu'elles, les moyennes et les antérieures fendues, l'antérieure externe accolée à la moyenne ; spicules grêles, frangés à leur bord interne,

(1) Przibylka, *Mittheilungen aus der thierärztl. Praxis im Preussischen Staate*, 1853-54, p. 111. — F. A. Zürn, *Dresdener Blättern für Geflügelzucht*, 1883, p. 284. — Mühlig, Deutsche Zeitschrift f. Thiermed. u. vergleich. Pathol., X, 1884, p. 265. — A. Railliet, C. R. Soc. de biologie, 1898, p. 400 ; 1901, p. 209.

terminés en pointe incurvée. *Femelle* longue de 16 à 31 millimètres, brusquement terminée par une courte pointe conique. Vulve peu saillante, située un peu en avant du tiers antérieur du corps. Œufs un peu ovoïdes, avec un opercule peu apparent au pôle le plus étroit, longs de 74 à 83 μ, larges de 49 à 62 μ. — La copulation n'est pas constante, et les Vers accouplés peuvent être séparés sans déchirure des téguments.

En 1853, Przibylka avait observé chez de jeunes Oies une affection mortelle occasionnée par des Vers rouges enroulés en boucles dans la trachée et dans les bronches. Avec les symptômes ordinaires de la syngamose, Przibylka constata un état de faiblesse qui tenait les Oiseaux longtemps couchés, agités de secousses de la tête et pris d'efforts de vomissements dus au mucus mélangé de Vers accumulés dans les voies respiratoires.

En 1883, le professeur Zürn rencontrait aussi, chez de jeunes Oies, un Syngame qu'il déclarait différent du *Syngamus trachealis* et qui se trouvait plutôt dans les bronches et dans les sacs aériens que dans la trachée.

Le Syngame bronchial a été décrit pour la première fois, en 1884, par Mühlig, qui l'a trouvé chez de jeunes Oies japonaises. On en rencontrait vingt à trente exemplaires, formant des paquets dans le larynx, la trachée et les bronches, où ils avaient pénétré jusqu'aux dernières divisions et où ils étaient enveloppés par un mucus épais. Il y avait parfois une pneumonie croupale ; un exsudat de même nature était répandu dans les sacs aériens, qui contenaient aussi des œufs ayant éprouvé une segmentation plus ou moins avancée et des embryons libres. Les symptômes, analogues à ceux que les Gallinacés présentent, consistaient surtout en un bâillement et une toux caractéristiques.

Le même Ver a été rencontré par Railliet (1898) chez une Oie de trois ans, morte après des symptômes d'oppression. Les poumons étaient congestionnés et la trachée, dans toute sa longueur, les bronches, jusque dans leurs petites divisions, renfermaient une quantité considérable de Vers rouges, non fixés à la muqueuse ni accouplés. Il n'y en avait pas dans les cellules sous-oculaires ni dans les sacs aériens. Leurs œufs étaient répandus en abondance dans les bronches et la trachée, ainsi que dans toute la longueur du tube digestif.

D'après les recherches de Railliet, l'évolution du Syngame bronchial est tout à fait analogue à celle du Syngame trachéal.

Chez deux Canards qui étaient en même temps atteints de pneumomycose, Hayem (1) a trouvé des Vers agglomérés en paquet au nombre d'une vingtaine sur chaque sujet et logés dans la trachée, particulièrement dans le syrinx; quelques-uns avaient pénétré dans les poumons. Les mâles mesuraient environ 15 millimètres de longueur et les femelles 35 à 40 millmètres. Hayem a rapporté ces Vers au Sclérostome du cheval (*Sclerostomum equinum*); c'étaient très probablement des Syngames, peut-être même le *Syngamus bronchialis*.

Art. VI. — **Acariases**.

On peut trouver des Acariens dans les fosses nasales de divers Oiseaux. Il est fréquent d'en rencontrer dans les sacs aériens et les bronches des Gallinacés.

§ 1. — **Cavités nasales** (2).

Nitzsch et Giebel (1871) avaient déjà signalé la présence d'Acariens dans les fosses nasales des Oiseaux. Weber a constaté que, chez les jeunes Poulets, ils peuvent déterminer une forme de coryza. Zürn et Klee ont observé le même fait chez les Pigeonneaux, qui peuvent succomber à cette Acariase.

(1) Hayem, C. R. Soc. de biologie, 1873. p 295 et 304 : 1874, p. 197.
(2) Giebel, Zeitschr. f. die ges. Naturwissenschaft, 1871, p. 27. — Weber, Leipziger Blätter f. Geflügelsucht, 1877. — F.-A. Zürn, *Die Krankheiten des Hausgeflügels*, 1882, p. 76. — E. Trouessart, C. R. Soc. de biologie, 1894, p. 723 : Rev. des sc. nat. appliquées, 1895. — R. Klee. Geflügelbörse, 1895.

Ces Acariens ont été pris pour des Dermanysses (Voir p. 61). Trouessart a montré que, si, comme les Dermanysses, ils appartiennent à la famille des Gamasidés, ils doivent y former une sous-famille à part, celle des *Rhinonyssinæ*. On ne sait si les Acariens des Poulets et des Pigeonneaux appartiennent au genre *Rhinonyssus*, dont les représentants vivent dans les cavités nasales du Tournepierre (*Strepsilas interpres*) et du Chevalier Gambette (*Totanus calidris*).

On est mieux fixé pour ceux de l'Oie domestique. Ces parasites, qui paraissent fréquents, se nourrissent du sang de leur hôte et peuvent sans doute provoquer ainsi une inflammation catarrhale des fosses nasales. Trouessart les a nommés *Sternostomum rhinolethrum*.

Les Sternostomes peuvent atteindre près de 1 millimètre de

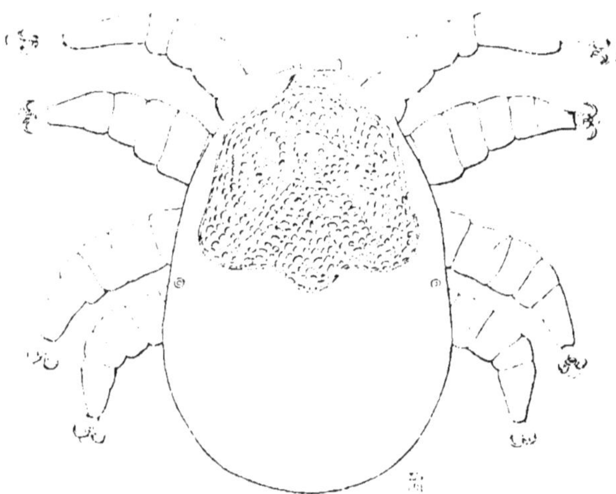

Fig. 82. — *Sternostomum rhinolethrum*, mâle, vu par la face dorsale (Orig.).

longueur. Ils sont beaucoup plus robustes et plus trapus que les Dermanysses. Leur rostre est complètement infère et même caché quand l'animal est vu de dos, rétractile dans l'ouverture du camérostome, qui est située entre les hanches de la première paire de pattes. Les pattes sont très fortes, surtout celles de la première paire, qui sont un peu plus longues que les autres ; toutes sont armées d'ongles recourbés, rétractiles, qui leur permettent de se fixer solidement à la muqueuse nasale, de manière à ne pas être rejetés par le souffle ou l'éternuement de l'Oie. L'ouverture stigmatique, réduite à un simple bourrelet circulaire, est dorsale. La femelle est vivipare, et la larve est hexapode.

§ 2. — Sacs aériens, bronches, etc.

Les Acariens qui vivent dans les sacs aériens appartiennent à la sous-famille des Cytoditinés (Voir p. 85) et au genre *Cytodites* Mégnin, dont ils sont l'unique espèce.

Le **Cytodite nu** (*Cytodites nudus* [Vizioli]) (1) a le corps arrondi, blanchâtre, presque glabre, sans stries visibles, dépassé en avant par un rostre conique, sans joues, recouvert à sa base par l'épistome et formant un suçoir tubuleux. Les pattes sont fortes, coniques, allongées, à cinq articles, réparties en deux groupes et terminées par un

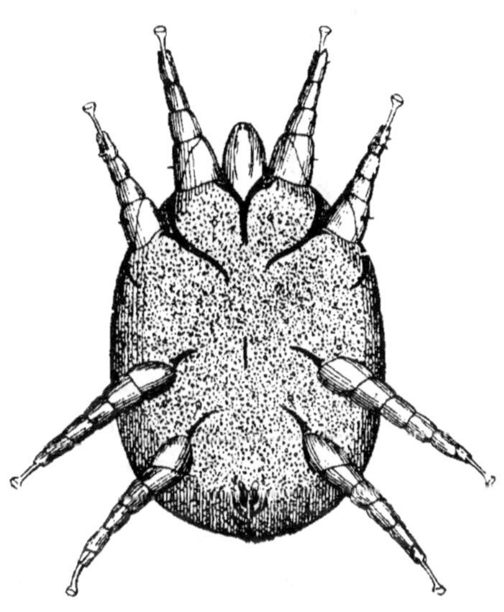

Fig. 83. — *Cytodites nudus*, mâle, vu par la face ventrale, grossi 100 fois (Railliet).

(1) GERLACH, Magazin f. Thierheilkunde, 1859, p. 233. — ZÜNDEL. Journ. de méd. vétér., 1864. p. 565. — VIZIOLI, Giorn. di Anat., Fisiol. etc., 1869, p. 257. — PIANA, Gaz. medico-veterinaria. 1876, p. 257. — MÉGNIN, Journ. de l'anat. et de la physiol., 1879, p. 123. — ZSCHOKKE, Schweizer-Archiv f. Tierheilk.. 1884, p. 20. — HOLZENDORFF, Archiv f. wiss. u. prakt. Tierheilk.. 1885, p. 304. — EDGAR, The Veterinarian, 1886, p. 409. — W.-L. WILLIAMS, Amer. veter. Review, XXII, 1898, p. 8. — SCHIEL, Deutsche tierärztl. Wochenschr.. 1898, p. 450. — WILCOX, Journ. of comp. Med. and veter. Arch., 1898. p. 524; Centralbl. f. Bakter., 2 Abt.. VI, 1900.

ambulacre à ventouse. Le *mâle*, long de 0^{mm},45 et large de 0^{mm},30, montre en avant de l'anus un pénis conique. La *femelle ovigère*, longue de 0^{mm},50 à 0^{mm},60, large de 0^{mm},40, a sa vulve de ponte (tocostome) sous forme de fente longitudinale, entre les deux paires de pattes postérieures. Elle est ovovipare ou ovipare, pondant des larves ou des œufs, selon que ceux-ci ont fait un séjour plus ou moins long dans l'oviducte.

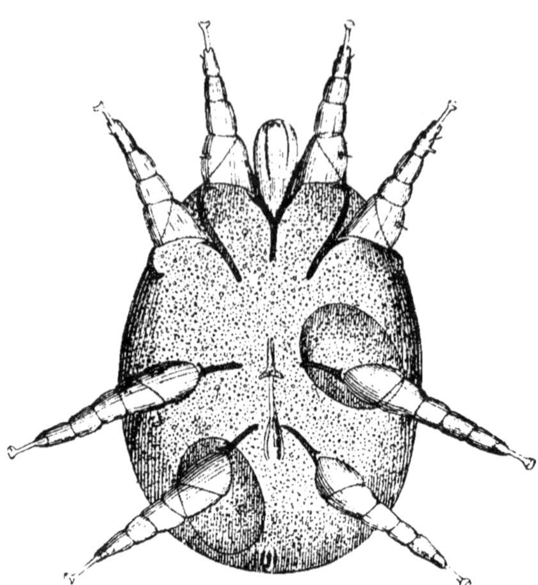

Fig. 84. — *Cytodites nudus*, femelle ovigère, vue par la face ventrale, grossie 100 fois (Railliet).

Les Cytodites ont été signalés pour la première fois en 1858 par Gerlach, qui les avait considérés comme des Sarcoptes. Retrouvés en 1864 par Zundel, puis en 1868 par Vizioli, ils ont été l'objet de maintes observations.

Ils vivent en colonies, ordinairement nombreuses, dans les voies respiratoires et surtout dans les divers sacs aériens des Gallinacés, principalement des Poules et des Faisans. On les y voit aisément à l'œil nu sous l'apparence de grains de sable mobiles. Ils peuvent pénétrer dans tous les diverticules des réservoirs, dans les bronches, dans la trachée, dans les cavités aériennes des os. Ils paraissent se nourrir de la sérosité superficielle de leur habitat, et leur présence ne se traduit d'ordinaire par aucun trouble appréciable. On peut les trouver par milliers à l'autopsie d'Oiseaux en parfait état et chez lesquels, vu leur grand nombre, ils existaient depuis plusieurs mois.

Il est cependant possible que, en s'accumulant dans les bronches, ils provoquent des accès de toux par les titillations de la muqueuse. Mégnin les a même vus une fois déterminer la mort par congestion, obstruction des bronches et asphyxie.

On leur a attribué des lésions diverses, trouvées à l'autopsie de Poules chez lesquelles on a constaté en même temps l'acariase des sacs aériens. Gerlach mettait à leur compte de l'entérite; Zundel, de l'entérite et de la péritonite ; Zschokke, la formation de dépôts gélatiniformes, jaunâtres, et de fausses membranes des cavités respiratoires, dans une maladie contagieuse et assez rapidement mortelle, à laquelle les Cytodites étaient évidemment étrangers. Il est probable encore que les cas mortels par entérite que Williams leur impute sont aussi de pures coïncidences. — Edgar dit les avoir trouvés dans les deux ventricules du cœur, dans l'aorte et dans le péricarde d'une Poule, qui avait de l'endocardite ; cette observation paraît entachée de quelque erreur fondamentale. — Il est vrai que, à l'autopsie de plusieurs Poules d'une même basse-cour et malades depuis longtemps, Holzendorff a trouvé dans les poumons, le foie, les reins, etc., un grand nombre de nodules miliaires ou pisiformes, jaunes, qui renfermaient des Cytodites ; ceux-ci étaient innombrables dans les cavités du thorax. On peut encore se demander si les Acariens enkystés n'ont pas été ici les victimes plutôt que les agents des lésions constatées, puisque, dans la presque totalité des cas, leur présence laisse indemnes les organes qu'ils habitent. Les observations de Wilcox appuient cette interprétation (1).

---

(1) Kasparek (1906) dit avoir trouvé dans les voies respiratoires du Pigeon le *Laminosioptes cysticola* (Voy. p. 85). Il lui attribue une affection épizootique qui a ravagé un élevage important et qui s'est traduite par de la consomption.

CHAPITRE VI

PARASITES DE L'APPAREIL CIRCULATOIRE

Le sang et les vaisseaux des Oiseaux sont peu sujets au parasitisme, et celui-ci n'y présente jamais l'importance qu'il peut avoir chez les Mammifères. Il offre cependant un réel intérêt, précisément par les études comparatives qu'il permet de faire avec les hématozoaires des Mammifères, comme les Hémosporidies et les Trypanosomes.

Il s'agit d'ailleurs exclusivement des Pigeons, sauf ce qui concerne le *Filaria anatis*, nom sous lequel Rudolphi (1809) mentionne, sans le décrire, un Ver filiforme trouvé par Paullinus, enroulé en divers sens autour du cœur d'un Canard (1).

Embryons de Filaires. — Dans le sang d'un Pigeon, Mazzanti (1891) a trouvé des embryons de Nématodes, semblables à ceux que renfermaient les utérus de la *Filaria Mazzantii* rencontrés sous la peau du cou d'un Pigeon messager (Voir p. 88). — W. Müller a vu des embryons pareils dans le sang d'un Pigeon fuyard (1896).

Hémosporidies. — Les Hémosporidies sont des Sporozoaires de très petite taille (Voir p. 3), qui vivent à l'état d'adulte dans les globules rouges et les globules blancs du sang des Vertébrés. Leur évolution comporte un double mode de reproduction (schizogonie et sporogonie), analogue à celui qui a été décrit chez les Coccidies (Voir p. 90), avec cette différence principale que la

---

(1) A. Lanfranchi dit avoir trouvé dans le sang de Pigeons atteints d'une affection diphtéroïde des parasites voisins du *Cercomonas gallinæ* (Moderno zooiatro, 1908, p. 289). Il semble qu'il y ait eu confusion avec diverses formes de leucocytes.

schizogonie se fait dans le sang du Vertébré, tandis que la sporogonie exige d'ordinaire, pour se réaliser, le passage dans un Diptère.

Aux Hémosporidies appartiennent les Parasites des fièvres intermittentes (paludisme, malaria) de l'Homme, dont la sporogonie a lieu dans le corps de Moustiques du genre *Anopheles*.

L'Hémosporidie du Pigeon est l'*Hæmoproteus Danilewskyi* Kruse (1).

Ce Parasite se rencontre dans le sang d'un grand nombre d'Oiseaux. En Europe, il est commun non seulement chez le Pigeon domestique et le Biset, mais encore chez divers Passereaux (Alouette des champs, Pinson ordinaire, Geai commun, Verdier) et un Rapace (Crécerelle vulgaire). Un Passereau d'Indo-Chine, le Calfat (*Padda orizivora*), lorsqu'il est d'importation récente, permet, trois fois sur quatre, d'observer l'*Hæmoproteus* (Laveran).

L'*Hæmoproteus Danilewskyi* paraît très répandu dans bien des pays. On le trouve souvent chez les Pigeons d'Italie, d'Algérie, du Sénégal, des Indes. Il n'est pas rare chez ceux des environs de Toulouse, tandis qu'il manque chez ceux du marché de Paris et des régions palustres de Rochefort.

Comme le *Plasmodium malariæ* des fièvres intermittentes de l'Homme, l'*Hæmoproteus Danilewskyi* se présente sous diverses formes. La plus commune est la forme endoglobulaire.

L'*Hæmoproteus* forme d'abord, dans le globule rouge ou hématie, une petite tache claire, arrondie ou allongée, de 1 à 2 μ de diamètre, contenant d'ordinaire quelques grains de pigment noirâtre; une même hématie peut renfermer deux ou trois de ces éléments parasites. Souvent les parasites sont plus grands, allongés, à extrémités arrondies ou effilées, parallèles à l'axe de l'hématie ou bien recourbés

____

(1) A. LAVERAN, *Traité du paludisme*, 2ᵉ édit., 1907, p. 144.

pour coiffer une des extrémités du noyau ; il peut y en avoir deux dans le même globule. En croissant, ces corps cylindriques atteignent la même longueur que l'hématie et même la dépassent en recourbant leurs extrémités. Ils renferment aussi des grains de pigment. Ces parasites exécutent des mouvements amiboïdes très lents, qui se tra-

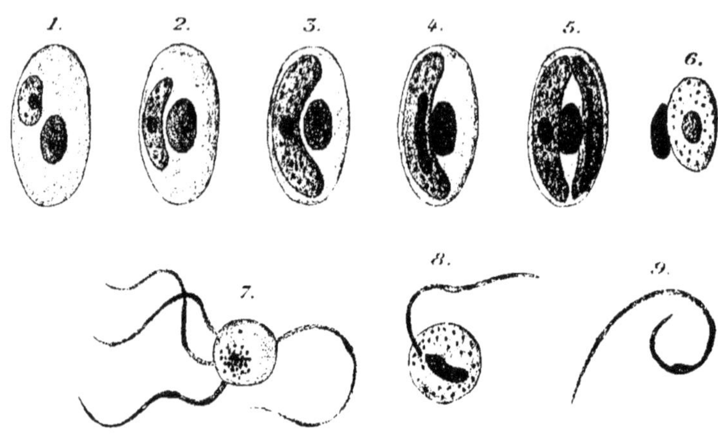

Fig. 85. — *Hæmoproteus Danilewskyi*, du sang de Pigeon, sous différents aspects (d'après Laveran). — 1, 2, hématies avec de petits Hémoprotées ; 3, hématie qui contient un grand Hémoprotée femelle ; 4, hématie avec un grand Hémoprotée mâle ; 5, hématie avec un Hémoprotée femelle et un Hémoprotée mâle ; 6, Hémoprotée après rupture de l'hématie qui le contenait (on voit encore le noyau de l'hématie accolé au parasite) ; 7, Hémoprotée mâle avec quatre flagelles ; 8, Hémoprotée femelle dans lequel un flagelle pénètre (fécondation) ; 9, un flagelle libre. — Grossissement : 1 500 diamètres.

duisent par des déformations et l'apparition de prolongements variés vers les extrémités.

Les éléments parasites sont de deux types. Les uns sont plus gros, ont du pigment fin disséminé, un protoplasme granuleux, qui se colore fortement, et un noyau arrondi ou ovalaire ; ce sont des formes femelles ou macrogamètes (n° 3, fig. 85). Les autres sont plus effilés, à grains de pigment plus gros et accumulés aux extrémités, à protoplasme hyalin et se colorant faiblement, à noyau allongé, irrégulier (n° 4). Ce sont des microgamétocytes, qui fourniront des flagelles ou microgamètes.

Le parasite peut être libéré par l'éclatement de l'hématie, dont le noyau reste accolé à l'*Hæmoproteus*; celui-ci prend alors une forme sphérique (n° 6).

On peut aussi voir se dégager des flagelles, qui sont souvent au nombre de quatre (n° 7); par leurs mouvements vifs, ils impriment aux corps sphériques d'où ils émanent des impulsions d'oscillation, de rotation ou de translation. Les hématies voisines sont aussi déplacées, et c'est surtout leur agitation qui décèle la présence des flagelles. Ceux-ci ont une longueur double de celle d'un globule ; ils sont formés par de la chromatine et une couche mince de protoplasme. Ces flagelles finissent par se détacher du corps sphérique ou microgamétocyte, et on a pu les voir pénétrer dans d'autres corps sphériques qui représentent les formes femelles (n° 8). Le développement ultérieur exige un hôte intermédiaire.

Les *Hæmoproteus* ne se propagent pas spontanément des Pigeons parasités aux Pigeons indemnes vivant dans les mêmes cages. De plus, l'inoculation intraveineuse, faite à des Pigeons sains, du sang contenant des parasites a toujours donné des résultats négatifs.

Contrairement à ce qui a lieu pour les autres Hémosporidies, la sporogonie s'accomplit, non dans des Moustiques, mais, d'après les recherches de Ed. et Ét. Sergent (1), dans le corps d'un Diptère pupipare, le *Lynchia maura* (Voir p. 29). Dans l'intestin moyen de l'Insecte, on suit avec assez de facilité l'évolution de l'*Hæmoproteus* jusqu'à la forme d'ookinète. Celui-ci mesure 20 à 23 μ de longueur sur 2 μ, 5 à 3 μ de largeur ; il est le plus souvent recourbé ; son noyau est un peu en arrière du milieu, et le pigment est ramassé dans le tiers postérieur. L'évolution ultérieure du parasite n'a pu être observée. Toutefois sa transmission expérimentale par la piqûre des Lynchies a été facile, tandis qu'elle a toujours échoué avec les Cousins (*Culex*).

(1) Ed. et Ét. Sergent, C. R. de la Soc. de biologie, 1906. p. 494 : Ann. de l'Inst. Pasteur. 1907, p. 251.

14

L'*Hæmoproteus Danilewskyi* ne paraît exercer sur l'organisme des Pigeons qu'une influence pathogène très faible, le plus souvent inappréciable.

Trypanosomes. — Les Trypanosomes (*Trypanosoma* Gruby) sont des Flagellés (Voir p. 3) à corps allongé, serpentiforme, muni d'une membrane ondulante, dont le bord épaissi se termine en arrière, dans la seconde moitié du corps, à une masse dite centrosome et se prolonge généralement en avant par un flagelle libre.

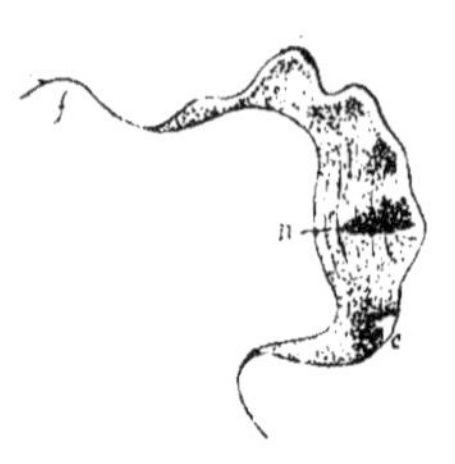

Fig. 86. — Trypanosome du Pigeon. — *c*, centrosome; *f*, flagelle; *n*, noyau. Grossissement : 1000 diamètres (Hanna).

Ces Protozoaires, qui vivent dans le sang, offrent un grand intérêt en raison des graves maladies contagieuses (trypanosomiases) qu'ils déterminent chez l'Homme et les animaux domestiques.

On en a rencontré dans divers Oiseaux, pour lesquels ils ne semblent pas pathogènes. Le Pigeon est la seule espèce domestique chez laquelle on en ait signalé. Ils y ont été vus dans l'Inde par Hanna, qui n'a trouvé qu'un faible pourcentage de Pigeons trypanosomés. Ils sont relativement courts, trapus, terminés postérieurement en pointe fine, et mesurent 45 à 60 μ de longueur sur 6 à 8 μ de largeur au niveau du noyau. Leur centrosome est très petit et situé au centre d'une vacuole claire; leur flagelle est court. Certains auteurs considèrent le Trypanosome des Pigeons comme appartenant à l'espèce *Trypanosoma avium* Danil., qui se trouve dans le sang de la Chouette.

CHAPITRE VII

PARASITES DE L'ŒIL ET DE L'OREILLE

Art. I. — **Filariose oculaire**.

Filaire de Manson (*Filaria Mansoni* Cobb., *Oxyspirura Mansoni* [Cobb.] Ransom). — Corps cylindroïde, filiforme, blanchâtre un peu atténué en avant, terminé en pointe longue et aiguë à la partie postérieure, où se voient deux petites papilles. Bouche circulaire, entourée d'une collerette chitineuse à six lobes et de dix papilles; deux autres papilles (cervicales) à 350-400 μ en arrière. Entre la bouche et l'œsophage, un pharynx partagé en avant du milieu de sa longueur par une crète circulaire en deux compartiments. *Mâle* long de 10 à 16 millimètres, large de 0ᵐᵐ,35; six paires de papilles (quatre préanales, deux postanales); deux spicules très inégaux, l'un quinze à seize fois plus long que l'autre. *Femelle* longue de 12 à 18 millimètres,

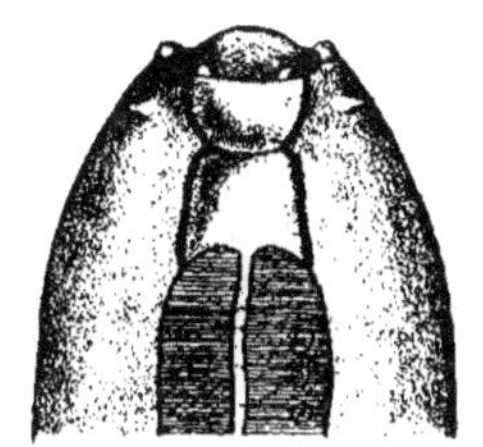

Fig. 87. — *Filaria Mansoni*. — Extrémité céphalique, vue par la face dorsale (Ransom).

large de 0ᵐᵐ,43. Vulve postérieure, à 1 millimètre environ de la pointe caudale; ovaires doubles. Œufs ovoïdes, de 50 à 65 μ de long sur 40 à 45 μ de large, renfermant un embryon au moment de la ponte.

Ces Vers se trouvent sous les paupières des Poules (1).

(1) T. S. Cobbold, *Parasites*, 1879, p. 440. — P. S. de Magalhães, Revista brazileira de medicina, 1888, p. 5; Bull. de la Soc. zool. de France. 1895, p. 241. — C. A. Penning. Veeartsenijk. Bladen voor Nederlandsch-Indie, 1894, p. 131. — Emmerez de Charmoy et P. Mégnin, C. R. Soc. de biologie. 1901, p. 933. — Marotel et Carougeau. Soc. des sc. vétér. de Lyon, 1902, p. 323. — B. H. Ransom, Bulletin 60 (Bureau of animal Industry, Washington), 1904.

Ils ont été vus pour la première fois en 1878 à Amoy (Chine), par Manson. Magalhães les a rencontrés au Brésil (1888). Ils paraissent avoir été vus aussi aux Indes Néerlandaises par Penning (1894); Emmerez de Charmoy en a recueilli à l'île Maurice (1901), Carougeau (1902) à Nha-Trang (Annam), F. C. Clark à la Jamaïque et H. C. Niles en Floride (1904).

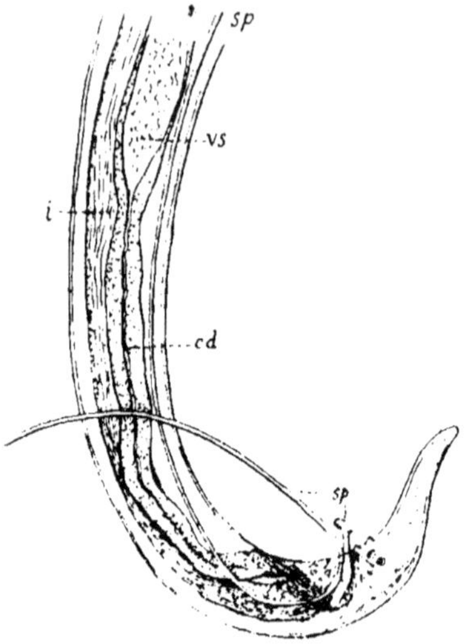

A l'exception d'un Paon, qui a fourni quelques-uns de ces Vers à Magalhães, la Filaire de Manson a été trouvée toujours sur des Poules et des Poulets.

Les Filaires sont cachées sous les paupières et particulièrement sous la membrane nyctitante.

« Les Poules infestées agitent constamment la membrane nyctitante, secouent la tête et se grattent les yeux avec les pattes. Souvent aussi elles restent immobiles, les yeux fermés, la tête inclinée et cachée sous l'aile. Peu à peu, elles s'attristent, perdent l'appétit, maigrissent et finissent par mourir. Sous l'influence de l'irritation provoquée par les parasites et par les frottements répétés, les paupières se montrent le siège d'une inflammation très vive; elles sont rouges, sensibles, tuméfiées et laissent écouler des larmes en abondance ; la cornée peut même devenir laiteuse et opaque. En écartant les paupières, on aperçoit les Vers à la surface de l'œil, sous l'aspect de filaments qui s'agitent avec vivacité et disparaissent sous le corps clignotant. Ils peuvent passer dans les cavités nasales et les sinus » (Marotel et Carougeau).

Fig. 88. — *Filaria Mansoni.* — Extrémité caudale du mâle : *cd*, canal déférent; *i*, intestin ; *sp*, spicules; *vs*, vésicule séminale (Ransom).

En général, la filariose oculaire consiste en une conjonctivite, dans laquelle les Vers opèrent comme corps étrangers. Parfois même ils ne manifestent leur présence par aucun symptôme. Dans certains cas, surtout lorsqu'ils sont nombreux (H. C. Niles a pu en extraire jusqu'à 200 des yeux d'une seule Poule), l'inflammation s'étend des paupières aux tissus voisins, à toute la région oculaire et aux sinus infra-oculaires. Après que la cornée est devenue opaque, le globe de l'œil est envahi tout entier; il s'ulcère, se détruit, et la cavité orbitaire est remplie d'une matière purulente jaune. Les cavités nasales sont le siège d'un catarrhe, dont les produits les obstruent. La mort arrive du vingtième au trentième jour.

On ne sait rien sur les conditions du développement de la Filaire de Manson. Les œufs embryonnés éclosent deux ou trois jours après la ponte; mais les expériences ayant pour but de provoquer avec des œufs embryonnés une conjonctivite vermineuse ont échoué (Ransom). Les embryons parcourent probablement les premières phases de leur existence à l'état libre ou dans un hôte intermédiaire. Il importe de remarquer que cette Filaire n'a jusqu'à présent été rencontrée que dans des localités voisines de la mer.

Le traitement consiste soit à extraire les parasites avec des pinces fines, ce qui peut être dangereux pour l'œil du patient, soit à faire des instillations avec une solution de bicarbonate de soude ou de crésyl à 2 p. 100. Les Vers sont délogés de leur retraite et arrivent à la surface de l'œil; de là, les mouvements des paupières et l'écoulement des larmes les chassent au dehors. On peut aussi les enlever avec un linge fin. Dans les cas de catarrhe nasal, on fait des injections d'eau boriquée dans les narines.

La prophylaxie ne peut actuellement consister que dans la propreté des basses-cours et des poulaillers, l'isolement des malades, la sécheresse des divers locaux.

Art. II. — **Sangsues de l'œil**.

Small, vétérinaire, a recueilli en Irlande l'observation suivante, trop incomplète (1862) : « Les Oies d'une basse-cour devenaient toutes aveugles et languissantes : l'une d'elles ayant été sacrifiée, on ouvrit le globe oculaire, et il en sortit un petit Ver noir, semblable à une jeune Sangsue ; ce Ver était doué d'une grande vivacité et nageait avec aisance dans l'eau. Les symptômes observés étaient les suivants : l'œil s'enflamme d'abord, dit l'auteur, de sorte que la cornée perd sa transparence et devient blanche ; puis l'organe augmente peu à peu de volume et arrive ainsi à faire saillie hors de l'orbite, en provoquant une douleur intense. L'affection ne portait que sur un seul œil. — Small ajoute que ces Oies avaient accès dans un ruisseau à fond vaseux où existaient de nombreuses Hirudinées » (Railliet).

Art. III. — **Acariens du conduit auditif**.

Lax a trouvé, dans le conduit auditif de Poussins morts, des Acariens qu'il a considérés comme des Dermanysses (Zürn). J'ai aussi reçu du Chili des Dermanysses pris sur des Poulets et qui, d'après le propriétaire, pénètrent dans le conduit auditif et déterminent la mort. — Dans un élevage de 45 Canards de Pékin, 9 jeunes sont morts ou ont été sacrifiés en raison d'une affection que Klee reconnut pour une acariase (1). Les malades tournaient plusieurs fois la tête, la levaient et la baissaient alternativement, puis revenaient calmes au bout de quelques minutes ; ils maigrissaient rapidement ; le plus souvent, la tête était tenue de côté, et l'animal semblait comme gêné par la présence d'un corps étranger dans l'œsophage. Klee trouva le conduit auditif externe occupé par de nombreux Acariens, au milieu

(1) R. Klee, Deutsche tierärztl. Wochenschr., 1901, p. 3.

de croûtes abondantes, qui englobaient leurs œufs. Il les a
aussi regardés comme des Dermanysses; mais il est probable qu'il s'agissait dans ce cas, comme dans celui de Lax.
d'une tout autre espèce d'Acariens.

CHAPITRE VIII

PARASITES DES ORGANES GÉNITO-URINAIRES

Art. I. — **Coccidiose rénale de l'Oie.**

Sous le nom de *coccidiose rénale*, Railliet et Lucet (1) ont décrit une affection parasitaire de l'Oie qui se traduit d'abord par un amaigrissement progressif sans cause apparente. Au bout d'un temps assez long, les Oies deviennent presque incapables de se traîner, se tiennent debout avec peine et restent le plus souvent immobiles, le ventre reposant à terre. Certaines se placent sur le dos, les pattes écartées ; si on les remet debout, elles font quelques pas, retombent et reprennent leur singulière position. En tout cas, elles finissent pas ne plus manger et ne tardent pas à mourir.

A l'autopsie, on trouve d'ordinaire les reins farcis de petits nodules blanchâtres, gros comme des têtes d'épingles ; plus rarement les lésions sont diffuses.

Ces nodules sont formés par des amas considérables de Coccidies, représentant une espèce particulière, *Eimeria truncata* (Raill. et Luc.). Les unes sont libres, les autres enkystées. Elles ont beaucoup d'analogie avec la Coccidie intestinale de la Poule (Voir p. 110) ; elles sont un peu plus arrondies et de dimensions un peu moindres : 20 à 22 μ sur 13 à 16 μ. Au pôle le plus étroit existe un micropyle très apparent. Un certain nombre de ces Coccidies renferment un protoplasme granuleux répandu unifor-

(1) Railliet et Lucet. *Une nouvelle maladie parasitaire de l'Oie domestique, déterminée par des Coccidies.* C. R. Soc. de biologie, (9), II, 1890, p. 293.

mément dans le kyste ; dans d'autres, le protoplasme est ramassé en boule vers le centre.

Ces Coccidies se développent dans les tubes urinifères. Elles se présentent tout d'abord sous la forme de corps granuleux, arrondis, nucléés, situés dans les cellules épithéliales, dont ils refoulent les noyaux vers la base. Parfois un seul de ces corps occupe une cellule ; mais le plus souvent on en observe à la fois deux ou trois et même plus. Dans ce dernier cas, il semble qu'une multiplication de la Coccidie (par schizogonie) se soit produite sur place ; ces corps multiples, rendus souvent polyédriques par compression réciproque, forment de véritables séries rayonnantes. Quand ils sont enlevés accidentellement, on trouve à leur place un alvéole limité par une sorte de gangue granuleuse, qui donne un peu l'illusion d'une cellule propre ;

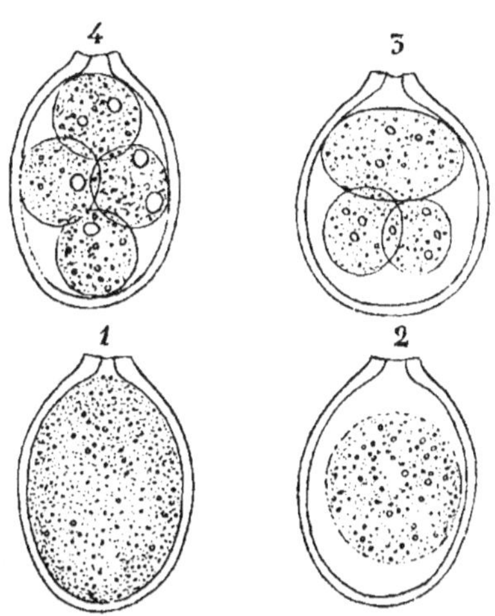

Fig. 89. — *Eimeria truncata.* — 1 et 2, phases parasitiques ; 3 et 4, formation des sporoblastes. Grossissement : 1 140 diamètres (Railliet).

mais on n'y observe jamais de noyau. Dans d'autres points, l'épithélium du tube urinifère a disparu, et l'on trouve à ce niveau les Coccidies, qui s'entourent déjà d'une enveloppe à double contour. Ailleurs même, on peut observer des Coccidies bien formées dans la lumière de tubes dont l'épithélium est demeuré intact : ce sont des parasites développés à un niveau plus élevé de ce tube et en voie d'expulsion.

Railliet et Lucet se sont assurés, en effet, que ces Coccidies suivent le cours de l'urine et sont ainsi rejetées à l'extérieur, où elles doivent continuer leur évolution. En les maintenant un certain temps dans l'eau, ils ont constaté que la masse protoplasmique se divise en quatre sporoblastes arrondis, comme dans les autres espèces du genre *Eimeria*.

Mesnil pense que les Coccidies arrivent aux reins par les voies sanguines, qu'elles atteignent en traversant les parois intestinales après leur ingestion ; elles donnent ainsi une infestation sanguine généralisée.

Eimeria truncata peut se rencontrer comme parasite de l'intestin de l'Oie (Voir p. 165) ; mais la coccidiose intestinale n'accompagne pas nécessairement la coccidiose rénale (Railliet et Lucet).

Art. II. — Douves de la bourse de Fabricius.

La bourse de Fabricius, diverticule glanduleux de la paroi dorsale du cloaque, peut abriter des Douves (*Prosthogonimus*) (Voir p. 96). Mais on les y rencontre rarement, car cette poche disparaît chez l'adulte sous l'influence des fonctions génératrices. Les parasites sont alors obligés de quitter ce repaire, et ils passent dans les canaux qui aboutissent au cloaque, soit dans le rectum, soit plutôt dans l'oviducte. Il est donc probable que la liste des parasites trouvés dans l'oviducte est aussi celle des parasites éventuels de la bourse de Fabricius. Ils peuvent d'ailleurs se rencontrer dans les œufs, où ils sont englobés lorsque ceux-ci se complètent dans la partie albuminipare de l'oviducte.

Douve tachée (*Pr. ovatus*, Rud.). — Corps long de 3 à 6^{mm},5, large de 1 à 4 millimètres, à contour ovale, plus étroit en avant, plat, blanchâtre, taché de noir. Tégument hérissé de petites épines, plus serrées dans la partie antérieure, caduques, disparaissant chez les adultes. Ventouse antérieure elliptique, terminale ; la postérieure deux fois plus grande, éloignée de l'autre. Œufs brun jaunâtre, elliptiques, très petits, longs de 22 à 26 μ, larges de 13 à 18 μ.

Ce Ver vit dans la bourse de Fabricius d'un grand nombre d'Oiseaux ; Otto l'a rencontré dans l'oviducte de la Poule ; plusieurs observateurs disent l'avoir trouvé dans des œufs de cet Oiseau ; peut-être s'agissait-il quelquefois de l'espèce suivante.

La **Douve pellucide** (*Pr. pellucidus*), trouvée par von Linstow dans l'œsophage de la Poule (Voir p. 104), a été rencontrée plusieurs fois par Braun dans les œufs de cette espèce.

La **Douve cunéiforme** (*Pr. cuneatus* [Rud.]), voisine de la Douve tachée, s'en distingue par un corps plus étroit, des ventouses près de deux fois plus grandes.

Trouvée dans l'oviducte d'un Paon par Gurlt, elle a été rencontrée aussi dans cet organe chez plusieurs Oiseaux sauvages.

La **Douve japonaise** (*Pr. japonicus* Braun), à corps étroit, long de 5 millimètres, à ventouses presque égales entre elles, a été rencontrée dans un œuf de Poule à Yeddo (Japon).

Art. III. — **Parasites des œufs**.

Il est fréquent de rencontrer dans les œufs, surtout dans ceux de la Poule, des végétaux ou des animaux inférieurs. Leur présence a été l'objet de nombreux travaux ; nous devons renvoyer, pour plus de détails, aux mémoires spéciaux où tous les cas de ce genre sont énumérés et analysés (1).

(1) Ch. Robin, *Hist. natur. des végétaux parasites*, 1853, p. 543. — P. Panceri, *Dei crittogami che nascono nelle uova*. Atti de la Soc. ital. di sc. natur. Milano, II. 1861, p. 271. — U. Gayon, *Altération spontanée des œufs*. Thèse de la Fac. des sc. Paris, 1875. — Zimmermann, *Ueber die Organismen, welche die Verderbniss der Eier veranlassen*. Ber. der naturw. Gesellsch. zu Chemnitz, 1878. — Bonnet, *Trematodeneier in Hühnereiern*. Jahresber. d. k. central. Tierarznei-Schule in München, 1881-1882. — A. Caruccio, *Sur deux cas d'inclusion de parasites nématoïdes dans des œufs de Poule*. Journ. de micrographie, 1887, p. 407 et 512 (Boll. della R. Accad. medica di Roma). — C. Taruffi, *Monstruosità delle uova d'uccelli*. Giorn. di Anat., Fisiol. e Patol. degli animali, 1886, p. 326 ; 1887, p. 16. — St. Artault, *Recherches bactériologiques, mycologiques, zoologiques et médicales sur l'œuf de Poule et ses agents d'infection*. Thèse de Paris, 1893.

1° Cryptogames. — Les végétaux inférieurs, repoussés du cloaque dans l'oviducte par des processus divers, peuvent avoir été inclus dans l'œuf avant la formation de la coquille, ou y avoir pénétré par les pores de celle-ci avant et surtout après la ponte. On les rencontre dans la chambre à air, dans l'albumen ou dans le jaune. Ils ont été rapportés, avec plus ou moins de certitude, à des espèces très variées. Artault, par des cultures sur divers milieux, a obtenu des déterminations précises. Avec des œufs altérés ou pourris, il a eu plusieurs espèces de Bactéries ; les œufs tachés lui ont donné deux espèces de *Bacterium* et les Champignons suivants, dont la plupart sont des Moisissures : *Saccharomyces cerevisiæ* (levure de bière ; rare), *Aspergillus glaucus*, *Sterigmatocystis nidulans*, *Acrostalagmus cinnabarinus*, *Penicillium glaucum*, *Penicillium ochroleucum*, *Mucor* (*stolonifer?*), *Thamnidium elegans*, *Oospora nigra*, *Actinomyces bovis*, un Myxomycète(?). Tous ces organismes inférieurs peuvent former des colonies dans l'œuf ; ils vivent de sa substance et doivent être considérés comme des parasites. Leur présence, comme d'ailleurs celle des inclusions animales, est, dans la plupart des cas, aisément reconnue par l'opération du « mirage » ; mais il ne peut en être de même pour leur nature, sauf exception très rare.

Lucet [1] a étudié une sorte d'épidémie sévissant sur des couvées d'œufs de Canard et qui était due à l'*Aspergillus fumigatus* (Voir p. 180). Sur une centaine d'œufs en incubation, une vingtaine environ avaient seuls heureusement abouti. L'infestation s'était produite après la ponte, par des spores répandues sur la paille qui formait le fond des nids. Au contact des matières grasses que le corps de la Poule couveuse laisse sur la coquille de l'œuf, les conidies germent, et le mycélium rudimentaire pénètre par les pores de la coquille.

(1) A. Lucet, *De l'Aspergillus fumigatus chez les animaux domestiques et dans les œufs en incubation.* 1897, p. 94.

2° **Animaux**. — A maintes reprises, on a trouvé dans les œufs de Poule des parasites animaux appartenant à diverses espèces dont l'habitat normal est l'intestin ou la bourse de Fabricius. Il n'est pas douteux que ces êtres, en voie d'expulsion, s'étaient arrêtés dans le cloaque et avaient ensuite remonté l'oviducte, où ils avaient été englobés dans l'œuf lors de la formation de l'albumen et de la coquille. Les parasites sont le plus souvent morts ; mais, même lorsqu'ils sont encore vivants, ils ne paraissent pas s'être nourris de la substance de l'œuf, puisqu'elle ne subit pas de modification physique ou chimique.

Amibes. — Artault a toujours trouvé dans le jaune d'œuf des corps protoplasmiques hyalins, sphériques ou ovoïdes, avec des lobes plus au moins irréguliers et arrondis. Il les rattache aux Amibes et les considère comme identiques à celles du cloaque.

Coccidies. — Podwissotzki (1) a vu souvent, dans le blanc des œufs de Poule, après cuisson, de petites taches grisâtres ou noirâtres, constituées par des amas de Coccidies enkystées ou par leurs spores libres. Il ne les a constatées qu'en été et seulement dans les œufs provenant de la petite ville de Faktow, près Kiew. Ces Sporozoaires peuvent donner aux œufs longtemps conservés l'aspect d'œufs pourris. Ils provenaient évidemment soit d'une coccidiose de l'oviducte, soit plutôt de Coccidies intestinales parvenues dans le cloaque, puis remontées dans l'oviducte. En tout cas, l'albumine parait être un milieu très favorable à leur développement. Podwissotzki croit ces Coccidies identiques à celles qu'il a observées dans les cellules hépatiques de l'Homme et qu'il a décrites sous le nom de *Karyophagus hominis*; l'infestation du foie résulterait de l'ingestion d'œufs de Poule insuffisamment cuits. Cette hypothèse parait peu fondée, car la Coccidie de l'Homme, qui est la même que celle du foie du Lapin, diffère absolument de la Coccidie de la Poule.

(1) Podwissotzki, Centralbl. f. allgem. Pathol., 1, 1890. n° 5.

Artault a aussi trouvé des Coccidies dans l'albumen d'un œuf de Poule. D'après Eckardt, la présence des Coccidies dans l'œuf expliquerait la coccidiose précoce des Poussins (Voir p. 112). Sjöbring, qui a observé dans les œufs des taches semblables à celles que Podwissotzki a vues, les considère comme dues à des microorganismes, différents des Coccidies et enkystés comme elles à une certaine phase de leur développement.

Ténias. — Noll (cité par Zürn) a trouvé des fragments de Ténia dans un œuf de Poule. Rajat et Péju ont rencontré dans les mêmes conditions un Ténia encore vivant.

Douves. — *Prosthogonimus ovatus*, parasite de la bourse de Fabricius, a été plusieurs fois rencontré dans des œufs de Poule. On compte plus d'une dizaine d'observations de ce genre. Parfois le parasite était seulement représenté par ses œufs (Bonnet, Artault); Hanow l'a trouvé vivant.

Hétérakis. — Le Ver le plus souvent rencontré dans les œufs de Poule est l'*Heterakis perspicillum*. Près d'une trentaine d'observations en ont été publiées. On trouve les Hétérakis flottant dans l'albumine et absolument libres. Ils sont parfois vivants : c'est qu'alors leur montée jusqu'à la région albuminipare est relativement récente. Si, au contraire, ils ont séjourné longtemps dans l'utérus, ils peuvent être incrustés de calcaire. Les œufs qui renferment des Hétérakis sont quelquefois dépourvus de jaune (œufs de coq) : ce sont de simples globes albumineux entourés d'une coquille et qui résultent d'une sécrétion d'albumine provoquée par la présence du Ver. Enfin, si l'Hétérakis est resté adhérent en partie aux membranes au lieu d'être vers le centre de l'œuf, il a été englobé dans la formation calcaire et se dessine à la surface de la coquille (observations d'Aldrovande, de Filippi, de Cleyer, de Monti, de Pavesi).

ADDENDA (p. 78)

Gale du corps de l'Oie (1).

Cnemidocoptes prolificus Raill. et Henry, n. sp. — *Le mâle* est
encore inconnu. La *femelle ovigère* est ovoïde, longue de 580 μ,
large de 400 μ; la face dorsale est dépourvue de saillies tégumentaires; les prolongements des épimères des pattes antérieures
sont réunis en arrière par une pièce ondulée. Ovipare. Les œufs
sont ovoïdes et mesurent 120 à 125 μ sur 75 à 80 μ; leur coque,
mince, présente extérieurement, à son quart antérieur, deux
petites écailles contiguës en forme d'accolade. La larve hexapode
porte deux longues soies postérieures, insérées un peu ventra-
lement.

Espèce rencontrée, au mois de mars 1908, chez trois Oies
domestiques, à Alfort.

Les femelles étaient logées au fond de galeries intrader-
miques à paroi très dure, cornée, apparaissant en relief à la
face profonde de la peau, et se révélant à l'extérieur par des
nodosités de la grosseur d'une tête d'épingle. Ces galeries
renfermaient, en outre, un grand nombre d'œufs à tous les
états de développement embryonnaire, ainsi que des larves.

Les lésions dont il s'agit étaient localisées à la tête : base
du bec, joues, pourtour des yeux, espace intermaxillaire.

(1) Note inédite, communiquée par M. le professeur Railliet (d'Alfort).

TABLE ALPHABÉTIQUE DES MATIÈRES

3950-08. — CORBEIL. IMPRIMERIE ED. CRÉTÉ.